Nutrição em Pediatria na Prática Clínica

SOCIEDADE BENEFICENTE DE SENHORAS

HOSPITAL
SÍRIO-LIBANÊS

Nutrição em Pediatria na Prática Clínica

Editoras

Ariane Nadolskis Severine
Danile Leal Barreto Sampaio
Érika Suiter
Monica Venturineli Ferreira
Jacqueline Medeiros Garcia
Silmara Rodrigues Machado

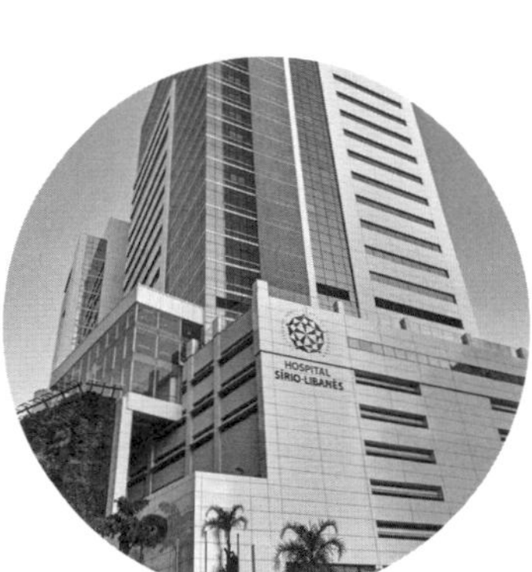

MANOLE

Capa: Agência Magor Design e Comunicação Criativa
Foto da capa: Chico Audi
Projeto gráfico: Departamento Editorial da Editora Manole
Editoração eletrônica: Luargraf Serviços Gráficos
Ilustrações: Luargraf Serviços Gráficos
Produção editorial: Kiyomi Yamazaki

CIP-BRASIL. CATALOGAÇÃO NA PUBLICAÇÃO
SINDICATO NACIONAL DOS EDITORES DE LIVROS, RJ

S525n
Severine, Ariane N.
Nutrição em pediatria na prática clínica / Ariane N. Severine ... [et al.]. – 1. ed. – Santana de Parnaíba [SP] : Manole, 2021.

Inclui índice
ISBN 9786555763522

1. Crianças – Nutrição. 2. Adolescentes – Nutrição. 3. Crianças – Doenças – Aspectos nutricionais. 4. Hábitos alimentares. I. Título.

21-69483 CDD: 613.2083
CDU: 613.2-053.2

Camila Donis Hartmann – Bibliotecária – CRB-7/6472

Edição – 2021

Editora Manole Ltda.
Alameda América, 876
Tamboré – Santana de Parnaíba – SP – Brasil
CEP: 06543-315
Fone: (11) 4196-6000
www.manole.com.br | https://atendimento.manole.com.br/

Impresso no Brasil
Printed in Brazil

Ariane Nadolskis Severine

Mestre em Ciências da Saúde – Unifesp. Especialista em Gestão de Atenção à Saúde – Dom Cabral. Especialista em Nutrição Clínica – Asbran. Nutricionista – Centro Universitário São Camilo. Gerente do Serviço de Alimentação do Hospital Sírio-Libanês.

Danile Leal Barreto Sampaio

Mestre em Medicina e Saúde pela UFBA. Especialista em Terapia Nutricional Enteral e Parenteral pelo Ganep. Nutricionista pela Universidade Federal da Bahia (UFBA). Nutricionista Clínica da UTI e Tutora do Programa de Residência Multidisciplinar no Cuidado à Saúde da Criança e Adolescente do Hospital Sírio-Libanês.

Érika Suiter

Pós-graduação *lato sensu* em Gestão da Atenção à Saúde e em Educação na Saúde para Preceptores do SUS pelo Instituto Sírio-Libanês de Ensino e Pesquisa. Especialista em Nutrição Clínica pela Associação Brasileira de Nutrição (Asbran). Especialização em Medicina Ortomolecular pela Faculdade de Ciências da Saúde de São Paulo (FACIS) e pelo Centro de Ensino Superior de Homeopatia Ibehe Nutricionista pelo Centro Universitário São Camilo. Coordenadora de Nutrição Clínica do Hospital Sírio-Libanês.

Monica Venturineli Ferreira
Mestre em Nutrição em Pediatria pelo Centro Universitário São Camilo. Especialista em Doenças Crônicas não Transmissíveis pelo Hospital Israelita Albert Einstein. Nutricionista pelo Centro Universitário São Camilo. Membro da Escola de Transplantes do Hospital Sírio-Libanês, atuando junto às Equipes de Transplante Hepático Intervivos Pediátrico e Transplante Cardíaco. Nutricionista Clínica da Sociedade Beneficente de Senhoras do Hospital Sírio-Libanês.

Jacqueline Medeiros Garcia
Especialista em Gestão de Unidades de Alimentação e Nutrição pelo Centro Universitário São Camilo. Especialista em Vigilância Sanitária de Alimentos pela Faculdade de Saúde Pública da Universidade de São Paulo (FSP-USP). Nutricionista da Área de Treinamento e Desenvolvimento do Hospital Sírio-Libanês.

Silmara Rodrigues Machado
Mestre em Ciências pela Universidade Federal de São Paulo (Unifesp). *Master in Business Administration* (MBA) em Alimentação pelo Grupo Latino Americano CBES. Nutricionista pela Universidade Federal de Alfenas. Nutricionista da Área de Treinamento e Desenvolvimento do Serviço de Alimentação do Hospital Sírio-Libanês.

Adriana Paulino Pagano
Pós-graduação em Nutrição Humana aplicada à Terapia Nutricional pelo Instituto de Metabolismo e Nutrição (IMEN). Nutricionista com especialização em Nutrição Clínica em Pediatria pela Escola de Educação Permanente (EEP) do HC-FMUSP. Nutricionista Clínica do Hospital Sírio-Libanês.

Ana Carolina Leão Silva
Especialista em Pediatria Clínica pelo Instituto da Criança do HC-FMUSP. Especialista em Oncologia Multiprofissional pelo Hospital Israelita Albert Einstein. Especialista em Educação na Saúde para Preceptores no SUS pelo Instituto Sírio-Libanês de Ensino e Pesquisa. Nutricionista pela Faculdade de Saúde Pública da USP. Tutora do Programa de Residência Multiprofissional em Saúde no Cuidado ao Paciente Oncológico na Sociedade Beneficente de Senhoras Hospital Sírio-Libanês. Nutricionista do Centro de Oncologia da Sociedade Beneficente de Senhoras do Hospital Sírio-Libanês. Coordenadora do Grupo de Estudos NutriOnco.

Ana Luiza Ferreira Carneiro Brandão
Pós-graduação em Oncologia pelo Instituto Israelita de Ensino e Pesquisa Albert Einstein. Nutricionista pela Pontifícia Universidade Católica de Goiás (PUC-GO).

Ariane Naldoskis Severine
Mestre em Ciências da Saúde – Unifesp. Especialista em Gestão de Atenção à Saúde – Dom Cabral. Especialista em Nutrição Clínica – Asbran. Nutricionista – Centro Universitário São Camilo. Gerente do Serviço de Alimentação do Hospital Sírio-Libanês.

Carla Moura Yazigi Sarcinella

Especialização em Nutrição Clínica Materno-Infantil pelo Instituto da Criança do HC-FMUSP. Aprimoramento em Nutrição em Cardiologia pelo Instituto Dante Pazzanese de Cardiologia. Nutricionista pelo Centro Universitário São Camilo.

Caroline Martins Machado

Mestranda no Programa de Mestrado Profissional em Nutrição – do Nascimento à Adolescência pelo Centro Universitário São Camilo. Especialização em Nutrição Clínica e Hospitalar pelo Ganep. Nutricionista pelo Centro Universitário São Camilo. Nutricionista Clínica na Unidade Pediátrica do Hospital Sírio-Libanês.

Danile Leal Barreto Sampaio

Mestre em Medicina e Saúde pela UFBA. Especialista em Terapia Nutricional Enteral e Parenteral pelo Ganep. Nutricionista pela Universidade Federal da Bahia (UFBA). Nutricionista Clínica da UTI e Tutora do Programa de Residência Multidisciplinar no Cuidado à Saúde da Criança e Adolescente do Hospital Sírio-Libanês.

Érika Suiter

Pós-graduação *lato sensu* em Gestão da Atenção à Saúde e em Educação na Saúde para Preceptores do SUS pelo Instituto Sírio-Libanês de Ensino e Pesquisa. Especialista em Nutrição Clínica pela Associação Brasileira de Nutrição (Asbran). Especialização em Medicina Ortomolecular pela Faculdade de Ciências da Saúde de São Paulo (FACIS) e pelo Centro de Ensino Superior de Homeopatia Ibehe Nutricionista pelo Centro Universitário São Camilo. Coordenadora de Nutrição Clínica do Hospital Sírio-Libanês.

Erika Yuri Hirose Murahara

Mestra e Doutoranda em Ciências pelo Programa de Pós-graduação em Hematologia e Hemoterapia do Departamento de Oncologia Clínica e Experimental da Universidade Federal de São Paulo (Unifesp). Especialista em Avaliação Metabólica e Nutricional do Onívoro ao Vegetariano. Experiência Internacional com Análise da Composição Corporal na *Human Nutrition Research Unit, Department of Agricultural, Food and Nutritional Science, University of Alberta.* Nutricionista pelo Centro Universitário São Camilo. Nutricionista Especialista da Oncologia do Hospital Sírio-Libanês.

Fabiana Ruotolo

Mestre em Ciências pela Universidade Federal de São Paulo (Unifesp). Especialista em Nutrição Parenteral e Enteral pela Sociedade Brasileira de Nutrição Parenteral e Enteral (SBNPE/Braspen). Especialista em Nutrição Clínica pela Universidade Bandeirantes de São Paulo (Uniban) e pela Associação Brasileira de Nutrição (Asbran). Especialista em Educação na Saúde para Preceptores do SUS pelo Instituto Sírio-Libanês de Ensino e Pesquisa. Nutricionista Especialista da Equipe Multidisciplinar de Terapia Nutricional e do Setor de Dietas Enterais e Lactário do Hospital Sírio-Libanês. Coordenadora do Grupo de Estudos em Nutrição Enteral e Lactário (Genelac).

Kelly Leonel Medeiros

Especialista em Nutrição Clínica pelo Centro Universitário São Camilo e pelo Grupo de Apoio à Nutrição Enteral e Parenteral (Ganep). Nutricionista pelo Centro Universitário São Camilo. Líder Assistencial da Sociedade Beneficente de Senhoras do Hospital Sírio-Libanês.

Luanye Karla Silva

Especialista em Saúde do Idoso pela Universidade Federal de São Paulo (Unifesp). Nutricionista da Equipe Multidisciplinar de Terapia Nutricional. Responsável pelo Setor de Dietas Enterais e Lactário do Hospital Sírio-Libanês.

Marina Campos Russo

Pós-graduação em Nutrição Hospitalar pelo Instituto Israelita de Ensino e Pesquisa Albert Einstein (IIEP). Especialista no Cuidado à Saúde da Criança e do Adolescente pelo Programa de Residência Multiprofissional do Instituto Sírio-Libanês de Ensino e Pesquisa. Aprimoramento em Nutrição Hospitalar pelo Hospital Universitário da Universidade de São Paulo (HU-USP). Nutricionista pela Universidade Estadual de Campinas (Unicamp). Nutricionista Clínica do Hospital Sírio-Libanês.

Milena Biazi Prado Pereira

Pós-graduação em Nutrição Humana Aplicada e Terapia Nutricional pelo IMeN Educação. Pós-Graduação em Nutrição Esportiva pela Universidade Gama Filho. Pós-graduação em Síndrome de Down pelo Centro de Estudos e Pesquisas Clínicas de São Paulo (CEPEC-SP)/Universidade Mogi das Cruzes. Aprimoramento em Nutrição Hospitalar pelo Hospital Pérola Byington (Centro de Referência da Saúde da Mulher). Nutricionista pelo Centro Universitário São Camilo. Professora Convidada do Curso de Pós-graduação em Nutrição Clínica do Centro Universitário São Camilo – Disciplina Portadores de Necessidades Especiais (Síndrome de Down). Nutricionista do Hospital Sírio-Libanês/Saúde Populacional. Nutricionista Ambulatorial Esportiva e Clínica.

Monica Venturineli Ferreira
Mestre em Nutrição em Pediatria pelo Centro Universitário São Camilo. Especialista em Doenças Crônicas não Transmissíveis pelo Hospital Israelita Albert Einstein. Nutricionista pelo Centro Universitário São Camilo. Membro da Escola de Transplantes do Hospital Sírio-Libanês, atuando junto às Equipes de Transplante Hepático Intervivos Pediátrico e Transplante Cardíaco. Nutricionista Clínica da Sociedade Beneficente de Senhoras do Hospital Sírio-Libanês.

Sabine Nunes Boilesen Bloch
Mestre em Ciências Aplicadas à Pediatria pela Unifesp/EPM. Especialização em Gastroenterologia Pediátrica para Nutricionistas pela Universidade Federal de São Paulo/Escola Paulista de Medicina (Unifesp/EPM).

Tatiane Aparecida Fernandes Lima
Especialista em Nutrição e Metabolismo Esportivo e em Terapia Nutricional Enteral e Parenteral e Nutrição Clínica pelo Ganep. Nutricionista pela Universidade de Mogi das Cruzes. Nutricionista Clínica da Sociedade Beneficente de Senhoras do Hospital Sírio-Libanês.

SUMÁRIO

À Sociedade Beneficente de Senhoras do Hospital Sírio-Libanês, por nos proporcionar um cenário de aprendizado.

À Diretoria Assistencial, Gerência do Serviço de Alimentação, equipe multidisciplinar e aos colegas nutricionistas, a nossa gratidão pelo apoio, pelos ensinamentos e pela valorização do nosso trabalho.

Aos autores dos capítulos que são, de fato, os protagonistas deste livro.

Aos pacientes que são o centro do nosso trabalho, inspirando-nos e possibilitando um planejamento do cuidado e do manejo das boas práticas assistenciais por meio da nutrição baseada em evidências.

E não poderíamos deixar de agradecer à Editora Manole por ter nos encorajado e investido na publicação desta obra.

PREFÁCIO

Cuidar de criança é um privilégio, mas cuidar da alimentação das crianças é um privilégio ainda maior. Saber cuidar, saber ensinar a cuidar e poder escrever sobre como avaliar e como alimentar as crianças saudáveis e com diferentes patologias é algo muito especial. Os profissionais que se dedicaram a escrever este livro são muito especiais, pois têm a habilidade não apenas de cuidar, mas também de ensinar a cuidar. Neste livro, profissionais de saúde, estudantes e leigos interessados em nutrição em pediatria poderão aprofundar o seu conhecimento em nutrição de crianças nas diferentes faixas etárias, de modo a poderem orientar essas crianças a se transformarem em adultos saudáveis. Poderão também aprender sobre a nutrição em diferentes patologias, algumas que vêm se tornando muito comuns no Brasil, como a síndrome metabólica e a obesidade na infância, cuja incidência vem aumentando progressivamente e levando a riscos para a saúde adulta. Terão acesso também a situações mais raras, mas que ocorrem no nosso meio e, por serem muito específicas, demandam conhecimento técnico e prático; por exemplo, os erros inatos do metabolismo, o pré e pós-transplante hepático e as doenças inflamatórias intestinais na infância. Ou seja, é um livro que aborda a assistência nutricional de maneira bastante ampla, da normalidade às patologias mais raras, do atendimento ambulatorial ao hospitalar, incluindo os prematuros, os pacientes pediátricos críticos e os oncológicos; até alguns aspectos relacionados à gestão, com um capítulo abordando os indicadores de qualidade aplicados ao paciente pediátrico, por exemplo. Parabenizo a todos os envolvidos na criação e edição deste livro e desejo aos leitores uma experiência única e muito positiva, pois é só estudando e aplicando o conhecimento adquirido no dia a dia que crescemos como profissionais da saúde.

Lucilia Santana Faria

Triagem e avaliação nutricional

Caroline Martins Machado
Sabine Nunes Boilesen Bloch

INTRODUÇÃO

Em hospitais, a desnutrição infantil chega a ser um problema alarmante, pois é uma das principais causas de morbidade e mortalidade em todo o mundo. No Brasil, 20% dos óbitos ocorrem por desnutrição, ultrapassando a tolerância da Organização Mundial da Saúde (OMS), que é de 5%.[1,2]

Além das crianças que já se internam com desnutrição, estima-se que um número considerável desenvolve desnutrição durante a internação, sendo essa piora do estado nutricional observada em 5-27% das crianças após a admissão.[3] Os motivos para essa alteração no estado nutricional são variados: períodos prolongados de jejum, aumento das necessidades energéticas por conta da doença, baixa ingestão alimentar e demora na indicação de uma via alternativa de alimentação, uso de medicamentos, entre outros.[3,4]

Assim, é muito importante identificar precocemente pacientes com risco nutricional ou desnutrição prévia, para que possa ser iniciada a intervenção nutricional adequada o mais rápido possível.[1,5]

Nesse contexto, o Ministério da Saúde, em 2005, tornou obrigatória a implantação de protocolos de triagem e avaliação nutricional em hospitais do Sistema Único de Saúde (SUS). Também determinou que, depois de identificado o risco nutricional, deve-se realizar a avaliação completa do estado nutricional para o planejamento dietético adequado.[6]

Em 2017, a Sociedade Brasileira de Pediatria publicou um documento científico que orienta a aplicação da triagem nutricional nas primeiras horas de admissão do paciente e, após a identificação do risco, realizar a avaliação nutricional nos pacientes que apresentarem risco nutricional, para então identificar o diagnóstico e planejar a terapia.[1]

A Sociedade Brasileira de Nutrição Parenteral e Enteral (Braspen/SBNPE) lançou a campanha "Diga Não à Desnutrição *Kids*", em 2019, na qual sugere ferramentas para auxiliar na prevenção e tratamento da desnutrição em crianças internadas. Entre as orientações está o uso de ferramentas de triagem nutricional durante a admissão de pacientes e a realização de avaliação nutricional naqueles classificados com risco nutricional.[4]

TRIAGEM NUTRICIONAL

A triagem nutricional é o processo de identificação das características melhor associadas a problemas nutricionais ou dietéticos e tem por objetivo identificar o risco nutricional no momento da admissão e durante a internação.[1,2,4,5] Até o presente momento não existe consenso entre a melhor ferramenta de triagem nutricional em pediatria, principalmente porque nenhuma foi validada em grandes estudos populacionais.[1,4] Desse modo, é necessário senso crítico para escolher a ferramenta que melhor se adapta a cada serviço de saúde.

A Sociedade Europeia de Nutrição e Metabolismo (ESPEN) definiu, em 2003, os princípios que devem constar nas ferramentas de triagem nutricional com a finalidade de auxiliar nessa escolha. Esses princípios são:

- Triagem pelo índice de massa corporal (IMC).
- História do estado nutricional pregresso (avaliar a perda de peso).
- Avaliação da aceitação alimentar (verificar se houve redução da ingestão, a quantidade e por quanto tempo).
- Alteração no estado nutricional devido a inapetência e/ou doença.[7]

Nas últimas décadas algumas ferramentas de triagem nutricional foram desenvolvidas para avaliar o risco de desnutrição em crianças hospitalizadas. As principais são:

1. *Pediatric nutritional risk score* – PNRS.[8]
2. *Subjective global nutritional assessment* – SGNA.[9]
3. *Screening tool for the assessment of malnutrition in paediatrics* – STAMP.[10,11]
4. *Screening tool risk on nutritional status and growth* – STRONG Kids.[12]

Todas apresentam vantagens e desvantagens e diferenças de sensibilidade e especificidade,[13] conforme especificado na Tabela 1.

De acordo com revisões sistemáticas, o instrumento ideal é o que, de forma rápida e confiável, avalia o risco dos pacientes, de modo a sinalizar os que precisam de uma avaliação mais detalhada e de intervenção.[14] Recomenda-se que a ferramenta escolhida seja de rápida e fácil utilização, contenha dados objetivos

TABELA 1 Comparativo das triagens nutricionais pediátricas

Ferramentas	Características	População estudada	Vantagens	Desvantagens
PNRS*	Utiliza dois fatores para avaliar o risco: gravidade da doença e ingestão alimentar. Cada fator recebe pontuação de 1 a 5, e a somatória define o grau de risco nutricional.	Crianças entre 1 mês e 17 anos (n = 296)	Simples aplicação. Adequado para identificar pacientes em risco de desnutrição durante a hospitalização.	Sem tradução e não validada no Brasil.
SNGA**	Desenvolvida a partir da avaliação subjetiva global de adultos. Avalia peso e altura (das crianças e dos pais), ingestão alimentar, alteração na capacidade funcional, sintomas gastrointestinais e exame físico. A criança é classificada em: bem nutrida, moderadamente desnutrida ou gravemente desnutrida.	Crianças entre 1 mês e 18 anos (n = 175)	Avalia o estado nutricional de crianças. Identifica crianças com maior risco de complicações associadas à nutrição e hospitalizações prolongadas.	Não utiliza um sistema de pontuação rígido.
STAMP***	Avaliação a partir da doença de base, do percentil de peso por estatura e peso para idade, perda de peso, ingestão alimentar e condição clínica atual. Classifica a criança em: com e sem risco nutricional.	Crianças entre 2 e 17 anos de idade (n = 238)	Boa sensibilidade e especificidade nas análises estatísticas.	O próprio estudo indica o uso especificamente para pacientes pediátricos internados no Reino Unido.
STRONG Kids****	Utiliza a avalição subjetiva (verificando se houve perda de massa magra e massa gorda), doença de alto risco ou cirurgia de grande porte, ingestão ou perdas nutricionais e baixo ganho de peso ou perda de peso. Cada fator recebe uma pontuação, e a somatória identifica o risco nutricional.	Crianças com idade entre 1 mês e 18 anos (n = 424)	Cada classificação vem com uma orientação sobre intervenção e acompanhamento nutricional. Validada no Brasil.	Exclusão de uma avaliação objetiva.

*Sermet-Gaudelus et al.[8]; **Secker et al.[9]; ***Ling et al.[10], McCarthy et al.[11]; ****Hulst et al.[12].
Fonte: Teixeira et al.[13]

(dados antropométricos) e subjetivos (estado da doença, ingestão alimentar e história nutricional), seja reproduzível e tenha boa sensibilidade e especificidade.[15]

Atualmente, a única ferramenta de triagem para pediatria com tradução validada para a língua portuguesa é a *STRONG Kids*. Essa ferramenta contempla os itens essenciais que precisam ser analisados para a determinação do risco nutricional, como condição nutricional atual, estabilidade dessa condição (variação ponderal prévia), perspectiva de piora, seja por baixa ingestão alimentar ou aumento de perdas, e impacto da doença na deterioração nutricional.[14]

Dessa forma, a Sociedade Brasileira de Pediatria, o Ministério da Saúde e a Braspen/SBNPE recomendam o uso da ferramenta *Strong Kids*, visto que é um instrumento de fácil compreensão e aplicabilidade, além de ter resultados compatíveis com os dados antropométricos.[1,4,16]

AVALIAÇÃO NUTRICIONAL

A avaliação nutricional é um instrumento diagnóstico, que mede – de diversas maneiras – as condições nutricionais do organismo, determinadas pelos processos de ingestão, absorção, utilização e excreção de nutrientes; ou seja, a avaliação nutricional determina o estado nutricional, que é resultante do balanço entre a ingestão e a perda de nutrientes.[17]

Quanto à avaliação do estado nutricional, sabe-se que não existe um método ideal, tanto em se tratando de crianças saudáveis como de crianças portadoras de doença crônica. Para uma análise transversal, a associação de mais de um método de avaliação nutricional é o mais recomendado.[17]

TABELA 2 Índices antropométricos utilizados na avaliação do estado nutricional de acordo com a faixa etária, segundo a Organização Mundial da Saúde

Faixa etária	Índices antropométricos			
0-5 anos incompletos	P/E	P/I	E/I	IMC/I
5-10 anos incompletos	–	P/I	E/I	IMC/I
10-19 anos incompletos	–	–	E/I	IMC/I

E/I: estatura para idade ou comprimento para idade; IMC/I: índice de massa corporal para a idade; P/E: peso para estatura ou comprimento; P/I: peso para idade.
Fonte: Melo,[18] Organização Mundia da Saúde, 2006 e 2007.[19,20]

Segundo a Sociedade Brasileira de Pediatria (2009),[21] as medidas antropométricas mais utilizadas em crianças e adolescentes são peso, estatura/comprimento, perímetro cefálico e medidas de segmentos corpóreos para indivíduos com limitações físicas.

Os índices constituem parte essencial da interpretação das medidas antropométricas, sendo construídos a partir de duas ou mais medidas. É preciso sempre considerar a presença de edema e de estado de hidratação.

Na Tabela 3 estão apresentados os pontos de corte para avaliação antropométrica de crianças e adolescentes segundo cada índice. A nomenclatura adotada para cada faixa de percentil ou z-score segue a recomendação da OMS.[19,20]

Avaliação da composição corporal

TABELA 3 Índices antropométricos para diagnóstico

Valores críticos		Índices antropométricos						
		Crianças de 0 a 5 anos incompletos				Crianças de 5 a 10 anos incompletos		
		Peso para idade	Peso para estatura	IMC para idade	Estatura para idade	Peso para idade	IMC para idade	Estatura para idade
< Percentil 0,1	< escore z −3	Muito baixo	Magreza acentuada	Magreza acentuada	Muito baixa	Muito baixo	Magreza acentuada	Muito baixa
≥ Percentil 0,1 e < percentil 3	≥ escore z −3 e < escore z −2	Baixo	Magreza	Magreza	Baixa	Baixo	Magreza	Baixa
≥ Percentil 3 e < percentil 15	≥ escore z −2 e < escore z −1	Adequado	Eutrofia	Eutrofia	Adequada	Adequado	Eutrofia	Adequada
≥ Percentil 15 e ≤ percentil 85	≥ escore z −1 e ≤ escore z +1	Adequado	Eutrofia	Eutrofia	Adequada	Adequado	Eutrofia	Adequada
> Percentil 85 e ≤ percentil 97	> escore z +1 e ≤ escore z +2	Adequado	Risco de sobrepeso	Risco de sobrepeso	Adequada	Adequado	Sobrepeso	Adequada
> Percentil 97 e ≤ percentil 99,9	> escore z +2 e ≤ escore z +3	Elevado	Sobrepeso	Sobrepeso	Adequada	Elevado	Obesidade	Adequada
> Percentil 99,9	> escore z +3	Elevado	Obesidade	Obesidade	Adequada	Elevado	Obesidade grave	Adequada

Fonte: Melo,[18] Organização Mundial da Saúde, 2006 e 2007.[19,20]

Circunferência do braço

A circunferência do braço representa a soma das áreas constituídas pelos tecidos ósseo, muscular e gorduroso desse membro.

É uma medida complementar, mas pode ser usada isoladamente como instrumento de triagem ou para diagnosticar o estado nutricional da criança caso outro método não possa ser utilizado (como quando não é possível pesar o paciente, por estar acamado, ou quando o peso está superestimado).[18]

Em condições de edema generalizado, a circunferência do braço tem aplicabilidade limitada.

A medida é tomada preferencialmente no braço direito, que deve estar relaxado e flexionado em direção ao tórax, formando um ângulo de 90º. Marca-se o ponto médio entre o acrômio e o olecrano. Depois, o paciente estende o braço ao longo do corpo, com a palma da mão voltada para a coxa. Com o auxílio de uma fita métrica inelástica milimetrada, contorna-se o braço no ponto marcado, de forma ajustada, evitando compressão da pele ou folga.[18]

Como referência para classificação da circunferência do braço, comumente é utilizada a tabela percentilar proposta por Frisancho (1990).[22]

Porém, a OMS disponibiliza medidas de circunferência do braço em seu *site* (http://www.who.int/childgrowth/standards/en/), com tabelas e gráficos, sob a forma de percentis e escore z, para crianças de 3 meses a 5 anos de idade, estratificadas por sexo.[18]

Dobras cutâneas

As dobras cutâneas são utilizadas para aferir a adiposidade, baseando-se em dois princípios: a dobra mede as duas camadas de pele juntamente com a gordura subcutânea de um ponto específico.[20,22,23]

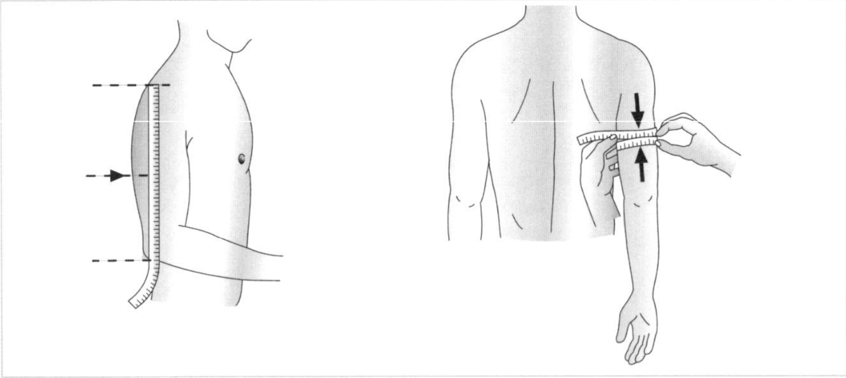

FIGURA 1 Circunferência braquial.
Fonte: Frisancho.[22]

A mais utilizada para essa finalidade em crianças e adolescentes é a dobra tricipital. A medida das dobras cutâneas deve ser feita com o auxílio de um calibrador a uma pressão constante de 10 g/mm^2, que é denominado adipômetro.[20]

A classificação por percentis obedece à regra de normalidade, representada por valores entre 5-95. Os valores P5-15 e P85-95 devem ser acompanhados, pois são faixas de risco de desnutrição e obesidade, respectivamente.[20]

Dobra cutânea tricipital (DCT): no mesmo ponto médio utilizado para realizar a medida da circunferência do braço, separar levemente a dobra cutânea (pele mais gordura subcutânea), desprendendo-a do tecido muscular, e aplicar o calibrador, formando um ângulo reto. O braço deve estar relaxado e solto ao lado do corpo.[20,22,23]

Da mesma forma que para a circunferência do braço citada anteriormente, a OMS também disponibiliza tabelas e gráficos, sob a forma de percentis e escore z, para crianças de 3 meses a 5 anos de idade, estratificadas por sexo para a classificação da dobra cutânea tricipital.[18]

Exame físico

Quanto ao exame físico, observam-se sinais de desnutrição nos cabelos, unhas, turgor da pele, reservas adiposas e tônus muscular. As avaliações sistemáticas e sequenciais são fundamentais na prevenção e na detecção da desnutrição.[24] Na Tabela 4 constam os sinais clínicos que podem indicar quadro de desnutrição quando associados entre si ou a outros parâmetros de avaliação do estado nutricional.

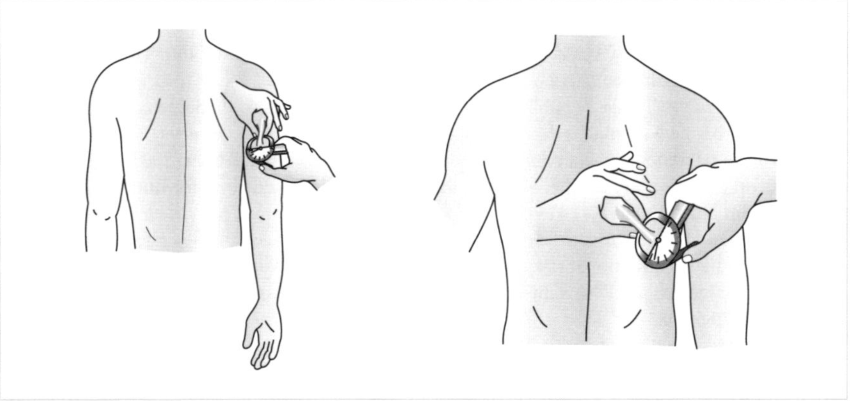

FIGURA 2 Prega cutânea tricipital.
Fonte: Frisancho.[22]

TABELA 4 Sinais clínicos e sua associação ao quadro de desnutrição, segundo o Manual de orientação da Sociedade Brasileira de Pediatria

Áreas	Sinais clínicos
Cabelo	Perda de brilho natural, fino, quebradiço, despigmentado
Unhas	Quebradiças, rugosas, com manchas brancas pequenas
Sistema musculoesquelético	Frouxidão de panturrilha, desgaste muscular, perna em X ou torta, fraqueza motora

Fonte: Departamento de Nutrologia, da Sociedade Brasileira de Pediatria.[21]

CONSIDERAÇÕES FINAIS

Ao definir métodos para a avaliação do estado nutricional, deve-se eleger aqueles que melhor detectem o problema nutricional que se pretende corrigir, considerando ainda os custos para sua utilização.[24]

No âmbito hospitalar é de extrema importância a identificação do risco nutricional, bem como o diagnóstico nutricional, pois permitem uma intervenção precoce, de forma a prevenir ou tratar a desnutrição, otimizando o tratamento e diminuindo os custos da internação.

REFERÊNCIAS BIBLIOGRÁFICAS

1. Sociedade Brasileira de Pediatria. Triagem nutricional em pediatria. Departamento Científico de Suporte Nutricional. 2017;1:1-6.
2. Bousquet LA, Stringhini ML, Mortoza AS. Avaliação nutricional subjetiva global: instrumentos para triagem em crianças hospitalizadas. Rev Aten Saúde. 2016;14(47):67-74.
3. Bese OF, Cokugras FC, Erkan T, Kurtlu T, Yagci EV. Evaluation of malnutrition development risk in hospitalized children. Nutrition. 2018;48:41-7.
4. Gomes DF, Gandolfo AS, Oliveira AC, Potenza ALS, Micelli CLO, Almeida CB, et al. Campanha "Diga não à desnutrição *Kids*": 11 passos importantes para combater a desnutrição hospitalar. Braspeb J. 2019;34(1):3-23.
5. Silva APA, Nascimento AG, Zamberlan P. Manual de dietas e condutas nutricionais em pediatria. São Paulo: Atheneu; 2014.
6. Brasil. Diário Oficial da República Federativa do Brasil. Portaria da Secretaria de Atenção à Saúde n. 131, de 8 de março de 2005. Organização e implantação de serviços de assistência e centros de referência de alta complexidade. Brasília: Ministéro da Saúde; 2005.
7. Kondrup J, Allison SP, Elia M, Vellas B, Plauth M. ESPEN guidelines for nutrition screening 2002. Clin Nutr. 2003;22(4):415-21.
8. Sermet-Gaudelus I, Poisson-Salomon A, Colomb V, Brusset MC, Mosser F, Berrier F, et al. Simple pediatric nutritional risk of malnutrition. Am J Clin Nutr. 2000;72:64-70.
9. Secker DJ, Jeejeebhoy KN. Subjective global nutritional assessment for children. Am J Clin Nutr. 2007;85:1083-9.
10. Ling RE, Hedges V, Sullivan PB. Nutritional risk in hospitalised children: an assessment of two instruments. Eur J Clin Nutrit Metabol. 2011;e153-7.

11. McCarthy H, Dixon M, Crabtree I, Eaton-Evans MJ, McNulty H. The development and evaluation of the screening tool fort the assessment of malnutrition in peadiatrics (STAMP) for use by healtcare staff. J Hum Nutr Diet. 2012;25:311-8.
12. Hulst JM, Zwart H, Hop WC, Joosten KF. Dutch national survey to test the STRONG kids national risk screening tool in hospitalized children. Clin Nutr. 2010;29(1):159-65.
13. Teixeira AF, Viana KDAL. Nutritional screening in hospitalized pediatric paients: a systematic review. J Pediatr. 2016;92(4):343-52.
14. da Cruz-Gouveia MA, Tassitano RM, da Silva GAP. STRONG kids: predictive validation in Brazilian children. JPGN. 2018;67(3):e51-e56.
15. Bousquet LA, Stringhini MLF, Mortoza AS. Avaliação nutricional subjetiva global: instrumentos para triagem em crianças hospitalizadas. Rev Aten Saude. 2016;14(47):67-74.
16. Hartman C, Shamir R, Hecht C, Koletzko B. Malnutrition screening tools for hospitalized children. Curr Opim Clin Nutr Metab Care. 2012;15:303-9.
17. Brasil. Ministério da Saúde. Manual de terapia nutricional na atenção especializada hospitalar no âmbito do Sistema Único de Saúde – SUS. Brasília: Secretaria de Atenção à Saúde, Departamento de Atenção Especializada e Temática; 2016.
18. Mello ED. O que significa a avaliação do estado nutricional. J. Pediatr. 2002;78(5):357-8.
19. World Health Organization. WHO Child Growth Standards: Length/heightfor-age, weight--forage,weight-for-length, weight-for-height and body mass index-for-age. Methods and development. Geneva: WHO; 2006.
20. World Health Organization. de Onis M, Onyango AW, Borghi E, Siyam A, Nishida C, Siekmann J. Development of a WHO growth reference for schoolaged children and adolescents. Bulletin of the World Health Organization. 2007;85:660-7.
21. Departamento Científico de Nutrologia. Avaliação nutricional da criança e do adolescente: manual de orientação. Rio de Janeiro: Sociedade Brasileira de Pediatria; 2009. p.1-116.
22. Frisancho AR. Anthropometric standards for the assessment of growth and nutricional status. Ann Arbor. Michigan: University of Michigan Press; 1990.
23. Zambon MP, Zanolli ML, Marmo DB, Magna LA, Guimarey LM, Morcillo AM. Correlação entre o índice de massa corporal e a prega cutânea tricipital em crianças da cidade de Paulínia, São Paulo, SP. Rev Assoc Med Bras. 2003;49(2):137-40.
24. Instituto Nacional de Câncer José Alencar Gomes da Silva (Inca). Consenso Nacional de Nutrição Oncológica. Rio de Janeiro: Inca; 2014.

CAPÍTULO 2

Nutrição nas diversas fases da infância e da adolescência

Adriana Paulino Pagano
Ana Luiza Ferreira Carneiro Brandão
Carla Moura Yazigi Sarcinella

INTRODUÇÃO: OS PRIMEIROS MIL DIAS

O lactente é definido como a criança menor de dois anos, alimentada com leite materno ou fórmula infantil, de maneira exclusiva ou complementada. Sabe-se que a nutrição nos primeiros dois anos de vida influencia diretamente no desenvolvimento das potencialidades humanas. Quando inadequada às necessidades de cada fase de crescimento e desenvolvimento, favorece o aparecimento de distúrbios nutricionais, com consequente repercussão na vida adulta.[1]

Os primeiros mil dias de vida compreendem o período entre a concepção e o fim do segundo ano de vida da criança, sendo considerados uma janela de oportunidades para melhorar a saúde. Sabe-se que a nutrição nesse período desempenha papel essencial no crescimento e desenvolvimento fetal, saúde materna (incluindo período pós-parto e lactação) e crescimento de bebês e crianças pequenas. O fornecimento adequado de nutrientes essenciais durante os primeiros mil dias está associado à diminuição da mortalidade e morbidade infantil; favorecimento do desenvolvimento cognitivo, motor, socioafetivo, desempenho social e capacidade de aprendizado; aumento da estatura, redução na obesidade e nas doenças crônico-degenerativas e melhora na capacidade de trabalho e produtividade.[1-3]

Algumas intervenções são efetivamente comprovadas como estratégias fundamentais para os primeiros mil dias, como adequada alimentação e suplementação materna, aleitamento materno exclusivo e imediato, atraso no clampeamento do cordão umbilical, suplementação de vitamina A no recém-nascido, aleitamento continuado com adequada introdução alimentar a partir dos seis meses.[2,3]

ALEITAMENTO MATERNO

O aleitamento materno é amplamente recomendado pelas entidades de saúde desde a primeira hora de vida e deve ser exclusivo até os seis meses, sendo continuado após esse período por, pelo menos, até os dois anos de idade.[1,4,5] Constitui uma estratégia que previne a mortalidade infantil (por diarreias e infecções respiratórias), melhora da microbiota intestinal, favorecimento do sistema cardiopulmonar, aumento do coeficiente de inteligência, prevenção de intolerância alimentar e alergias, redução do risco de obesidade na infância e hipertensão, diabetes e hipercolesterolemia na vida adulta. Também beneficia a saúde física e mental da díade mãe-bebê.[3,6,7] Além disso, protege as mães contra o câncer de mama, de ovário, diabetes tipo 2, depressão, ansiedade pós-parto, distúrbios do sono e estresse.[7]

Segundo a Organização Mundial da Saúde (OMS) (2015), há diferentes tipos de aleitamento materno:

- Aleitamento materno exclusivo: a criança é alimentada exclusivamente de leite materno, direto da mama ou ordenhado, ou de leite humano de outra fonte, sem consumo de outros líquidos ou sólidos, exceto medicações, suplementos minerais e xaropes.
- Aleitamento materno predominante: são ofertados, além do leite materno, sucos de frutas, água ou bebidas à base de água, como chás e infusões, mas não há consumo de qualquer outro leite.
- Aleitamento materno: a criança recebe leite materno, da mama ou extraído dela, independentemente do recebimento de qualquer outro alimento, incluindo leite não humano.
- Aleitamento materno complementar: são oferecidos leite materno e alimentos sólidos ou semissólidos, tendo a finalidade de complementar o aleitamento e não de substituí-lo.
- Aleitamento materno misto ou parcial: a criança recebe outros tipos de leite, juntamente com o leite materno.

O leite materno é considerado o alimento ideal para a nutrição infantil, pois, além dos nutrientes, contém fatores de crescimento e células, que não estão presentes nas fórmulas infantis, e são importantes para o desenvolvimento e crescimento da criança.[2,5] Mesmo com os esforços da indústria para alterar leites de outros mamíferos (vaca, p. ex.) para torná-los mais adequados ao consumo por crianças pequenas, não há outro leite igual ao leite materno.[8]

O leite materno possui uma complexa composição, tendo lipídios, carboidratos, proteínas, vitaminas, minerais, além de substâncias imunocompetentes (interferon, enzimas, imunoglobulina A) e fatores tróficos ou moduladores de crescimento.[9,10] Sua composição pode ser alterada por diversos fatores, como o período de gestação, o estágio de lactação (colostro, leite de transição, leite maduro), a fisiologia circadiana, características maternas, duração da mamada, dentre outros.[10]

O colostro é definido como o primeiro produto da secreção láctea da nutriz, do nascimento até o sétimo dia de lactação, e tem aspecto espesso e amarelado.[11] É composto, em sua maioria, por proteínas, em especial a caseína. Rico em imunoglobulinas, apresenta maior concentração de vitamina A, E, C, carotenoides, zinco, cálcio e magnésio, e menor concentração de carboidratos e lipídios, quando comparado ao leite maduro.[1,9]

Entre o sétimo dia de lactação e o décimo quarto dia de produção, o leite humano é denominado intermediário ou de transição, tendo maior concentração de lipídios e carboidratos, em especial a lactose e as vitaminas do complexo B, e redução das concentrações de proteínas, tornando-se mais calórico e de aspecto branco opaco, levemente mais líquido.[1,9]

Por último, a partir do décimo quinto dia de lactação, atinge-se o leite materno maduro, com adequadas concentrações de nutrientes de acordo com a fase de crescimento e desenvolvimento do recém-nascido, mais calórico e mantendo seus fatores imunológicos e bioativos, tendo maior fração proteica do soro do leite do que caseína e maior oferta de aminoácidos essenciais de alto valor biológico (taurina e cistina).[1,9]

A Tabela 1 ilustra a comparação entre as composições do colostro, do leite materno maduro (a termo e pré-termo) e do leite de vaca.[1,12]

TABELA 1 Comparação entre composição do colostro, leite materno maduro e leite de vaca[1,12]

Nutriente	Colostro (3-5 dias)		Leite maduro		Leite de vaca
	A termo	Pré-termo	A termo	Pré-termo	
Calorias (kcal/dL)	48	58	62	70	69
Lipídios (g/dL)	1,8	3	3	4,1	3,7
Proteínas (g/dL)	1,9	2,1	1,3	1,4	3,3
Lactose (g/dL)	5,1	5	6,5	6	4,8

Fonte: Galego,[1] Campos et al.[12]

O leite maduro pode apresentar diferenças na composição durante a mesma mamada, sendo mais rico em substâncias hidrossolúveis no início da mamada, podendo apresentar colorações que vão desde branco translúcido até azul ou verde, demonstrando maior concentração de pigmentos cromóforos e riboflavina. No meio da mamada, apresenta coloração mais branca opaca, sendo rico em micelas de caseína e vitamina A, e, no fim da mamada, possui mais calorias por apresentar mais gordura, nutrientes lipossolúveis e betacaroteno, tendo assim uma coloração amarelada.[1,9,7]

Considerando as vitaminas lipossolúveis, o leite materno garante quantidades suficientes para atender às necessidades do lactente, desde que a mãe esteja em bom estado nutricional, com exceção de vitamina D e K, por isso é recomendada a suplementação de vitamina K ao nascimento e de vitamina D na dieta materna para melhorar seus níveis no leite materno.[1,9,7] O Departamento de Nutrologia da Sociedade Brasileira de Pediatria recomenda suplementação de vitamina D para recém-nascido a termo, desde a primeira semana de vida, independentemente de estar em aleitamento materno ou fórmula infantil, uma vez que o leite materno contém cerca de 25 UI de vitamina D por litro (a depender do *status* materno dessa vitamina) e a necessidade da criança no primeiro ano de vida é de 400 UI.[5]

O leite humano é fonte de vários tipos de bactérias, sendo a diversidade bacteriana maior no colostro quando comparado ao leite maduro. As mais abundantes são *Weissella*, *Leuconostoc*, *Staphylococcus*, *Streptococcus* e *Lactocaccus*. À medida que o leite entra na fase de maturação, essa diversidade vai se modificando e maior abundância de *Veillonella*, *Prevotella*, *Leptotrichia*, *Lactobacillus* e *Streptococcus* é encontrada, com destaque para os elevados níveis de colonização por *Bifidobacterium* e *Enterococcus*.[1,9]

O microbioma do leite também pode sofrer influência do tipo de parto. As mulheres que tiveram parto vaginal possuem maior diversidade e maior prevalência de *Bifidobacterium* e *Lactobacilus* no leite.[9]

É importante destacar que a idade gestacional também é essencial na modulação do leite materno, já que a composição do leite humano é diferente em mães de recém-nascidos prematuros e a termo, promovendo mais proteção ao neonato.[9]

Se as condições da mãe e do recém-nascido permitirem, e independentemente do tipo de parto, a amamentação deve ser estimulada o mais precocemente possível, de preferência imediatamente após o parto. A amamentação nesse período libera hormônios que auxiliam na apojadura do leite e na redução do sangramento pós-parto, além de proteger a criança contra microrganismos que podem lhe fazer mal.[8]

Para garantir a ejeção efetiva do leite pela criança, a técnica de amamentação é essencial, especialmente o posicionamento da dupla mãe-bebê e a pega/sucção do bebê.[12] Alguns pontos-chave para uma boa técnica de amamentação em relação ao posicionamento do bebê são:

- Rosto de frente para a mama, com nariz em oposição ao mamilo.
- Corpo próximo ao da mãe.
- Cabeça e tronco alinhados (pescoço não torcido).
- Bem apoiado (no braço, travesseiro, cama, colo).

Importante lembrar que há muitas posições para amamentar: sentada, recostada, deitada ou em qualquer posição que seja agradável, familiar e mais adequada ao momento.[8,12]

A pega adequada favorece a retirada do leite pela criança e evita lesões nas mamas. Alguns detalhes são importantes, como:[8,12]

- A aréola estar um pouco mais visível acima da boca do bebê.
- Boca bem aberta, com lábio inferior virado para fora e queixo tocando a boca.

ALEITAMENTO ARTIFICIAL

Fórmulas infantis

Na impossibilidade do aleitamento materno, as fórmulas infantis devem ser utilizadas de maneira a satisfazer as necessidades do lactente, de acordo com a faixa etária, de 0 a 5 meses e 29 dias, e de 6-24 meses, podendo chegar a 36 meses no Brasil.[1,5] Disponível na forma líquida ou em pó, a fórmula infantil é um composto de nutrientes, podendo ser à base de leite de vaca, de proteína de soja, de arroz ou de leite de cabra. Deve ser prescrita por médico ou nutricionista em substituição total ou parcial do leite materno. Pode ainda apresentar alteração na composição nutricional para atender a necessidades nutricionais específicas, em decorrência de situações clínicas especiais por alterações fisiológicas ou patológicas temporárias ou permanentes.[5]

De maneira geral, as fórmulas infantis contêm mistura de óleos vegetais que fornecem os ácidos graxos essenciais, entre eles o alfalinolênico e o ácido linoleico; carboidratos (somente lactose ou associação de lactose com maltodextrina); proteínas (soro do leite e/ou caseína). Em relação aos minerais, há modificação em seus teores com o intuito de se aproximar do leite materno. Contêm ainda oligoelementos, nucleotídeos e oligossacarídeos do leite humano – componentes bioativos que modulam a microbiota do lactente, o desenvolvimento intestinal, sistema imune e neurológico, além de prebióticos, probióticos e LC-PUFAS.[5]

As fórmulas infantis podem ser classificadas conforme a descrição a seguir.[1] (ver mais detalhes no Capítulo 4 – Terapia nutricional oral, enteral e parenteral).

- Fórmulas poliméricas ou intactas.
- Fórmulas oligoméricas ou semielementares.
- Fórmulas monoméricas ou elementares.
- Fórmulas especializadas.

É importante considerar alguns critérios na escolha de uma fórmula infantil, como faixa etária do lactente, função digestiva e renal, requisitos nutricionais da situação clínica, via de administração, osmolaridade e carga de soluto renal, densidade calórica, viscosidade, intolerâncias e alergias, assim como o custo.

Leite de vaca

Como já demonstrado na Tabela 1, o leite de vaca é bem diferente do leite humano, não sendo recomendado para crianças menores de 1 ano, pelas diversas inadequações em sua composição, como qualidade das gorduras, baixo teor de ácidos graxos essenciais, sendo essencial a adição de óleo vegetal para suprir as necessidades nutricionais do recém-nascido; qualidade e quantidade insuficiente dos carboidratos quando diluído a 2/3, sendo também necessário o acréscimo de outros açúcares, comumente mais danosos à saúde; alto teor proteico com elevação da carga renal de soluto, aumentando o risco de doenças crônicas não transmissíveis, além de contribuir para adiposidade no futuro.[5,13]

Além disso, a relação caseína/proteína do soro inadequada compromete a digestibilidade e a absorção de nutrientes. Possui ainda altos teores de sódio, cloretos, potássio, fósforo e quantidades insuficientes de vitaminas e minerais para essa faixa etária.[5,13] Adicionalmente a todas as inadequações relatadas, o leite de vaca é um alimento alergênico para crianças, e seu consumo tem sido associado ao desenvolvimento de alergias.[13]

Mesmo o leite de vaca não sendo a melhor opção para a alimentação de crianças menores de um ano, esse alimento pode ser o único disponível em função do baixo custo quando comparado às fórmulas infantis. Sendo assim, é importante orientar quanto à utilização mais adequada e segura (diluição adequada, correção da deficiência de ácido linoleico com óleo e suplementação de vitamina C e ferro), quando todas as possibilidades de relactação para manutenção do aleitamento materno e impossibilidade financeira para aquisição de fórmula estejam esgotadas.[13]

Composto lácteo

Produzidos pela mistura de leite (mínimo 51%) e outros ingredientes lácteos ou não lácteos, os compostos lácteos não devem ser confundidos com fórmulas infantis ou com leite de vaca integral, pois costumam conter açúcar (como maltodextrina) e aditivos alimentares e sendo considerados ultraprocessados. Mesmo que a embalagem traga a informação de que o produto não deve ser consumido por crianças menores de um ano, o ideal é que não seja indicado para crianças menores de dois anos, justamente pela adição de açúcar e aditivos alimentares.[8]

ALIMENTAÇÃO COMPLEMENTAR

A partir dos seis meses de idade, as necessidades nutricionais do lactente já não são mais supridas apenas com o leite materno, sendo recomendado o início da alimentação complementar.[1,8] É imprescindível que a introdução alimentar seja iniciada quando os aspectos de desenvolvimento motor global e sensório-motor oral estiverem adequados e interagindo com os demais sistemas de modo cooperativo.[1] É importante priorizar a diversidade de alimentos, assim como porções suficientes para atender às necessidades nutricionais nas diferentes fases de crescimento, além de consistência e quantidade que respeitem o grau de desenvolvimento motor, digestivo e da cavidade oral do lactente, bem como o amadurecimento renal e imunológico.[1]

Não é recomendado nem há evidências de que a introdução alimentar antes dos 6 meses de idade possa beneficiar a criança. Há relatos de que essa prática pode ser prejudicial, já que a adequada introdução alimentar e sua continuidade refletem um efetivo ganho de peso, assim como o controle da obesidade durante a vida.[1,14]

A maioria dos lactentes saudáveis ao completar seis meses de vida já apresenta capacidade para sentar sem apoio, sustentar a cabeça e o tronco, segurar objetos com as mãos e explorar estímulos ambientais. Além disso, o desenvolvimento oral, a ausência do reflexo de protrusão e o aparecimento dos movimentos voluntários e independentes da língua, fazendo com que o alimento role na boca e a criança o mastigue, são determinantes para que a introdução alimentar seja iniciada.[15]

A composição da dieta deve ser diversificada e equilibrada, garantindo todos os grupos alimentares desde a primeira papa ou refeição ofertada, respeitando a individualidade de cada criança. Como o volume do estômago é menor nas crianças de 6-12 meses, deve-se considerar a quantidade e qualidade da refeição. Para suprir as necessidades energéticas, os alimentos complementares devem ter uma densidade energética mínima de 0,7 kcal/g. Dessa forma, caldos e sopas não são aconselháveis, por apresentarem baixa densidade energética, assim como os sucos, que, além do volume, contêm maior quantidade de frutose, que pode predispor à obesidade e à cárie dentária. Deve-se priorizar alimentos sólidos de boa disponibilidade de nutrientes.[1]

De acordo com a OMS, são recomendadas três refeições diárias de alimentos complementares para crianças amamentadas ao seio e cinco refeições para as não amamentadas.[1] É importante que no início os alimentos sejam amassados com o garfo e nunca liquidificados ou peneirados.[13] Aos oito meses, geralmente as crianças aceitam alimentos picados ou em pequenos pedaços. Aos 12 meses, a maioria já está apta a comer alimentos na consistência dos adultos, desde que de maneira saudável, devido a possíveis riscos nutricionais como o consumo em excesso de gordura e sódio.[5,13]

Recomenda-se que a refeição ou papa principal possua cereal ou tubérculo (p. ex., arroz, milho, batata, mandioca etc.), alimento fonte de proteína (animal: carne bovina, suína, de aves, peixes, ovos; ou vegetal: feijão, ervilha, lentilha, grão de bico etc.) e hortaliças (verduras e legumes). Os alimentos ricos em carboidratos devem compor maior quantidade nas refeições, pois aumentam a densidade energética e podem fornecer proteínas. Em conjunto com as leguminosas, esses alimentos oferecem o perfil ideal de aminoácidos essenciais.[1]

A fim de completar a oferta de alimentos complementares, devem ser oferecidas frutas 2-3 vezes ao dia, em virtude de seu maior teor de fibras e menor concentração de açúcares, além de poder contribuir com a absorção do ferro não heme presente em alimentos como leguminosas e folhas verde-escuras.[1,5]

As carnes em geral são importantes fontes de proteínas de alto valor biológico e ferro de alta disponibilidade, prevenindo assim a anemia no lactente. São ofertadas desde a primeira refeição ou papa principal, na forma triturada, desfiada ou cortada em pequenos pedaços e bem cozidas.[1]

Deve-se evitar o consumo de alimentos industrializados, refrigerantes, café, chás e embutidos. É desaconselhável o consumo de água de coco como substituto da água pelo seu teor de sódio e potássio. Ainda, não é recomendado o consumo de mel no primeiro ano de vida, pois nessa faixa etária os esporos do *Clostridium botulinum* podem causar botulismo.[5] A partir do sexto mês é recomendada a introdução de diversos tipos de alimentos considerados alergênicos, diferente do que ocorria no passado, quando a oferta desses alimentos era feita tardiamente. Alguns estudos demonstraram que a introdução dos alimentos potencialmente alergênicos a partir dos 6 meses acarreta menor risco de desenvolvimento futuro de alergias para crianças sem histórico de atopia familiar.[1]

Na Tabela 2 é apresentado o esquema alimentar recomendado pelo departamento de Nutrologia da Sociedade Brasileira de Pediatria (SBP).

É comum que no início a criança derrame ou cuspa o alimento, porém isso não pode ser interpretado como rejeição. Sugere-se iniciar com pequenas quantidades de alimento, entre 1-2 colheres de chá, colocando o alimento na ponta da colher e aumentando gradativamente o volume, conforme a aceitação.[5] Para que um alimento seja plenamente aceito pela criança, podem ser necessárias, em média, 8-10 exposições.[5]

TABELA 2 Esquema alimentar proposto pela Sociedade Brasileira de Pediatria, 2012

Faixa etária	Tipo de alimento
Até 6 meses	Leite materno exclusivo.
6-24 meses	Leite materno complementado.
6 meses	Primeira refeição (papa principal) com no mínimo 3 alimentos de cada grupo. Frutas amassadas ou raspadas.
7-8 meses	Introdução da segunda refeição (papa principal).
9-11 meses	Gradativamente, passar a consistência das refeições para mais próxima da refeição da família.
12 meses	A refeição da criança coincide com a da família, desde que de maneira saudável.

Baby led weaning (BLW) ou desmame guiado pelo bebê

Idealizado pela britânica Gill Rapley, a abordagem BLW defende a oferta de alimentos complementares em pedaços, tiras ou bastões, não incluindo a alimentação com a colher e nenhum método de adaptação de consistência, como amassar, triturar ou desfiar. Tem como objetivo encorajar os pais a confiarem na capacidade nata que o lactente possui de autoalimentar-se.[15] Os tópicos defendidos pelo BLW são:

- Continuidade do leite materno ou fórmula infantil.
- Posicionamento do lactente sempre sentado para alimentar-se.
- Permissão para que o lactente se suje e interaja com os alimentos durante as refeições.
- Oferta variada de alimentos, evitando a monotonia.
- Interação com o lactente quando ele estiver comendo junto, durante as refeições.
- Dar o tempo necessário para a refeição, sem pressionar.

É importante que, para a aplicação desse método, a criança já tenha domínio de sua atividade motora de sentar e sustentar cabeça e tronco, e ter os movimentos de pinça com as mãos.[1]

Nesse período de introdução de novos alimentos, há uma grande preocupação em relação aos possíveis engasgos. A criança com reflexos sensório-motores bem desenvolvidos apresenta o *gag reflex*, um reflexo frequente quando ainda está se habituando aos alimentos sólidos, mas o bebê não fica com a passagem de ar obstruída. O bebê pode se atrapalhar às vezes, os olhos enchem de lágrimas por alguns instantes, porém ele mesmo conseguirá manejar o alimento para fora da boca e desengasgar de forma rápida. Por isso, é imprescindível que, durante toda a aplicação do método, os pais ou cuidadores estejam bem alertas, auxiliando o bebê no que for necessário, porém sem segurar o alimento ou limitar sua autonomia.[1]

Baby-led introduction to solids (BLISS) ou introdução aos sólidos guiada pelo bebê

É uma adaptação do BLW, criada em função dos grandes questionamentos dos pais e profissionais da saúde em relação ao risco de engasgo e de baixa oferta de ferro e calorias.[1,15]

Nesse método, os pais ou cuidadores são orientados a:

- Oferecer alimentos cortados em pedaços grandes, a ponto de o lactente conseguir pegar sozinho.
- Garantir a oferta de um alimento rico em ferro em cada refeição.
- Oferecer um alimento rico em calorias em cada refeição.
- Ofertar alimentos preparados de uma forma que diminua o risco de engasgo e evitar os alimentos listados como alto risco de aspiração.
- Experimentar sempre o alimento antes de oferecer ao lactente.
- Evitar alimentos redondos ou em formato de moedas.
- Garantir sempre que o lactente esteja na posição correta: sentado, ereto, e sob supervisão de um adulto.

O método BLISS apresenta orientações semelhantes ao BLW, e não há evidências de que o método tradicional com colher estimule menos a criança, contanto que sejam seguidas as orientações preconizadas pelas entidades de saúde.[15]

É importante ressaltar que não há evidências suficientes de que o BLW ou o BLISS sejam as únicas formas corretas de introdução alimentar. Limitar um processo complexo a uma única abordagem pode não ser possível para muitas famílias.[15] O departamento de Nutrologia da SBP reconhece que o lactente pode receber os alimentos amassados oferecidos na colher, mas também deve experimentar com as mãos, explorando as diferentes texturas dos alimentos como parte natural do seu aprendizado sensório-motor e estimulando assim a interação com a comida, evoluindo de acordo com seu tempo de desenvolvimento.[5]

GUIA ALIMENTAR PARA CRIANÇAS BRASILEIRAS MENORES DE DOIS ANOS

Trata-se de um documento oficial do Ministério da Saúde que traz recomendações nutricionais para crianças de até 2 anos de idade, com a finalidade de promover a saúde, o crescimento e o desenvolvimento adequado. Além disso, é um material de apoio às famílias para o cuidado cotidiano, e de apoio para profissionais da saúde que promovem ações educacionais sobre alimentação.[8]

Atua como instrumento orientador de políticas, programas e ações que visam apoiar, proteger e promover a saúde e a segurança alimentar e nutricional das crianças brasileiras. Para tanto, contém 12 orientações resumidas sobre amamentação e alimentação adequada para essa faixa etária e dicas para toda a família:[8]

1. Amamentar até os dois anos ou mais, oferecendo somente o leite materno até seis meses.
2. Oferecer alimentos *in natura* ou minimamente processados, além do leite materno, a partir dos seis meses.
3. Oferecer água própria para o consumo à criança em vez de sucos, refrigerantes e outras bebidas açucaradas.
4. Oferecer a comida amassada quando a criança começar a comer outros alimentos além do leite materno.
5. Não oferecer açúcar nem preparações ou produtos que contenham açúcar à criança até dois anos de idade.
6. Não oferecer alimentos ultraprocessados à criança.
7. Cozinhar a mesma comida para a criança e a família.
8. Zelar para que a hora da alimentação da criança seja um momento de experiências positivas, aprendizado e afeto junto da família.
9. Prestar atenção aos sinais de fome e saciedade da criança e conversar com ela durante a refeição.
10. Cuidar da higiene em todas as etapas da alimentação da criança e da família.
11. Oferecer à criança alimentação adequada e saudável também fora de casa.
12. Proteger a criança da publicidade de alimentos.

PRÉ-ESCOLAR

Nessa fase, a criança apresenta uma desaceleração do crescimento quando comparada aos primeiros dois anos de vida, ganha aproximadamente 2-3 kg por ano e cresce em média 5-7 cm. Apesar de essa desaceleração ser fisiológica, o crescimento e o desenvolvimento devem ser monitorados para garantir os padrões esperados.[5,12]

Consequentemente, as necessidades nutricionais e o apetite diminuem, o que gera grande preocupação entre os familiares, acarretando diagnósticos errôneos e uso desnecessário de estimulantes de apetite e suplementos alimentares. A aceitação alimentar está em constante mudança e depende de diversos fatores, como clima, sono e saciedade individual.[5,12]

É um momento de transição, e a oscilação da aceitação alimentar tende a ser passageira. Os familiares devem reagir com naturalidade, pois medidas mais rígidas podem ser fatores desencadeantes de sérios distúrbios alimentares no futuro.[5,12]

A apresentação de diferentes texturas, aromas e sabores é importantíssima. Geralmente o consumo dos alimentos com as mãos pode ajudar no reconhecimento destes, apesar de aos dois anos de idade a criança já conseguir comer sozinha e utilizando talheres.[5,12]

É fundamental variar os alimentos ou oferecê-los em diferentes preparações, para que aos poucos a criança se habitue e aumente gradativamente a aceitação, contribuindo assim para a redução da neofobia.[5,12]

A neofobia é um distúrbio alimentar comum em crianças em idade pré-escolar. Trata-se da recusa em aceitar novos alimentos, quando a criança tem receio de provar e consumir novos alimentos.

Sua causa ainda não foi determinada, porem vários fatores contribuem para seu aparecimento. Esses fatores englobam condições genéticas, personalidade, método de introdução alimentar e atitude dos pais em relação aos alimentos.[16]

Pode acarretar vários problemas à saúde, tanto psicologicamente quanto nutricionalmente, pois em geral os alimentos recusados são verduras e legumes, que concentram a maior parte dos nutrientes necessários para o crescimento e desenvolvimento da criança.[16]

Na fase pré-escolar o esquema alimentar pode ser dividido em oito refeições, com três refeições principais (café da manhã, almoço e jantar) e 4-5 pequenos lanches intermediários, todos com tempo estabelecido e intervalos entre cada um. Caso a criança não aceite bem uma refeição, só deve ser oferecido outro alimento na próxima.[5,12]

Deve-se levar em consideração que o apetite da criança oscila bastante. A aceitação das refeições vai depender do ambiente em que é ofertada, da quantidade de estímulo externo e do tamanho das porções. Refeições feitas em família, se possível à mesa e com a televisão, celulares e *tablets* desligados, favorecem a concentração no alimento a ser consumido.[5,12]

A criança nessa fase tem mecanismos internos para a percepção da saciedade. Os pais devem respeitar essa condição, assim como a recusa insistente de determinado alimento. Este deve ser substituído por outro alimento com os mesmos nutrientes ou oferecido em outras preparações.[5,12]

Para despertar o interesse, a alimentação deve ser lúdica e com a participação ativa da criança na hora do preparo, assim ela poderá ter acesso a novas texturas e sabores, garantindo o consumo adequado de todos os grupos alimentares e evitando a deficiência de ferro, cálcio, zinco e vitaminas, muito comum nessa fase.[5,12]

A preferência por alimentos de sabor doce é bastante visível, porém o consumo de açúcar não deve ultrapassar 25 g por dia. Deve-se incentivar o consumo de frutas, evitar a oferta de refrigerantes e o consumo de sucos deve ser limitado, não ultrapassando a quantidade máxima de 120 mL por dia para crianças de 1-3 anos e 175 mL para crianças de 4-6 anos. De igual forma, o consumo de balas e doces deve ser limitado, porém a proibição destes pode levar a maior interesse e possível compulsão no futuro.[5,12] O consumo de sal deve ser limitado a 2 g por dia, evitando-se a oferta de salgadinhos, embutidos, macarrão instantâneo, temperos e molhos industrializados. A qualidade da gordura também deve ser levada em consideração, limitando o consumo de gorduras saturadas e trans e dando preferência para as gorduras mono e poli-insaturadas; para isso, é essencial evitar o consumo de frituras e consumir preparações desfiadas, assadas e grelhadas que podem ser aplicadas ao plano alimentar já nessa fase.[5,12]

Compostos lácteos de preferência sem adição de sacarose, com redução de sódio e de gordura saturada, contribuem para minimizar as possíveis carências nutricionais, pois contêm soro do leite e são enriquecidos com vitaminas, minerais e prebióticos.[5]

A alimentação do pré-escolar é pensada para garantir o crescimento e desenvolvimento adequado. É indispensável que seja variada, colorida, em quantidade e qualidade suficiente para atender às demandas nutricionais, proporcionando bons hábitos alimentares ao longo da vida.[5,12]

ESCOLAR

Engloba a idade de 7-10 anos, quando a criança apresenta ganho de peso maior se comparada aos pré-escolares, preparando seu corpo para o estirão da adolescência. Em contrapartida, tem maior gasto devido à possibilidade de praticar esportes e atividades de lazer.[5,12]

Nessa fase há um grande desenvolvimento cognitivo, emocional e social, tanto com seus familiares quanto com os amigos na escola. A formação de novos hábitos é bem evidente, a criança já utiliza bem os talheres e pode participar das tarefas que envolvem o preparo das refeições.[5,12]

Os dentes permanentes começam a crescer e os cuidados com a saúde bucal tornam-se essenciais. A alimentação deve ser adaptada a esse período. Nessa idade a prática de atividade física deve ser estimulada, evitando o sedentarismo, que pode levar a doenças crônicas como a obesidade.[5]

As crianças estão mais suscetíveis a transtornos alimentares, há grande influência na mídia com informações errôneas e padrão estético irreal. Estão em constante exposição a comerciais de alimentos ricos em gorduras, sal e açúcar, o que pode influenciar negativamente na formação do hábito alimentar.[5,12]

Geralmente passam bastante tempo na escola, e a merenda escolar tem papel fundamental na inclusão de novos hábitos alimentares. Na escola, a criança pode aprender sobre os nutrientes e sua função no organismo e também sobre os riscos do desequilíbrio destes, fazendo com que melhore suas escolhas.[5,17]

Os cardápios devem ser elaborados por profissionais qualificados, priorizando a utilização de gêneros alimentícios básicos, a sustentabilidade e a sazonalidade, respeitando hábitos culturais da localidade e atendendo no mínimo 30% das necessidades nutricionais diárias, quando ofertadas em duas refeições, estipuladas para alunos matriculados na educação básica.[17]

A alimentação deve ser pensada para contribuir com o crescimento e o desenvolvimento dos alunos e com a melhoria do rendimento escolar de acordo com a faixa etária e seu estado de saúde, incluindo os que necessitam de atenção específica.[17]

O planejamento alimentar deve respeitar os hábitos da família e características culturais e regionais, dividido em 5 refeições diárias, sendo 3 principais (café da manhã, almoço e jantar) e 2 lanches intermediários, em quantidade suficiente para atender às necessidades nutricionais e garantir o crescimento e desenvolvimento adequados para essa fase.[5,12]

Incluir alimentos variados, contemplando todos os grupos alimentares, preferencialmente verduras, legumes e frutas cerca de 3-5 porções diárias. O consumo de sucos não deve ultrapassar 250 mL por dia. Deve-se evitar o consumo de refrigerantes, bebidas açucaradas, balas, doces e carboidratos simples, que não deve ultrapassar 25% do valor energético total, priorizando o consumo de carboidratos complexos, que devem ser ingeridos em quantidades que atinjam 50-55% do valor energético total.[5,12]

A ingestão de gordura atinge 30% do valor energético total. O consumo de gordura trans não pode ultrapassar 2%, e o de mono e poli-insaturada fica em torno de 10% cada. Estimular a introdução de peixes marinhos pelo menos 2 vezes na semana.[5,12]

A formação da massa óssea é garantida por meio do consumo adequado de cálcio proporcionado pela ingestão de aproximadamente 600 mL por dia de leite e derivados. A ingestão de alimentos fontes de ferro, como carnes em geral, feijão e vegetais verdes-escuros, associados a frutas cítricas, deve ser estimulada, pois a deficiência desse nutriente é muito comum nessa faixa etária, especialmente quando as refeições são substituídas por lanches e produtos lácteos.[5,12]

Recomenda-se evitar o consumo de salgadinhos, embutidos, enlatados, molhos e temperos industrializados, reduzindo assim a ingestão de sal, que não deve ultrapassar 5 g por dia visando à prevenção de doenças cardiovasculares.

A definição do padrão alimentar nessa fase depende em grande parte dos hábitos da família. A educação nutricional deve se estender a estes também, incentivando práticas saudáveis e mudanças no estilo de vida.[5,12]

ADOLESCÊNCIA

Segundo a OMS, a adolescência é o estágio da vida que se inicia aos dez anos de idade e se prolonga até os dezenove.

Um período de diversas mudanças e intenso desenvolvimento não apenas biológico, como também social, mental e emocional, que caracteriza a transição da infância para a vida adulta.[1,5]

O amadurecimento psicológico caracteriza-se por ser uma fase de distanciamento progressivo dos pais, aquisição de responsabilidades e independência.[18]

O adolescente busca ser parte integrante de um grupo de amigos com determinadas características comportamentais, sendo influenciado principalmente pela mídia e pelo macroambiente em que está inserido.[18]

As necessidades nutricionais nessa fase são influenciadas simultaneamente pelos eventos da puberdade e pelo estirão do crescimento. Nesse contexto, observa-se que a escolha de hábitos alimentares saudáveis intervém diretamente sobre o adequado desenvolvimento biológico e é afetada pelo grupo em que esse adolescente está inserido, evidenciando a vulnerabilidade desses indivíduos considerando que o estilo de vida e padrão alimentar são altamente influenciados pelo ambiente.[5,18]

A SBP indica em seu manual 5 fatores diretamente relacionados ao equilíbrio nutricional para essa fase:

- Início das mudanças pubertárias.
- Aceleração do crescimento longitudinal.
- Aumento da massa corporal.
- Modificação da composição corporal.
- Variações individuais da atividade física.

Por estarem englobados na pediatria, os adolescentes são avaliados por meio das curvas de crescimento da OMS por constituir o melhor instrumento técnico para avaliar, medir e acompanhar o crescimento até 19 anos de idade, independentemente dos fatores ambientais, socioeconômicos, étnicos e o padrão alimentar.[5,18]

É importante considerar, nessa faixa etária, a caracterização do estadiamento da puberdade de Marshall e Tanner (Anexo). Para meninos, considerar o crescimento testicular, e, para meninas, o desenvolvimento das mamas. Na adolescência, há a retomada da velocidade do crescimento, com aceleração e desaceleração, atingindo um pico de velocidade de 9-10 cm/ano. Nessa fase, adquire-se cerca de 25% de sua estatura final e 50% de sua massa corporal, indicando também mudanças na composição corporal (aumento de gordura corporal nas meninas e aumento da massa muscular nos meninos).[18]

A SBP recomenda uma dieta variada, que inclua todos os grupos alimentares, evitando-se o consumo de refrigerantes, balas e outras guloseimas.[5,18]

Em 2015, a OMS passou a recomendar que a ingestão de açúcares simples fosse idealmente de 5% do valor energético total. A quantidade de sucos naturais, quando oferecidos, não deve ultrapassar o limite de 240 mL/dia.[5,18]

O consumo de gorduras saturadas deve ser de 25-30% do valor energético total: < 2% de gorduras *trans* (para profilaxia de aterosclerose na vida adulta), 10% de monoinsaturadas, < 300 mg de colesterol e 10% de poli-insaturadas (n-6:n-3; 5 a 10:1). Estimular o consumo de peixes marinhos 2 vezes por semana.[5,18]

Nessa fase de transição para a vida adulta é importante que a ingestão de sal seja controlada (< 5 g/dia) para prevenção de hipertensão arterial.[5,18]

Para garantir a formação adequada de massa óssea e consequentemente prevenir a osteoporose na vida adulta é necessário manter o consumo de cálcio apropriado (cerca de 600 mL/dia).[5,18]

O aconselhamento dietético para o adolescente e a família é fundamental para alertar sobre a importância de ler e interpretar corretamente o rótulo dos alimentos industrializados e, assim, evitar seu consumo excessivo, além de alertar quanto à presença de fatores de risco de distúrbios nutricionais: fumo, poucas horas de sono, ingestão de álcool e energéticos. Incentivar a redução do consumo de refrigerantes e sucos artificiais e estimular a prática de atividade física, contribuindo assim para mudanças no estilo de vida e auxiliando na construção de hábitos saudáveis ao longo da vida adulta.[7,18]

Por se tratar de uma fase em que o adolescente começa a ter mais autonomia, podendo fazer suas próprias escolhas e muitas vezes fazendo refeições sem a presença dos pais, é importante que se tenha construído hábitos alimentares saudáveis na infância, para que, na adolescência, sejam consolidados, auxiliando na prevenção de doenças e proporcionando maior qualidade de vida e desenvolvimento adequado.[19]

CONSIDERAÇÕES FINAIS

A nutrição adequada na infância e adolescência é fundamental para atender às necessidades nutricionais nas diferentes fases de crescimento e desenvolvimento. Essas fases da vida são propícias para intervenções que, quando aplicadas corretamente, contribuem para a prevenção de problemas de saúde na vida adulta.

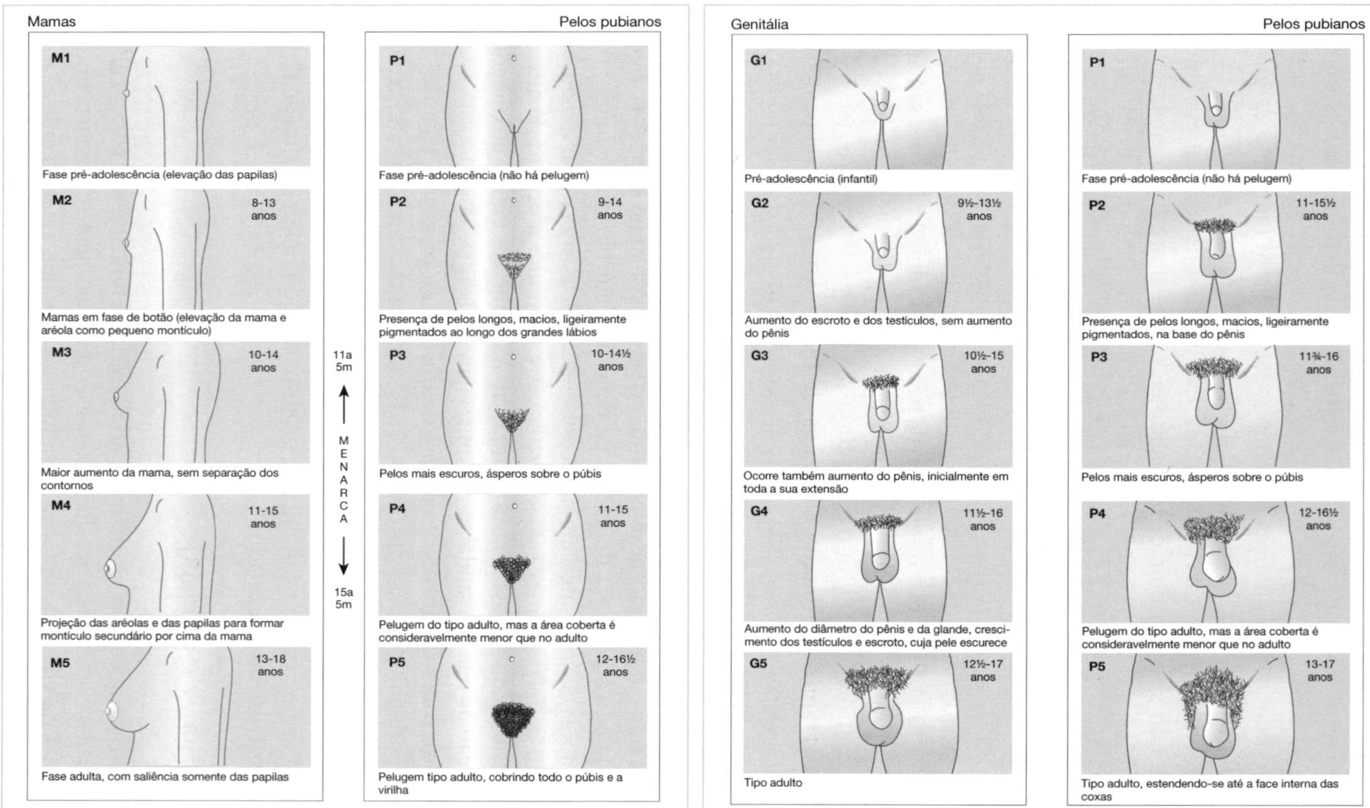

ANEXO Desenvolvimento puberal feminino e masculino. Critérios de Tanner.

REFERÊNCIAS BIBLIOGRÁFICAS

1. Galego DS. Nutrição do recém-nascido e do lactente. In: Rossi L, Poltronieri F. (org.). Tratado de nutrição e dietoterapia. Rio de Janeiro: Guanabara Koogan; 2019. p. 455-64
2. Beluska-Turkan K, Korczak R, Hartell B, Moskal K, Maukonen J, Alexander DE, et al. Nutritional gaps and supplementation in the first 1000 days. Nutrients. 2019;11(12):2891.
3. Cunha AJA, Leite AJM, Almeida IS. Atuação do pediatra nos primeiros mil dias da criança: a busca pela nutrição e desenvolvimento saudáveis. J Pediatr. 2015;91(6):S44-S51.
4. Silva MA, Soares MM, Fonseca PCA, Vieira AS, Carvalho CA, Amaral RM, et al. Relação entre os tipos de aleitamento materno e o consumo de vitamina A e ferro em crianças de 6 a 12 meses. Cienc Saúde Coletiva. 2019;24(11):4009-18.
5. Sociedade Brasileira de Pediatria - Departamento de Nutrologia. Manual de alimentação: orientações para alimentação do lactente e do adolescente, na escola, na gestante, na prevenção de doenças e segurança alimentar. 4 ed. São Paulo: SBP; 2018. 172p.
6. Amaral AS, Bielemann RM, Del-Ponte B, Valle NCJ, Costa CS, Oliveira MS, et al. Intenção de amamentar, duração do aleitamento materno e motivos para o desmame: um estudo de coorte, Pelotas, RS. 2014. Epidemiol Serv Saude. 2020;29(1):e2019219.
7. Passos LS, Kroll C, Borges L, Rocha EDM, Schultz LF. Acompanhamento dos atendimentos de puérperas e recém-nascidos em um banco de leite humano. Esc Anna Nery. 2020;24(2).
8. Brasil. Ministério da Saúde. Secretaria de Atenção Primária à Saúde. Departamento de Promoção de Saúde. Guia alimentar para crianças brasileiras menores de 2 anos. Brasília: Ministério da Saúde; 2019. 265p.
9. Leite AGZ, Tonon KM, Araújo LA, Moretzohn MAA, Feferbaum R, Pachi PR, et al. Dinâmica de composição do leite humano e suas implicações clínicas. São Paulo: ILSI Brasil - International Life Sciences Institute do Brasil; 2018.
10. Silva L. Determinantes maternos associados à composição nutricional do leite materno. [Dissertação]. Rio de Janeiro: Instituto Nacional de Saúde da Mulher, da Criança e do Adolescente Fernandes Figueira; 2018.
11. Novak FR, Almeida JAG, Vieira GO, Borba LM. Colostro humano: fonte natural de probióticos? J Pediatr. 2001;77(4):265-70.
12. Campos Jr D, Burns DAR, Lopez FA, Silva LR, Borges WG. Tratado de pediatria: Sociedade Brasileira de Pediatria. 4 ed. Barueri: Manole; 2017.
13. Brasil. Ministério da Saúde. Secretaria de Atenção à Saúde. Departamento de Atenção Básica. Saúde da criança: aleitamento materno e alimentação complementar. 2 ed. Brasilia: Ministério da Saúde; 2015. 184 p.
14. Lima ATA, Lima CLS, Barboza AAA, Lima VS, Viana KKG, Lira SM. Influence of early food introduction on the development of childhood obesity: a literature review. Res Soc Development. 2020;9(8):e56984925.
15. Sociedade Brasileira de Pediatria. Guia prático de atualização: a alimentação complementar e o método BLW (baby-led weaning). Rio de Janeiro: SBP. Departamento Científico de Nutrologia; 2017.
16. Koboś P, Januszewicz A. Food neophobia in children. Neofobia żywieniowa u dzieci. Pediatr Endocrinol Diabetes Metab. 2019;25(3):150-4.
17. Brasil. Ministério da Saúde. Resolução CD FNDE n. 26, de 17 de junho de 2013. Brasília: Ministério da Saúde; 2013.
18. Neri LCL. Nutrição na adolescência. In: Rossi L, Poltroniere F. (org.). Tratado de nutrição e dietoterapia. Rio de Janeiro: Guanabara Koogan; 2019. p. 477-81.
19. Reedy J, Krebs-Smith S. Dietary sources of energy, solid fats, and added sugars among children and adolescents in the Unites States. J AM Diet Assoc. 2010;110(10):1477-84.

CAPÍTULO 3

Obesidade e síndrome metabólica na criança e no adolescente

Tatiane Aparecida Fernandes Lima
Monica Venturineli Ferreira

INTRODUÇÃO

A obesidade na criança e no adolescente tem origem multifatorial,[1] sendo resultante da associação de diversos fatores genéticos e ambientais, como a ingestão de alimentos com alta densidade calórica e o estilo de vida sedentário. Sua origem pode estar associada, inclusive, aos hábitos alimentares e de vida da mãe durante o período gestacional.[2] Ela representa um grave problema de saúde pública no Brasil e no mundo. Sua incidência aumenta a cada década, sendo necessárias políticas de intervenção nutricional preventivas.[3,4]

No Brasil, tanto o excesso de peso quanto a obesidade têm sido registrados cada dia mais cedo, independentemente de classe econômica, sendo mais prevalente na área urbana.[5] No mundo, a obesidade infantil aumentou de menos de 1%, em 1975, para 5,6% em meninas e 7,8% em meninos, em 2016.[4] No Brasil, segundo o Instituto Brasileiro de Geografia e Estatística (IBGE), 51,4% dos meninos e 43,8% das meninas com idade entre 5 e 9 anos apresentavam sobrepeso ou obesidade entre 2008 e 2009.[4,6]

A obesidade infantil representa um fator muito importante para o desenvolvimento da síndrome metabólica. Crianças e adolescentes com sobrepeso e obesidade estão mais propensos, na fase adulta, a desenvolverem excesso de peso e complicações de saúde como hipercolesterolemia, diabetes do tipo 2 e hipertensão arterial.[7,8]

Aproximadamente 50% dos adolescentes com excesso de peso permanecem nesse estado nutricional quando adultos, além de apresentarem risco 2 vezes maior para doenças coronarianas.[9]

O consumo de alimentos ultraprocessados e densamente calóricos vem crescendo rapidamente nas últimas décadas. Cada vez mais cedo as crianças passam a consumir refrigerantes, sucos artificiais, biscoitos, bolos, salgadinhos de pacote e balas. Muitas vezes essa oferta acontece antes mesmo dos 2 anos de idade.[5]

O baixo consumo de frutas, verduras e legumes também colabora para o desenvolvimento da obesidade.[10]

O cuidado e a prevenção da obesidade devem ser prioridade. Quando passamos a compreender que a obesidade é um problema crescente mundial, com grande importância no Brasil, percebemos que o método mais eficiente de combatê-la é atuando na infância e na adolescência, promovendo mudanças no estilo de vida e melhorando os hábitos alimentares nessa população.

SÍNDROME METABÓLICA

A síndrome metabólica pode ser definida como um conjunto de alterações que incluem obesidade, dislipidemia, hiperglicemia, resistência à insulina e hipertensão arterial.[11] A primeira definição foi publicada por Kylin, em 1920, que a considerou uma tríade (hipertensão arterial, hiperglicemia e gota – a obesidade ainda não estava incluída). Em 1988 foi modificada, sendo renomeada como síndrome X por Reaven. Já em 1989, Kaplan passou a denominá-la "quarteto mortal". Hoje conhecemos como síndrome metabólica ou síndrome de resistência insulínica.[12]

Para a criança, não há uma definição oficial de síndrome metabólica, sendo muitas vezes adaptados os critérios para adultos da Organização Mundial da Saúde (OMS), National Cholesterol Education Program – Adult Treatment Panel III (NCEP-ATPIII) e International Diabetes Federation (IDF), o que se torna complicado devido ao fato de os valores de normalidade necessitarem de adequações para a faixa etária.[13]

Percebe-se, então, que essa definição na infância e adolescência é bastante complexa, já que valores referentes a pressão arterial, perfil lipídico e valores antropométricos variam de acordo com a idade, sendo necessários pontos de corte para essas faixas etárias.[12]

No Brasil, o Departamento de Nutrologia da Sociedade Brasileira de Pediatria utiliza o critério proposto pela Federação Internacional de Diabetes definido em 2007.[9]

A IDF definiu critérios de síndrome metabólica para crianças e adolescentes dividindo-os em 3 faixas etárias: 6 a < 10 anos, 10 a < 16 anos e > 16 anos. Abaixo de 10 anos de idade não é realizado o diagnóstico, sendo a criança encorajada a modificar seus hábitos alimentares e perder peso. Acima dos 10 anos, esse diagnóstico já se torna possível, associado a dois ou mais critérios clínicos (Tabela 1).[12,14-16]

TABELA 1 Classificação da síndrome metabólica em crianças

Critérios/ componentes	6-10 anos	10-16 anos	> 16 anos
Definição de adiposidade	CA ≥ percentil 90	CA ≥ percentil 90	CA ≥ 90 cm (meninos) ou ≥ 80 cm (meninas)
Metabolismo glicêmico	Sem valores definidos para diagnóstico de SM	Glicemia de jejum ≥ 100 mg/dL	Glicemia de jejum ≥ 100 mg/dL
Dislipidemia	Sem valores definidos para diagnóstico de SM	Triglicerídeos ≥ 110 mg/dL ou HDL ≥ 40 mg/dL ou em uso de hipolipemiante	Triglicerídeos ≥ 110 mg/dL ou HDL ≥ 40 mg/dL (homens) ou HDL ≥ 50 mg/dL (meninas) ou em uso de hipolipemiante
Hipertensão arterial	Sem valores definidos para diagnóstico de SM	PA ≥ 130 ou 85 mmHg ou em uso de anti-hipertensivo	PA ≥ 130 ou 85 mmHg ou em uso de anti-hipertensivo

CA: circunferência abdominal; PA: pressão arterial; SM: síndrome metabólica.
Fonte: adaptado de DeBoer,[14] Zimmet et al.[16]

Para adolescentes acima de dezesseis anos propõe-se utilizar os mesmos critérios de adultos.[15]

Independentemente do critério adotado para o diagnóstico da síndrome metabólica nesse público, a redução de peso, o controle da pressão arterial, das dislipidemias e da hiperglicemia devem ser prioridades (Tabela 2).

TABELA 2 Proposta modificada da American Heart Association e do National Heart, Lung and Blood Institute para o tratamento da síndrome metabólica

Situação	Objetivos
Obesidade abdominal	Reduzir o peso corporal em 7-10%. Tentar alcançar o IMC < 25 kg/m².
Sedentarismo/estilo de vida	Mínimo de 30 minutos de exercício moderado/intenso, 5 vezes por semana.
Dieta hipolipemiante	Diminuir gordura saturada, gordura *trans* e colesterol.
HAS	Reduzir a pressão arterial para percentil < 90, de acordo com idade e gênero.
Hiperglicemia	Diminuir peso e aumentar atividade física. DM2: manter hemoglobina glicada < 7%.
Estado pró-trombótico	AAS em baixas doses para pacientes de alto risco.

AAS: ácido acetilsalicílico; DM2: *diabetes mellitus* tipo 2.
Fonte: Campanholi et al.[15]

DIAGNÓSTICO NUTRICIONAL

Tanto na infância quanto na adolescência, a alimentação se desenvolve de maneira diferente, sendo influenciada por fatores como desenvolvimento físico, emocional, cognitivo e social.

Para o diagnóstico nutricional devemos realizar a anamnese e o exame físico (peso, altura, circunferência abdominal e índice de massa corporal - IMC).[1]

A realização da anamnese na criança e no adolescente com excesso de peso busca compreender o histórico da obesidade, tentativas de tratamento e núcleo familiar em que está envolvido. É importante compreender a história familiar e questionar os antecedentes de saúde.[8]

Dados sobre os antecedentes alimentares também são de grande importância, como tempo de aleitamento materno e introdução alimentar. O hábito alimentar pode ser obtido por meio do registro de um dia alimentar habitual e/ou pelo recordatório de 24 horas, além da frequência de consumo dos alimentos com maior densidade energética. Outro dado muito importante a ser investigado é sobre como as refeições dessa criança/adolescente são realizadas: local, intervalos, tempo gasto, presença de líquido durante as refeições, mastigação, existência ou não de repetições, além da frequência de consumo dos alimentos com maior densidade energética.[15]

Para a avaliação antropométrica devemos utilizar medidas de peso, estatura e circunferência abdominal (CA). O peso pode ser obtido por meio de balança com os pés descalços e com roupas leves, posicionados no centro da balança, no plano vertical.[8,17]

A estatura deve ser aferida em posição ereta, pés descalços e unidos em paralelo, braços estendidos ao longo do corpo, cabeça erguida olhando para um ponto fixo na altura dos olhos.[8,17]

Para a avaliação da circunferência abdominal deve-se localizar, inicialmente, o ponto médio entre a última costela fixa (décima) e a borda superior da crista ilíaca, local onde a fita inextensível graduada em milímetros será colocada.[15]

Para a classificação do estado nutricional das crianças e dos adolescentes devemos utilizar como referência as curvas propostas pela Organização Mundial de Saúde (OMS) em 2006 e 2007. Os valores do IMC estão distribuídos em percentis e escores z, segundo sexo e idade (0-19 anos) (Tabela 3).[8,18]

Com relação à circunferência da cintura, para verificar a presença ou ausência de risco, devemos utilizar os pontos de corte de Freedman et al.,[19] considerando aumentado se o percentil estiver > 90. A relação circunferência abdominal/estatura (CA/E) é considerada adequada quando seu valor é menor ou igual a 0,5, sendo considerada, quando alterada, risco de adiposidade central.[8]

TABELA 3 Classificação do estado nutricional de acordo com IMC/idade por percentil e escore z, segundo a Organização Mundial da Saúde

Percentil	Escore-z	0-5 anos incompletos	5-20 anos incompletos
> 85 e ≤ 97	> +1 e ≤ +2	Risco sobrepeso	Sobrepeso
> 97 e ≤ 99,9	> +2 e ≤ +3	Sobrepeso	Obesidade
> 99,9	> +3	Obesidade	Obesidade grave

IMC: índice de massa corporal.
Fonte: Onis M.[20]

MANEJO NUTRICIONAL

A família representa um fator importante no manejo da obesidade infantil, sendo que os pais devem ser os primeiros educadores nutricionais.[21] Quando a criança/adolescente recebe apoio e estímulo, há mais facilidade na consolidação de novos hábitos alimentares. O exemplo e a participação dos pais e irmãos nesse processo de mudança é de grande importância.[8,22-24] Inclusive, a educação nutricional dos pais de crianças menores de 11 anos mostrou-se tão eficaz quanto o tratamento conjunto.[25]

A conduta nutricional para obesidade deve se basear na reeducação alimentar, estimulando hábitos saudáveis e incentivando uma alimentação equilibrada, bem como apoiando as mudanças no estilo de vida e de melhores escolhas, contando sempre com o apoio familiar e de uma equipe multidisciplinar no cuidado.[26]

Para o ajuste dietético, a proporção de macronutrientes deve seguir as recomendações das diretrizes nacionais e internacionais de alimentação saudável, as quais definem que, do total de calorias da dieta, 15% são de proteínas, 50-55% de carboidratos e 30% de lipídios.[27]

As orientações nutricionais devem ser adaptadas à realidade financeira da família, prezando por refeições equilibradas e acessíveis, esclarecendo que o objetivo principal não é a redução de peso, mas sim a mudança de hábitos alimentares com seus benefícios à saúde.[21]

Atuar em abordagens dietéticas que objetivam encorajar as crianças/adolescentes e os familiares a selecionarem grupos alimentares com menor densidade energética e a diminuírem o tamanho das porções são boas estratégias para a perda de peso.[15]

Caso seja necessária a orientação para redução de peso, ela deve ser gradual, com uma redução energética, para a perda em torno de 0,5 kg/semana em adolescentes que já completaram a fase do estirão pubertário. Para as crianças e os adolescentes que ainda estão em fase de crescimento, devemos orientar a redução de 108 kcal/dia, levando a uma redução de peso de aproximadamente 15 g/dia ou 450 g/mês.[15]

As dietas restritivas não apresentam benefícios se comparadas às hipocalóricas, além de possuírem baixa adesão.[28]

De acordo com a idade do paciente, a gravidade do excesso de peso e a presença de morbidades associadas, é possível estabelecer uma meta de tratamento. O *Manual de orientação da obesidade na infância e adolescência*, da Sociedade Brasileira de Pediatria,[15] traz a sugestão apresentada na Figura 1.

Os estudos demonstram uma piora na qualidade de vida de crianças e jovens obesos quando comparados a seus colegas eutróficos. Isso acontece devido à situação clínica e à aceleração do estabelecimento de doenças crônicas nessa população.[29]

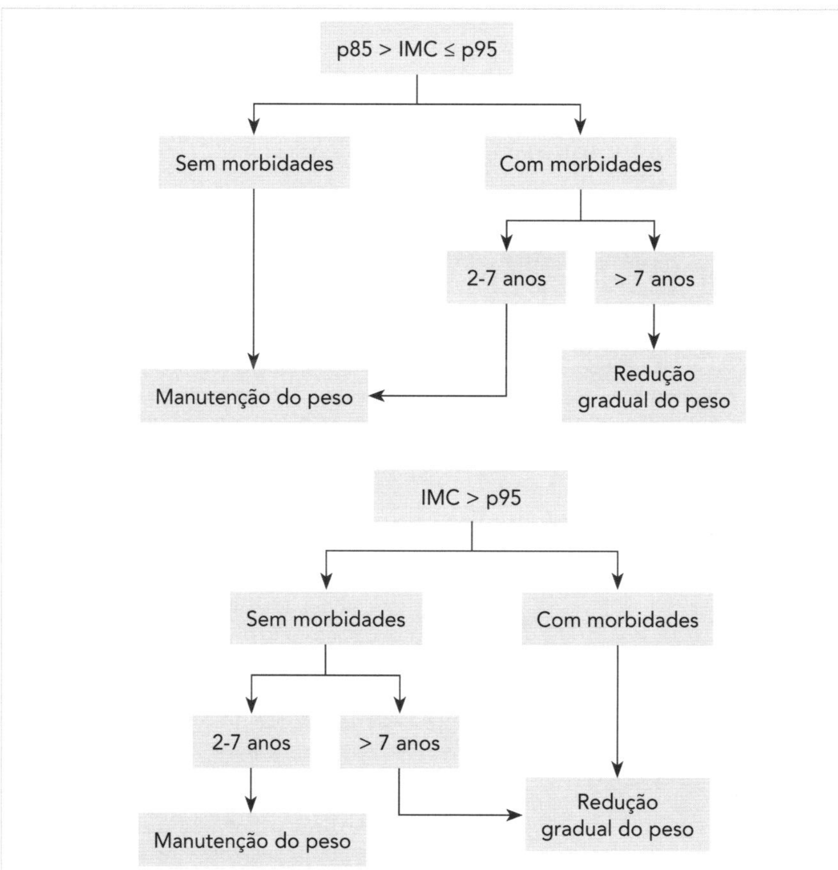

FIGURA 1 Fluxograma de meta de tratamento na obesidade infantil, segundo a Sociedade Brasileira de Pediatria.
Fonte: Campanholi e Weffort.[15]

Uso de eletrônicos e atividade física

Crianças e adolescentes que permanecem 2 ou mais horas em frente à televisão possuem 50% mais risco de obesidade. Quando incluímos a prática regular de atividade física, o risco de mortalidade é reduzido em cerca de 25%.[8]

Crianças e adolescentes devem ser encorajados por pais e educadores a manter uma prática regular de atividade física, associada a uma alimentação saudável. Essa associação contribui para um aumento do gasto energético diário, melhora do desempenho cognitivo, manutenção da saúde mental e prevenção de inúmeras doenças, como *diabetes mellitus* tipo 2, dislipidemias e câncer.

Recomenda-se para o manejo da obesidade o mínimo de 60 minutos diários de atividade física vigorosa por semana.[8,15,30]

Alguns estudos relatam que a prática de atividade física na infância e na adolescência pode influenciar hábitos saudáveis na vida adulta. Órgãos e instituições internacionais têm apresentado recomendações sobre a quantidade e a qualidade da atividade física para crianças e adolescentes.[15]

TABELA 4 Recomendações das instituições ligadas às atividades esportivas

Organização	Título da recomendação	Faixa etária	Recomendações para quantidade e qualidade de atividade física
British Heart Foundation (2011)	*British Heart Foundation's active school resource pack for primary schools*	5-12 anos	Mínimo de 60 minutos de atividade moderada todos os dias (exemplos de atividade moderada a intensa – aulas de educação física, caminhada rápida em direção à escola, à natação). Crianças com pouca atividade deverão ter como objetivo participar de, pelo menos, 30 minutos de atividade de intensidade moderada diariamente, e trabalhar gradualmente em direção à meta de 60 minutos. Os 60 minutos de atividade podem ser acumulados ao longo do dia, por exemplo: 2 × 30 minutos; 4 × 15 minutos; 6 × 10 minutos; ou uma combinação destes.
Canadian Society for Exercise Physiology (2011)	*Canadian physical activity guidelines*	5-11 anos	As crianças devem acumular pelo menos 60 minutos de atividade física diária moderada a vigorosa pelo menos 3 dias por semana. Treinamento resistido ou similar pelo menos 3 dias por semana. Encorajar as crianças e adolescentes a irem caminhando ou de bicicleta para a escola.

(*continua*)

TABELA 4 Recomendações das instituições ligadas às atividades esportivas *(continuação)*

Organização	Título da recomendação	Faixa etária	Recomendações para quantidade e qualidade de atividade física
UK physical activity guidelines (2011)	*Physical activity guidelines for children and young people*	5-18 anos	Atividade física de intensidade moderada a vigorosa por pelo menos 60 minutos, e elevar até várias horas todos os dias. Atividades de intensidade vigorosa, incluindo o treinamento resistido ou similar, devem ser incorporadas à rotina, pelo menos 3 dias por semana. Minimizar a quantidade de tempo em atividades sedentárias (TV, computador e *videogame*).
Organização Mundial da Saúde (2010)	*2008 physical activity guidelines for Americans: be active, healthy, and happy!*	6-17 anos	Realizar pelo menos 60 minutos ou mais de atividade física diária de intensidade moderada. Podem-se incluir atividades pelo menos em 3 dias da semana. Incentivar crianças e adolescentes a participarem de atividades físicas agradáveis e apropriadas à sua idade.
Department of Health and Ageing (2004)	*Australia's physical activity recommendations for children and young people*	5-12 anos	60 minutos (e até várias horas) de atividade física moderada a vigorosa todos os dias. Não permanecer mais do que 2 horas/dia em atividades que envolvam meios eletrônicos para entretenimento. Se o seu filho está apenas começando a ficar ativo, iniciar com atividade de intensidade moderada e com duração de 30 minutos por dia – e aumentar progressivamente até atingir 60 minutos ou mais diariamente.
National Association for Sport and Physical Education (2002)	*Active start: physical activity guidelines for children birth to five years*	5-12 anos	Pré-escolares devem acumular pelo menos 60 minutos diários de atividade física estruturada (exercício físico). Indivíduos responsáveis devem estar cientes da importância da atividade física e propiciar/facilitar sua participação em atividades que envolvam movimento.
Sociedade Brasileira de Medicina do Esporte (2000)	*Position statement of the Brazilian Society of Sports Medicine: physical activity and health in children and adolescents*	5-19 anos	Não foram estabelecidos parâmetros de quantidade de atividade física. O documento apenas discorre sobre a importância da atividade física na infância e na adolescência.

Fonte: adaptado da Sociedade Brasileira de Pediatria – Departamento de Nutrologia, 2019

Educação nutricional

A educação nutricional deve produzir informações que sirvam como pontos para auxiliar na tomada de decisões dos indivíduos, ampliando conhecimentos na busca do bem-estar físico e psicológico. A intervenção nutricional, quando realizada em crianças até os 10 anos de idade, mostra maior redução da gravidade da obesidade quando comparada à pessoa em idade adulta.[31]

Uma boa maneira de atuar na educação nutricional é utilizando a pirâmide alimentar (Figura 2), pois ela apresenta fácil compreensão, além de contemplar os conceitos de quantidade, qualidade, harmonia e adequação; deve-se destacar a equivalência quanto às porções, evitando excessos, já que uma porção equivale a meia fruta apenas, por exemplo.[15] Sugere-se um número de porções diárias referente a cada grupo alimentar da pirâmide, além de adequações com relação às faixas etárias e quantidades equivalentes a uma porção de cada alimento, conforme descrito nas Tabelas 5 e 6.

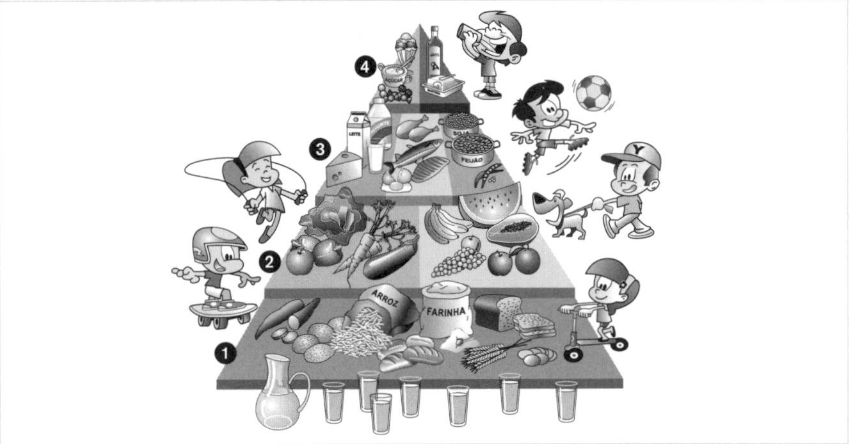

FIGURA 2 Pirâmide alimentar para pediatria retirada do Guia alimentar para a população brasileira, do Ministério da Saúde do Brasil.[15]

TABELA 5 Número de porções diárias, segundo os grupos alimentares da pirâmide

Nível da pirâmide	Grupo alimentar	Número de porções
1	Cereais, pães, tubérculos e raízes	5
2	Verduras e legumes	3
	Frutas	3
3	Leites, queijos e iogurtes	3
	Carnes e ovos	2
	Leguminosas	1
4	Óleos e gorduras	1
	Açúcares e doces	1

TABELA 6 Quantidade equivalente a 1 (uma) porção dos grupos alimentares

Cereais, pães, tubérculos e raízes			
Aipim cozido ou mandioca	4 colheres de sopa (96 g)	Pão francês	1 unidade (50 g)
Arroz branco cozido	4 colheres de sopa (36 g)	Biscoito leite ou salgado	6 unidades (32 g)
Aveia em flocos	4 colheres de sopa (36 g)	Biscoito maisena	8 unidades (40 g)
Batata cozida	2 unidades (176 g)		
Frutas			
Banana-nanica	½ unidade (43 g)	Kiwi	1 unidade (60 g)
Caqui	½ unidade (50 g)	Laranja-lima ou pera	1 unidade (75 g)
Pera	½ unidade (66 g)	Mexerica ou tangerina	4 gomos (80 g)
Maçã	½ unidade (60 g)	Morango	9 unidades (115 g)
Verduras e legumes			
Beterraba crua ou ralada	1 colher de sopa (21 g)	Chuchu cozido	1 colher de sopa (28 g)
Beterraba cozida	2 fatias (15 g)	Abobrinha	1 colher de sopa rasa (35 g).
Cenoura crua	4 fatias (21 g)	Brócolis cozido	2 colheres de sopa (27 g)
Cenoura cozida		Alface	8 folhas (64 g)
Leguminosas			
Feijão cozido	2 colheres de sopa (52 g)	Ervilha cozida	2 colheres de sopa (32 g)
Grão-de-bico cozido	2 colheres de sopa (24 g)	Feijão-branco cozido	
Lentilha ou soja cozida	1 colher de sopa (36 g)		
Carnes e ovos			
Bife bovino grelhado	1 unidade (80 g)	Filé de frango grelhado	1 unidade (66 g)
Omelete simples	1 unidade (50 g)	Sobrecoxa de frango cozida	1 unidade (74 g)
Espetinho de carne	2 unidades (80 g)	Ovo cozido	2 unidades (100 g)
Carne bovina cozida ou assada	1 fatia (52 g)	Carne bovina moída refogada	4 colheres de sopa (60 g)

(*continua*)

TABELA 6 Quantidade equivalente a 1 (uma) porção dos grupos alimentares *(continuação)*

Leite, queijos e iogurte			
Leite	1 xícara de chá (200 mL)	Iogurte de frutas	1 pote (120 g)
Leite em pó	2 colheres de sopa (30 g)	Muçarela	3 fatias (45 g)
Queijo Minas ou prato	2 fatias (50 g)		
Óleos e gorduras			
Azeite de oliva	1 colher de sopa (8 g)	Óleo de soja, canola, milho, girassol	1 colher de sopa (8 g)
Manteiga ou margarina	1 colher de sopa (10 g)		
Açúcares (após 1 ano de idade)			
Açúcar refinado	2 colheres de sopa (28 g)	Doce de leite cremoso	2 colheres de sopa (40 g)
Açúcar mascavo	2 colheres de sopa (28 g)	Geleia	4 colheres de sobremesa (46 g)

ORIENTAÇÕES

Segundo o Departamento de Nutrologia da Sociedade Brasileira de Pediatria, devemos estar atentos às seguintes orientações:

1. Cuidado com a proibição de alimentos: alimentos com alta densidade calórica devem seguir porções preestabelecidas e restritas, não devendo ser proibidos, visando a maior adesão ao tratamento dietoterápico.
2. Estabeleça e organize os horários das refeições e dos lanches: são recomendadas 5-6 refeições diárias com um intervalo de três horas entre elas, evitando jejum prolongado.
3. Oriente a criança e a família a realizarem a refeição em tempo adequado: mastigação suficiente e tempo de alimentação estendido são grandes aliados para uma boa saciedade nas refeições. As refeições devem ser feitas em local tranquilo e sem interferência de eletrônicos.
4. Evite oferecer suco às refeições: as bebidas gasosas carbonatadas ou fosfatadas podem trazer muitos malefícios à saúde e devem ser desestimuladas.
5. Sanduíches são permitidos, desde que preparados com alimentos com baixos teores de gordura e sódio: muitos acreditam que o pão seja o maior vilão, mas nem sempre é assim. Uma boa saída para preparar sanduíches saudáveis é lançar mão de recheios menos gordurosos, como ricota, vegetais folhosos, tomate e queijo *cottage*.
6. Diminua a quantidade de alimentos gordurosos e de frituras: frituras devem ser feitas com menos frequência e substituídas por pratos assados ou grelhados. Deve ser estimulado: adquirir menor quantidade de alimentos ricos em gordura e substituir alimentos mais calóricos por outros que também agradam, mas que contenham menos calorias (p. ex., trocar biscoitos recheados por biscoitos sem recheio); restringir a compra de alimentos pré-prontos e congelados; e, finalmente, não adquirir grandes quantidades de guloseimas para armazená-las em casa.
7. Incentive a criança e o adolescente a elevarem o consumo de frutas, verduras e legumes: a dica é começar com preparações interessantes, que sejam consumidas por toda a família.
8. Combata o sedentarismo: incentive brincadeiras ao ar livre, caminhadas, andar de bicicleta.

TABELA 7 Papel dos pais, profissionais e paciente na abordagem terapêutica na obesidade

Indivíduo	Atitudes
Profissional	Realizar avaliação assertiva e iniciar conduta precoce com o intuito de evitar complicações decorrentes do excesso de peso. Esclarecer sobre riscos do excesso de peso e benefícios de sua normalização. Recomendar mudanças gradativas no estilo de vida e nos hábitos alimentares do paciente e seus familiares. Manejos apropriados às morbidades, se houver.
Pais	Ser exemplo de bons hábitos à criança/adolescente. Não utilizar alimentos como moeda de troca. Manter uma rotina que colabore com bons hábitos comportamentais. Encorajar a criança/adolescente a substituir eletrônicos por atividade física. Garantir a oferta de alimentos saudáveis em detrimento de alimentos densamente calóricos e industrializados.
Paciente	Envolver toda a família no processo de reeducação alimentar. Empenhar-se em fazer o seu melhor. Respeitar seus limites e acreditar em si mesmo. Expor medos, dúvidas e dificuldades. Ser honesto e paciente.

Fonte: adaptado de Kleinman.[28]

CONSIDERAÇÕES FINAIS

A alimentação em casa, na companhia de familiares, deve ser incentivada pelo melhor controle do que se ingere, além de representar um momento de convívio e prazer. A alimentação saudável deve ser estimulada de maneira amigável e por meio do exemplo dos responsáveis pela criança/adolescente.

Sempre deve ser enfatizado que a alimentação saudável trará benefícios a todos, independentemente do estado nutricional e da idade, incluindo a criança/adolescente obeso no mesmo patamar de direitos e deveres que os demais membros da família e da sociedade no qual está inserido.[28]

REFERÊNCIAS BIBLIOGRÁFICAS

1. Rocha NP, Milagres LC, Filgueiras MS, Suhett LG, Silva MA, Albuquerque FM, et al. Associação dos padrões alimentares com excesso de peso e adiposidade corporal em crianças brasileiras: estudo Pase-Brasil. Arq Bras Card. 2019;113(1):52-9.
2. Navarro P, Mehegan J, Murrin CM, Kelleher CC, Phillips CM. Associations between a maternal healthy lifestyle score and adverse offspring birth outcomes and childhood obesity in the Lifeways Cross-Generation Cohort Study. Int J Obes. 2020;1-12.
3. Dias PC, Henriques P, Anjos LAD, Burlandy L. Obesidade e políticas públicas: concepções e estratégias adotadas pelo governo brasileiro. Cad Saúde Pública. 2017;33:e00006016.

4. NCD risk factor collaboration (NCD-RisC). Worldwide trends in body-mass index, underweight, overweight, and obesity from 1975 to 2016: a pooled analyses of 2416 population-based measurement studies in 128.9 million children, adolescentes, and adults. Lancet. 2017;390(10113):2627-42.
5. Henriques P, O'Dwyer G, Dias PC, Barbosa RMS, Burlandy L. Políticas de saúde e de segurança alimentar e nutricional: desafios para o controle da obesidade infantil. Ciên Saúde Coletiva. 2018;23:4143-52.
6. Instituto Brasileiro de Geografia e Estatística (IBGE). Pesquisa de orçamentos familiares 2008-2009: antropometria e estado nutricional de crianças, adolescentes e adultos no Brasil. Rio de Janeiro: IBGE; 2010.
7. Jardim JB, Souza IL. Obesidade infantil no Brasil: uma revisão integrativa. J Management Primary Health Care. 2017;8(1):66-90.
8. Fernandes SP, Conterato EV, Mello ED. Manejo do paciente obeso pediátrico na atenção primária: proposta de uma abordagem terapêutica prática. Revista HCPA. 2012;32(4):461-72.
9. Marcarini M, Mendes KG. Síndrome metabólica e a sua relação com o estado nutricional em adolescentes: variabilidade de critérios diagnósticos. Scientia Medica. 2013;23.2.
10. Ambrosini G, Emmett P, Northstone K, Howe LD, Tilling K, Jebb SA. Identification of a dietary pattern prospectively associated with increased adiposity during childhood and adolescence. Int J Obes. 2012;36:1299-305.
11. Ferreira AP, Ferreira CB, Brito CJ, Pitanga FJG, Moraes CF, Naves LA, et al. Predição da síndrome metabólica em crianças por indicadores antropométricos. Arq Bras Cardiol. 2011;96(2):121-5.
12. Damiani D, Kuba VM, Cominato L, Dichtchekenian V, Menezes Filho HC. Síndrome metabólica em crianças e adolescentes: dúvidas na terminologia, mas não nos riscos cardiometabólicos. Arq Bras Endocrinol Metab. 2011;55(8):576-82.
13. Pergher RNQ, Melo ME, Halpern A, Mancini MC, Liga de Obesidade Infantil. O diagnóstico de síndrome metabólica é aplicável às crianças? J Pediatr. 2010;86.2:101-8.
14. DeBoer MD. Assessing and managing the metabolic syndrome in children and adolescents. Nutrients. 2019;11(8):1788.
15. Campanholi DRR, Weffort VRS. Tratamento dietoterápico da obesidade infantil. In: Manual de orientação da obesidade na infância e adolescência. 3 ed. Rio de Janeiro: SBP; 2019.
16. Zimmet P, Alberti G, Kaufman F, Tajima N, Silink M, Arslanian S, et al. International Diabetes Federation Task Force on Epidemiology and Prevention of Diabetes. The metabolic syndrome in children and adolescents. Lancet. 2007;369:2059-61.
17. Romualdo MCS, Nóbrega FJ, Escrivão MAMS. Resistência à insulina em crianças e adolescentes obesos. J Pediatr. 2014;90.6:600-7.
18. World Health Organization. The WHO child growth standards. Genebra: WHO; 2012.
19. Freedman DS, Serdula MK, Srinivasan SR, Berenson GS. Relation of circumferences and skinfold thicknesses to lipid and insulin concentrations in children and adolescents: the Bogalusa Heart Study. Am J Clin Nutr. 1999;69:308-17.
20. Onis M. WHO child growth standards. Genebra: WHO; 2006. p. 1-336.
21. Alves MFC, Estrela RVF, Souza AAR, Della Noce RR. Intervenção nutricional em adolescente com obesidade grave: relato de caso. RBONE – Rev Bras Obesidade, Nutrição e Emagrecimento. 2018;12.69:118-25.
22. Liberali R, Kupek E, Assis MAA. Dietary patterns and childhood obesity risk: a systematic review. Childhood Obesity. 2020;70-85.
23. Bergmeier H, Paxton SJ, Milgrom J, Anderson SE, Baur L, Hill B, et al. Early mother-child dyadic pathways to childhood obesity risk: a conceptual model. Appetite. 2020;144:104459.
24. Heslehurst N, Vieira R, Akhter Z, Bailey H, Slack E, Ngongalah L, et al. The association between maternal body mass index and child obesity: a systematic review and meta-analysis. PLoS Medicine. 2019;16(6):e1002817.

25. Loveman E, Al-Khudairy L, Johnson RE, Robertson W, Colquitt JL, Mead EL, et al. Parent--only interventions for childhood overweight or obesity in children aged 5 to 11 years. Cochrane Database System Rev. 2015;12.
26. Honicky M, Kuhl AM, Melhem ARF. Intervenção nutricional em crianças e adolescentes com excesso de peso. RBONE – Rev Bras Obesidade, Nutrição e Emagrecimento. 2017;11.66:486-95.
27. Duarte AS, Christofoli MC, Pontin B, Paludo J. Síndrome metabólica na infância e adolescência: uma revisão. Rev Bras Nutr Clin. 2015;30.2:170-3.
28. Kleinman RE. Manual de nutrição pediátrica. São Paulo: Pharmabooks; 2011. 1440 p.
29. Bravin MB, Rosa AR, Parreira MB, Prado AF. A influência do exercício físico na obesidade infantil. Rev Ciên Estudos Acad Med. 2016;1.04.
30. Weihrauch-Blüher S, Schwarz P, Klusmann JH. Childhood obesity: increased risk for cardiometabolic disease and cancer in adulthood. Metabolism. 2019;92:147-52.
31. Baroni WSGV, Menezes JBF, Castro SMV. Avaliação da eficiência da educação nutricional em escolares obesos. Nutrivisa. 2017;3(3):145-54.

CAPÍTULO 4

Terapia nutricional oral, enteral e parenteral

Luanye Karla Silva
Marina Campos Russo

INTRODUÇÃO

O suporte nutricional adequado após o nascimento, durante a infância e a adolescência é fundamental para promover o crescimento, além de auxiliar na resposta a um determinado agravo inflamatório ou infeccioso, contribuindo para a redução da morbimortalidade, principalmente quando hospitalizado.[1,2]

A desnutrição pode surgir em decorrência da oferta inadequada de nutrientes, aumento significativo das necessidades energéticas ou perdas excessivas. Por isso, é de suma importância o rastreamento do diagnóstico do estado nutricional, para elaborar um adequado planejamento de terapia nutricional, a fim de atender às necessidades nutricionais de acordo com a patologia de base e levando em consideração a etapa de crescimento em que o paciente se encontra.[2,3]

A via oral deve ser a primeira opção para o suporte nutricional. Contudo, se essa via foi insuficiente, é sugerida a utilização de terapias alternativas associadas como a suplementação oral, enteral e/ou parenteral. É de grande importância a monitorização da conduta aplicada a fim de avaliar se está sendo efetiva.[2]

TERAPIA NUTRICIONAL ORAL

Faz parte da terapia nutricional oral (TNO) a utilização de suplementos nutricionais. Esses produtos são desenvolvidos para fornecer energia e nutrientes sob a forma de compostos líquidos prontos para uso ou compostos em pó que podem ser preparados como bebidas ou adicionados a outros alimentos. Seus efeitos clínicos estão bem estabelecidos e são classificados como nutricionalmente completos ou incompletos.[4]

O suplemento nutricionalmente completo pode ser utilizado como única fonte nutricional em longo prazo, pois possui uma composição equilibrada, incluindo aminoácidos essenciais, ácidos graxos e micronutrientes, conforme as recomendações específicas.[4]

Está indicada a utilização de suplementos nutricionais nos seguintes casos:[5]

- Quando inquéritos alimentares demonstrarem ingestão calórico-nutricional insuficiente.
- Sempre que o peso, estatura e/ou índice de massa corporal (IMC) estiverem abaixo do recomendado ou desacelerando de acordo com a curva de crescimento da criança.
- Sempre que estiverem presentes agravos à saúde a fim de oferecer segurança nutricional para a recuperação.
- Quando o tempo para a reeducação alimentar for muito longo, expondo a criança a risco nutricional até que seja implementada.
- Quando houver casos clínicos semelhantes na família que apresentaram uma evolução nutricional desfavorável sem a suplementação.
- Sempre que for detectada doença de base (orgânica ou psíquica) a ser tratada, mas esperar-se tempo longo para esse tratamento.
- Quando a criança estiver em uso de medicamentos que sabidamente reduzem o apetite.
- Em casos de seletividade alimentar ampla por muito tempo, abrangendo macro e micronutrientes.

Os módulos nutricionais também podem fazer parte da TNO, apesar de não haver indicação específica para a faixa etária pediátrica. São compostos dos principais grupos de nutrientes, como carboidratos, lipídios, fibras alimentares ou micronutrientes, e podem ser utilizados de acordo com a especificidade de cada caso, colaborando para atender às necessidades nutricionais específicas da situação clínica de cada criança.[6]

A Associação Brasileira de Nutrologia recomenda que os módulos nutricionais sejam utilizados quando houver deficiência isolada comprovada na ingestão de um macronutriente específico ou prejuízo no estado nutricional da criança, de acordo com a idade.[5]

TERAPIA NUTRICIONAL ENTERAL

Segundo a Resolução n. 63, de 2000 (Anvisa),[7] a nutrição enteral (NE) é definida como: "alimento para fins especiais, com ingestão controlada de nutrientes, na forma isolada ou combinada, de composição definida ou estimada, especialmente formulada e elaborada para uso por sondas ou via oral, industrializado ou não, utilizada exclusiva ou parcialmente para substituir ou complementar a alimentação oral em pacientes desnutridos ou não, conforme suas necessidades nutricionais, em regime hospitalar, ambulatorial ou domiciliar, visando à síntese ou manutenção dos tecidos, órgãos ou sistemas".

Quando a via oral estiver comprometida ou não for suficiente para suprir as necessidades nutricionais do paciente, é indicada a utilização da NE. Para isso, é necessário que o trato gastrointestinal esteja funcionante. Pode estar associada à alimentação oral ou parenteral (Figura 1).[2]

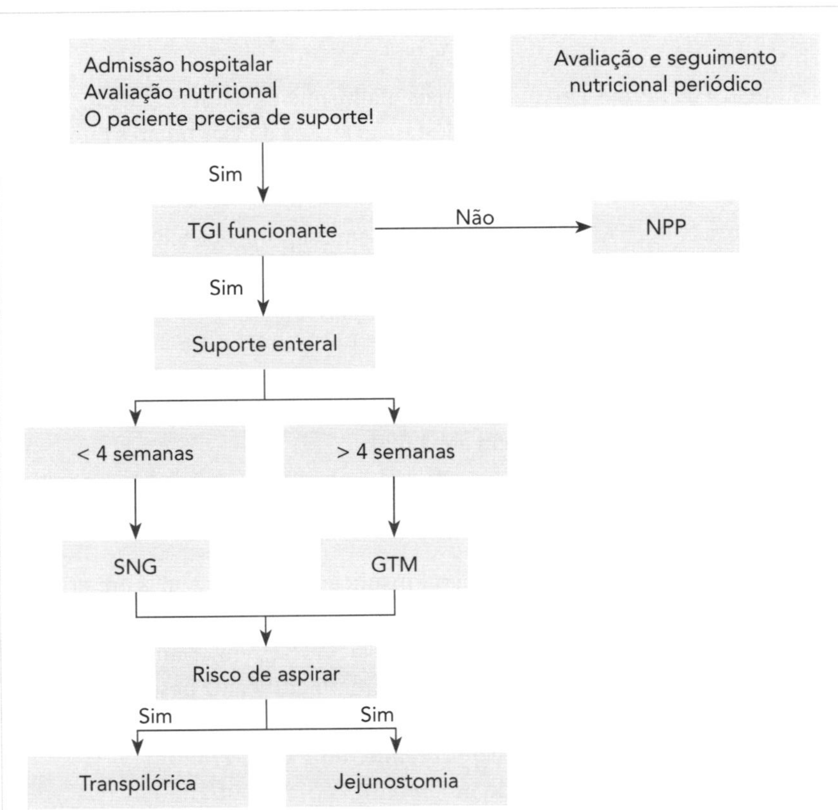

FIGURA 1 Árvore de decisão para o suporte nutricional enteral, conforme proposto pela Sociedade Brasileira de Pediatria.
GTM: gastrostomia; NPP: nutrição parental periférica; SNG: sonda nasogástrica; TGI: trato gastrointestinal.
Fonte: SBP.[2]

São indicações da nutrição enteral, segundo recomendações da Sociedade Brasileira de Pediatria (2019):[2]

- Ingestão oral insuficiente: nos casos de anorexia nervosa, anorexia associada a uma enfermidade ou tratamento ou aversão alimentar.
- Disfagia: na prematuridade, doença neuromuscular, encefalopatia crônica progressiva ou não progressiva.
- Terapia primária: na doença metabólica, doença inflamatória intestinal ou intolerância ao jejum.
- Alterações do trato gastrointestinal: em malformações congênitas, estenose de esôfago, pseudo-obstrução intestinal ou fístula proximal de alto débito.
- Paciente clinicamente enfermo: para os casos de grande queimado, politrauma, sepse, cirurgia ou paciente em ventilação mecânica.
- Gasto energético aumentado: na cardiopatia congênita, fibrose cística, nefropatias, infecção ou broncodisplasia.
- Aumento de perdas gastrointestinais: na insuficiência pancreática, síndrome do intestino curto, doença colestática, atresia de vias biliares ou síndromes disabsortivas.

Segundo a ESPGHAN (2010),[8] os critérios para suporte nutricional enteral são:

- Ingestão oral insuficiente:
  - Não atingir ≥ 60-80% da necessidade nutricional estimada por um período > 10 dias.
  - Em crianças > 1 ano, iniciar o suporte nutricional em até 5 dias. Em crianças < 1 ano, iniciar em até 3 dias.
  - Tempo total de alimentação em crianças com necessidades especiais > 4-6 horas ao dia.
- Desnutrição aguda e crônica:
  - Crescimento ou ganho ponderal insuficientes por > 1 mês em crianças < 2 anos.
  - Perda ou falta de ganho ponderal por > 3 meses em crianças > 2 anos.
  - "Queda" em dois canais de crescimento no gráfico de peso para a idade.
  - Prega cutânea tricipital consistentemente < percentil 5 para a idade.
  - Diminuição da velocidade de crescimento > 0,3 DP/ano.
  - Diminuição da velocidade de crescimento > 2 cm/ano em relação ao ano anterior no início/meio da puberdade.

Em casos de dismotilidade intestinal, megacólon tóxico, peritonite, hemorragia digestiva, fístula entérica de alto débito, vômito incoercíveis e diarreia intratável, deve-se avaliar individualmente as vantagens e desvantagens da utilização da NE.[2]

A condição clínica do paciente e o tempo de uso da sonda são determinantes para a escolha da via de administração (naso ou orogástrica, naso ou orojejunal, gastrostomia ou jejunostomia). Quando a expectativa de uso da sonda for inferior a 4 semanas é indicada a via naso ou orogástrica/naso ou orojejunal. Se o tempo de uso ultrapassar 6-8 semanas, deve-se considerar a realização de gastrostomia ou jejunostomia (Figura 2 e Tabela 1).[2,9]

As complicações da NE podem ser mecânicas, devido ao posicionamento inadequado, obstrução ou deslocamento da sonda, remoção acidental ou aspiração pulmonar; gastrointestinais, podendo estar relacionada à osmolaridade e à velocidade de infusão da dieta ocasionando diarreia, distensão abdominal, náuseas, vômitos ou obstipação intestinal; e metabólicas, geralmente causadas pelo uso de fórmulas inadequadas às necessidades específicas do paciente e/ou modo de infusão inapropriado ocasionando hiperglicemia, desidratação, hipo ou hiperpotassemia, hipernatremia ou hipofosfatemia.[8,9]

A escolha da fórmula infantil ou da dieta enteral deve ser realizada com base na composição do produto, respeitando as características do paciente quanto a faixa etária, estado nutricional e metabólico, capacidade digestiva e absortiva do trato gastrointestinal, necessidades nutricionais específicas de acordo com a condição clínica, necessidade de restrição hídrica e de eletrólitos e a via de administração.[9]

O leite materno é indicado e deve ser a primeira opção de escolha para recém-nascidos e lactentes, devendo ser exclusivo no primeiro semestre de vida e complementado até 2 anos de idade. Caso haja contraindicação da utilização do leite materno, deve-se optar pelas fórmulas infantis. Estas foram desenvol-

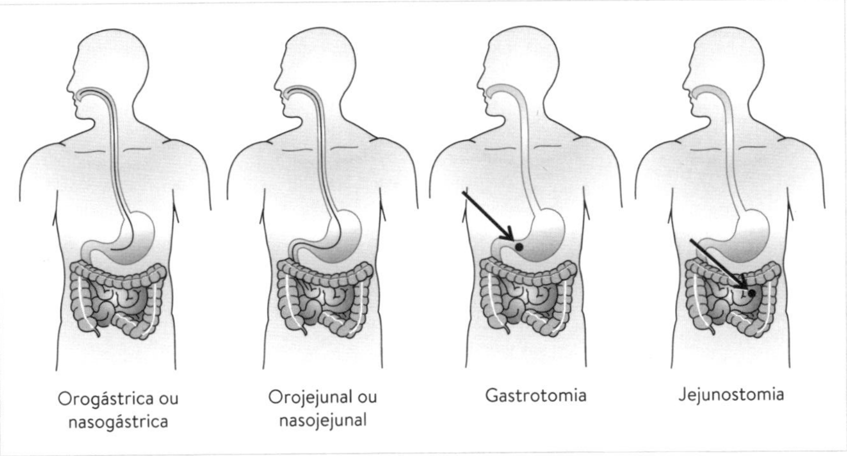

FIGURA 2 Vias de acesso/administração da nutrição enteral.
Fonte: adaptado de SBP,[2] e Oliveira et al.[9]

TABELA 1 Indicação de via de acesso da sonda, conforme condições clínicas da criança

		Indicação	Características
Sonda	Oro/ nasogástrica	• Trato gastrointestinal funcionante e incapacidade de alimentação via oral (incoordenação de deglutição, lesões da mucosa oral). • Necessidade de alimentação noturna (suplementação calórica). • Diminuição da velocidade de infusão (diarreia, ressecção intestinal). • Anorexia. • Estados hipercatabólicos.	• Fisiológica (manutenção das funções gástricas). • Permite maiores volumes de dieta. • Permite rápida progressão da dieta. • Fácil posicionamento da sonda. • Melhor tolerância a fórmulas hiperosmolares. • Maior risco de saída acidental (tosse, vômitos).
	Oro/nasojejunal	• Insuficiência respiratória aguda com ventilação mecânica. • Hipertensão craniana com estase gástrica. • Refluxo gastroesofágico. • Coma. • Anomalias congênitas do trato gastrointestinal. • Motilidade gástrica comprometida. • Pneumonia aspirativa. • Cirurgia do trato gastrointestinal alto.	• Menor risco de aspiração e saída acidental da sonda. • Requer dietas normo ou hipo-osmolares.
Ostomias	Gastrostomia	• Dificuldade de sucção e deglutição. • Doença cardiorrespiratória grave. • Anomalias congênitas. • Estenose de esôfago (substâncias cáusticas, cirurgia ou radiação/quimioterapia).	• Baixo índice de complicações (obstrução, ulceração, deslocamento). • Maior risco de aspiração.
	Jejunostomia	• Função gástrica prejudicada (retardo no esvaziamento gástrico, gastroparesia e refluxo persistente). • Alto risco de aspiração. • Cirurgia do trato gastrointestinal acima do jejuno.	• Nutrição precoce no pós-operatório ou no pós-trauma. • Requer infusão contínua da dieta.

Fonte: SBP,[2] Oliveira et al.[9]

vidas para atender às necessidades nutricionais de lactentes até o primeiro ano de vida e podem ser classificadas em fórmulas para pré-termo, de partida, de seguimento e especializadas.[2,9,10]

Já as dietas enterais são indicadas, em sua maioria, a partir do primeiro ano de vida, porém há aquelas que podem ser recomendadas para menores de 1 ano. São classificadas de acordo com o seu conteúdo de carboidrato e proteína em: poliméricas, semielementares e elementares. A Tabela 2 apresenta a classificação e a indicação das fórmulas infantis e dietas enterais.[2,9,10]

Os macronutrientes encontrados nas dietas enterais podem apresentar as seguintes características:[2,9]

- Carboidratos: polissacarídeos ou oligossacarídeos e fibras. As dietas enterais pediátricas normalmente são isentas de lactose.
- Proteínas: polipeptídeos, oligopeptídeos ou aminoácidos livres. A fonte pode ser de origem vegetal (soja, arroz) ou de origem animal (leite ou ovo).
- Lipídios: triglicerídeos de cadeia curta ou longa. Os triglicerídeos de cadeia curta são absorvidos diretamente pela mucosa intestinal, enquanto os de cadeia longa passam pelo processo de digestão. As dietas devem apresentar 5-10% de suas calorias na forma de ácidos graxos essenciais (alfalinoleico e alfalinolênico), pois a sua única fonte é por meio da ingestão alimentar.

As alegações permitidas para as fórmulas enterais com relação aos macronutrientes estão descritas na Tabela 3, com base na Portaria RCD 21, de 2015.[11]

Componentes imunomoduladores, como arginina, glutamina, ômega-3 e ácido ribonucleico, podem estar presentes nas formulações enterais. Com relação à osmolaridade, recomendam-se as dietas normo-osmolares, ou seja, entre 300-350 mOsm/kg, pois as hiperosmolares apresentam maior risco de induzir diarreia e devem ser evitadas em pacientes que estejam recebendo dieta com sonda pós-pilórica.[2,9]

A fibra dietética é indicada para a maioria dos pacientes e pode fazer parte da composição da fórmula enteral. As fibras e seus produtos de fermentação (ácidos graxos de cadeia curta) têm potenciais efeitos benéficos na fisiologia intestinal e na prevenção de diarreia e constipação.[8]

A oferta de micronutrientes nas fórmulas enterais segue as recomendações estabelecidas na RDC 21, de 2015, com base na quantidade mínima e máxima recomendada para a faixa etária. Em determinadas situações clínicas, as necessidades de vitaminas e minerais encontram-se aumentadas, porém não há estudos que determinem a quantidade exata da reposição. Dessa forma, é importante a monitorização pelos exames bioquímicos.[9-11]

TABELA 2 Indicação e característica das fórmulas infantis, fórmulas infantis especiais e dietas enterais

	Classificação	Indicação	Característica
Fórmulas infantis	Pré-termo Partida Seguimento	• Prematuridade • 0-6 meses de vida • 6-12 meses de vida • Trato gastrointestinal íntegro	• Composta de macronutrientes (proteína, gordura e carboidratos) em sua forma natural, atendendo às recomendações nutricionais para a faixa etária
	Especiais	• Necessidades nutricionais aumentadas • Intolerância ou restrição à lactose, galactosemia, vegetarianos • Alergia à proteína do leite de vaca e demais alergias alimentares • Distúrbios gastrointestinais	• Fórmula polimérica hipercalórica: composta de macronutrientes (proteína, gordura e carboidratos) em sua forma natural • Fórmula de soja: à base de proteína de soja • Fórmula semielementar: 100% proteína extensamente hidrolisada do soro do leite • Fórmula elementar: 100% aminoácidos livres
Dietas enterais	Polimérica		• Composta de macronutrientes (proteína, gordura e carboidratos) em sua forma natural • Normo-osmolar
	Semielementar	• Comprometimento da digestão e/ou absorção de nutrientes • Realimentação após jejum prolongado • Intolerância alimentar • Alergia ao leite de vaca sem quadro diarreico	• Composta de proteínas hidrolisadas, gordura de origem vegetal ou animal e polímeros de glicose • Normo a hiperosmolar
	Elementar	• Alergia alimentar (ao leite de vaca, soja, hidrolisados e múltiplas proteínas).	• Composta de aminoácidos livres, triglicerídeos de cadeia média e monossacarídeos • Hiperosmolar

Fonte: adaptado de SBP,[2] Oliveira FLC et al.[9] e Delgado et al.[10]

TABELA 3 Alegações para fórmulas de nutrição enteral, segundo a RCD 21, de 2015

Nutriente/ substância	Alegação	Critérios na fórmula pronta para o consumo
Energia	Hipocalórica	Densidade energética inferior a 0,9 kcal/mL
	Normocalórica	Densidade energética maior ou igual a 0,9 kcal/mL e menor ou igual a 1,2 kcal/mL
	Hipercalórica	Densidade energética superior a 1,2 kcal/mL
Proteína	Hipoproteica	Quantidade de proteínas inferior a 10% do valor energético total (VET)
	Normoproteica	Quantidade de proteínas maior ou igual a 10% e menor que 20% do VET
	Hiperproteica	Quantidade de proteínas igual ou superior a 20% do VET
	Fórmula intacta ou polimérica	Somente com proteínas na forma intacta, com exceção dos casos previstos na RDC 21, de 2015
	Fórmula de aminoácidos livres, elementar ou monomérica	Somente com aminoácidos livres
	Fórmula hidrolisada ou oligomérica	Quantidade de proteínas hidrolisadas na forma de peptídeos (cadeias de 2-50 aminoácidos) superior a 50% do teor de proteína no produto, não podem conter proteínas na forma intacta
Lipídios	Hipolipídica	Quantidade de lipídios inferior a 15% do VET
	Normolipídica	Quantidade de lipídios maior ou igual a 15% e menor ou igual a 35% do VET
	Hiperlipídica	Quantidade de lipídios superior a 35% do VET

VET: valor energético total.
Fonte: Ministério da Saúde.[11]

As dietas podem ser administradas em sistema aberto ou fechado, a depender da sua forma de apresentação. As dietas em sistema aberto após a manipulação, que podem ou não ser acrescidas de módulos, têm validade de 4 horas em temperatura ambiente ou 24 horas sob refrigeração. As dietas de sistema fechado, quando conectadas para a infusão, têm validade de 24 horas em temperatura ambiente.[12]

Em casos de pacientes desnutridos ou que estiverem em longo período de jejum, recomenda-se iniciar a terapia nutricional com 25% da meta calórica e monitorar frequentemente os níveis séricos de fósforo, magnésio e potássio, a fim de evitar a síndrome de realimentação. Vale ressaltar que as primeiras 72 horas de terapia nutricional são o período de maior risco.[2] Além de restringir inicialmente a ingestão de proteínas e energia, esses pacientes devem receber tiamina e outras vitaminas do complexo B, junto com um suplemento multivitamínico balanceado e oligoelementos. A suplementação de potássio, magnésio e fosfato também pode ser necessária.[8]

Outro ponto a ser destacado nos pacientes com jejum prolongado é o início da nutrição enteral mínima, que visa à administração de pequenos volumes de dieta com o objetivo de manter uma função trófica sobre o epitélio intestinal resultante da fermentação bacteriana. Preconiza-se a infusão de 0,5-1 mL/h no período neonatal até 20 mL/kg/dia, de preferência com o leite materno, e 2-3 mL/hora em lactentes, por meio de bomba de infusão contínua, e o complemento alimentar é realizado pela nutrição parenteral. A nutrição enteral mínima deve ser continuada até o recém-nascido estar estável para tolerar volumes maiores. Essa técnica é contraindicada em recém-nascidos com enterocolite necrosante ou anomalias congênitas gastrointestinais.[9,10]

TERAPIA NUTRICIONAL PARENTERAL

A nutrição parenteral (NP) deve ser utilizada em último caso[13] e está indicada para todas as crianças que não conseguirem suprir suas necessidades nutricionais por meio da via enteral, quando não houver a possibilidade do uso do trato gastrointestinal durante um período de 5-7 dias, ou no primeiro dia, caso o paciente seja desnutrido. Vale ressaltar que a estabilidade hemodinâmica é fator determinante para iniciar a NP, assim como o estado nutricional prévio do paciente.[2]

Na pediatria, é recomendada a prescrição da NP individualizada, devido às particularidades e características fisiológicas de cada faixa etária, como também para garantir crescimento adequado. Além disso, a prescrição da NP individualizada pode ser alterada diariamente, conforme a evolução clínica e adaptada segundo exames bioquímicos atuais.[2,14]

As principais indicações da nutrição parenteral são:[2,9,10]

- Anomalias congênitas do trato gastrointestinal.
- Síndrome do intestino curto.
- Enterocolite necrosante.
- Isquemia intestinal.
- Trauma abdominal.
- Pseudo obstrução intestinal.
- Dismotilidade intestinal grave.
- Transplante intestinal.
- Alterações da parede abdominal.
- Prematuridade extrema.
- Pós-operatório de cirurgia abdominal e cardíaca.

- Quilotórax.
- Anorexia nervosa.
- Insuficiência renal grave.

Pode-se utilizar duas vias principais para infundir a nutrição parenteral, conforme ilustrado na Figura 3.[2]

A NP deve ser composta de todos os nutrientes essenciais, incluindo glicose, aminoácidos e lipídios, bem como minerais, eletrólitos, água e vitaminas, que devem atender às necessidades, conforme sexo, faixa etária e condição clínica.

A glicose é a principal fonte energética da NP, quando na forma monoidratada fornece 3,4 kcal/g, e na forma anidra de 3,75-4 kcal/g. Crianças usualmente toleram bem uma taxa de infusão de glicose entre 8-10 mg/kg/min. Para avaliar a tolerância, sugere-se controle de glicemia capilar uma vez por turno, com o objetivo de manter a glicemia entre 100-180 mg/dL. A hiperglicemia deve ser evitada, pois está associada com piora dos desfechos nos pacientes críticos,[2] como também aumento dos depósitos de tecido adiposo, esteatose hepática, resistência à insulina e aumento da produção de CO_2, com elevação no ritmo respiratório.[1,15]

Os lipídios têm alto valor calórico e baixa osmolaridade, o que favorece o aporte energético total sem influenciar na osmolaridade da solução. A concentração das emulsões lipídicas mais utilizadas são a 20%, que fornecem 10 kcal/g. Em geral, recomenda-se utilizar 2-3 g/kg/dia, podendo chegar até 3,5 g/kg/dia de lipídios. Para avaliar a tolerância aos lipídios, sugere-se monitorar o nível de triglicerídeos. Quando inferiores a 150 mg/dL, pode-se considerar boa tolerância e permitir a progressão da oferta de lipídios. No entanto, caso apresentem valores superiores a 250 mg/dL, no caso de lactentes ou 300-400 mg/dL, no caso de crianças maiores, sugere-se reduzir a oferta.[2]

Periférica	• Utiliza veias dos membros superiores ou inferiores. • Vantagens: mais simples; mais barata; menor risco de complicações, como infecções e trombose. • Desvantagens: osmolaridade < 900 mOsm/L; necessidades de troca de local frequente para evitar tromboflebites.
Central	• Depende da colocação de um cateter cuja extremidade fique na luz de um vaso central de grande calibre (veia cava). • Vantagens: permite o uso de soluções hiperosmolares; utilização de NP por tempo prolongado (mais de 1 mês). • Desvantagens: maior risco de infecções e outras complicações (trombose profunda).

FIGURA 3 Diferença entre as vias de acesso para nutrição parenteral.
Fonte: adaptado de SBP.[2]

Vale ressaltar que o medicamento propofol utilizado em infusão contínua para sedação é uma emulsão lipídica a 10% e deve ser considerado no cálculo da NP.[2]

A recomendação de proteína pela NP varia de acordo com a faixa etária e é menor do que para crianças alimentadas via enteral. A meta para o recém-nascido pré-termo (RNPT) é de 3,5 g/kg/dia, podendo alcançar, no máximo, 4 g/kg/dia; para recém-nascido a termo não se deve ultrapassar 3 g/kg/dia; e para aqueles de 1 mês a 3 anos até 2,5 g/kg/dia. Para crianças com idade entre 3-12 anos a quantidade de aminoácidos deve ser em torno de 1-2 g/kg/dia.[2,16]

O principal objetivo da oferta de proteínas é a formação de massa magra. Por esse motivo, deve-se garantir a oferta adequada de calorias não proteicas para que as proteínas não sejam utilizadas como fonte calórica. Dessa forma, faz-se necessário o cálculo de calorias não proteicas por gramas de nitrogênio. As recomendações, de acordo com a faixa etária, estão expostas na Tabela 4. Vale lembrar que cada grama de proteína tem 6,25 g de nitrogênio.[2]

TABELA 4 Relação de calorias não proteicas por grama de nitrogênio por faixa etária

Idade em anos	Kcal não proteicas/gN[2] (paciente estável)	Kcal não proteicas/gN[2] (paciente instável)
Prematuros	150-180	120-140
0-1	130-150	110-120
1-7	120-140	100-115
7-12	110-130	95-110
12-18	110-130	95-110

Fonte: adaptado de SBP, 2019.[2]

A oferta de eletrólitos, vitaminas e oligoelementos deve ser fornecida de acordo com as recomendações para cada faixa. Quando necessário, deve ser realizada a reposição, principalmente em crianças com estado de hipercatabolismo. Nas Tabelas 5, 6 e 7 estão expostas as recomendações que satisfazem as necessidades de crianças saudáveis de eletrólitos, vitaminas e oligoelementos, respectivamente.[17]

TABELA 5 Recomendações de oferta diária de eletrólitos por via parenteral

Eletrólito	Neonatos	Lactentes/crianças	Adolescentes e crianças > 50kg
Sódio	2-5 mEq/kg	2-5 mEq/kg	1-2 mEq/kg
Potássio	2-4 mEq/kg	2-4 mEq/kg	1-2 mEq/kg

(continua)

TABELA 5 Recomendações de oferta diária de eletrólitos por via parenteral *(continuação)*

Eletrólito	Neonatos	Lactentes/crianças	Adolescentes e crianças > 50kg
Cálcio	2-4 mEq/kg	0,5-4 mEq/kg	10-20 mEq/dia
Fósforo	1-2 mmol/kg	0,5-2 mmol/kg	10-40 mEq/dia
Magnésio	0,3-0,5 mEq/kg	0,3-0,5 mEq/kg	10-30 mEq/dia
Acetato	O necessário para manter o equilíbrio acidobásico		
Cloreto	O necessário para manter o equilíbrio acidobásico		

Fonte: adaptado de Burns et al.[17]

TABELA 6 Recomendações de oferta diária de vitaminas por via parenteral

Vitamina	Criança e RN a termo (dose total)	RNPT (dose por kg/peso)
A (UI)	2.300	1.640
E (mg)	7	2,8
K (mcg)	200	80
D (UI)	400	160
C (mg)	80	25
Tiamina (mg)	1,2	0,35
Riboflavina (mg)	1,4	0,15
Piridoxina (mg)	1	0,18
Niacina (mg)	17	6,8
Pantotenato (mg)	5	2
Biotina (mcg)	20	6
Folato (mcg)	140	56
B-12 (mcg)	1	0,3

RN: recém-nascido; RNPT: recém-nascido pré-termo.
Fonte: adaptado de Burns et al.[17]

TABELA 7 Recomendações de oferta diária de oligoelementos por via parenteral

Oligoelemento	RNPT < 3 kg (mcg/kg/dia)	RNT 3 a 10 kg (mcg/kg/dia)	Crianças 10 a 40 kg (mcg/kg/dia)	Adolescentes > 40 kg (por dia)
Zinco	400	50-250	50-125	2-5 mg
Cobre	20	20	5-20	200-500 mcg
Manganês	1	1	1	40-100 mcg
Cromo	0,05-2	0,2	0,14-0,2	5-15 mcg
Selênio	1,5-2	2	1-2	40-60 mcg

Doses máximas diárias: zinco 5 mg; selênio 100 mcg; cobre 500 mcg; manganês 50 mcg.
Fonte: adaptado de Burns et al.[17]

É de extrema importância o monitoramento rigoroso do paciente em NP por meio de exame clínico completo, controle de sinais vitais a cada 4 horas, peso diário, balanço hídrico rigoroso, controle semanal de estatura e perímetro cefálico para recém-nascidos e exames laboratoriais.[1]

Deve-se manter atenção às possíveis complicações relacionadas a NP. Dentre elas se destacam: complicações relacionadas ao cateter venoso central (infecção, oclusão, trombose, embolismo pulmonar e remoção acidental), estabilidade da solução para administração, interação entre a NP e medicamentos, doença metabólica óssea, complicações hepatobiliares e efeitos da NP no crescimento.[18]

Sugere-se monitorização cuidadosa da função hepática por meio de exames bioquímicos, como fosfatase alcalina, gamaglutamil transferase plasmática, principalmente em crianças que necessitam de NP em longo prazo, pois correm risco aumentado de desenvolver doença hepática. Esta pode ser prevenida reduzindo os fatores de risco, bem como fornecendo nutrição enteral máxima tolerada pelo paciente, mesmo que seja trófica.[18,19] Vale ressaltar que se deve manter a NP até que se consiga transicionar para a nutrição enteral e que forneça, no mínimo, 2/3 das necessidades nutricionais calculadas.[2]

A má nutrição em crianças hospitalizadas é comum e frequentemente não é tratada, o que pode prolongar o tempo de internação hospitalar, com consequente aumento do risco de complicações clínicas.[2] Por isso, o papel da nutricionista é de extrema importância, para garantir adequada estimativa das necessidades nutricionais, que variam conforme as reservas corpóreas, idade, sexo, estado nutricional, doença de base, risco nutricional e estado metabólico[1] e, em conjunto com a avaliação da equipe multiprofissional, seja fornecida a terapia nutricional mais apropriada para o estado clínico atual do paciente.

REFERÊNCIAS BIBLIOGRÁFICAS

1. Silva SLC, Moreira EGA, Baptista RAN, Liu SM, Ferreira AR, Liu PMF. Nutrição parenteral em pediatria: revisão da literatura. Rev Med Minas Gerais. 2014;24(Supl. 2):66-74.
2. SBP – Sociedade Brasileira de Pediatria – Departamento de Suporte Nutricional. Manual de suporte nutricional da Sociedade Brasileira de Pediatria. Departamento Científico de Suporte Nutricional. Rio de Janeiro: Sociedade Brasileira de Pediatria; 2019.
3. Sociedade Brasileira de Nutrição Parenteral e Enteral – Projeto Diretrizes. Recomendações nutricionais para crianças em terapia nutricional enteral e parenteral. São Paulo: Braspen/SBNPE; 2011.
4. Cederholm T, Barazzoni R, Austin P, Ballmer P, Biolo G, Bischoff SC, et al. ESPEN guidelines on definitions and terminology of clinical nutrition. Clin Nutr. 2016;36(1):49-69.
5. De Almeida CA, Mello E, Ribas Filho D, Maximino P, Fisberg M. Consenso da Associação Brasileira de Nutrologia sobre o uso de suplementos alimentares para crianças com dificuldades alimentares. Int J Nutrol. 2018;11:4-15.
6. Alves TCHS. Nutrição em pediatria: manual prático para profissionais de saúde. Salvador: Eduneb; 2017. 333 p.
7. Brasil. Ministério da Saúde. Secretaria de Vigilância Sanitária. Resolução n. 63, de 6 de julho de 2000. Regulamento técnico para a terapia de nutrição enteral. Brasília: Anvisa; 2000.

8. Braegger C, Decsi T, Dias JA, Hartman C, Kolacek S, Koletzko B, et al. Pratical approach to pediatric enteral nutrition: a comment by the ESPGHAN committee on nutrition. J Pediatr Gastroenterol Nutr. 2010;51(1):110-22.
9. Oliveira FLC, Iglesias SOB. Nutrição enteral. In: Palma D, Escrivão MAMS, Oliveira FLC. Nutrição clínica a infância e na adolescência. Barueri: Manole; 2009. p.383-416.
10. Delgado AF, Falcão MC, Carrazza FR. Princípios do suporte nutricional em pediatria. J Pediatria. 2000;76:Supl.3.
11. Brasil. Ministério da Saúde. Secretaria de Vigilância Sanitária. Resolução n. 21, de 13 de maio de 2015. Regulamento técnico de fórmulas para nutrição enteral. Brasília: Anvisa, 2015.
12. Bankhead R, Boullata J, Brantley S, Corkins M, Guenter P, Krenitsky J, et al. Enteral nutrition practice recommendations. JPEN J Parenter Enteral Nutr. 2009;33(2):122-67.
13. Bohl CJ, Parks A. A mnemonic for pharmacists to ensure optimal monitoring and safety of total parenteral nutrition: I AM FULL. Ann Pharmacother. 2017;51(7):603-13.
14. Riskin A, Picaud J-C, Shamir R, the the ESPGHAN/ESPEN/ESPR/CSPEN working group on pediatric parenteral nutrition. ESPGHAN/ESPEN/ESPR guidelines on pediatric parenteral nutrition: standard versus individualized parenteral nutrition. Clin Nutr. 2018.
15. Mesotten D, Joosten K, van Kempen A, Verbruggen S, the ESPGHAN/ESPEN/ESPR/CSPEN working group on pediatric parenteral nutrition. ESPGHAN/ESPEN/ESPR guidelines on pediatric parenteral nutrition: carbohydrates. Clin Nutr. 2018.
16. Van Goudoever JB, Carnielli V, Darmaun D, Pipaon MS, he ESPGHAN/ESPEN/ESPR/CSPEN working group on pediatric parenteral nutrition. ESPGHAN/ESPEN/ESPR guidelines on pediatric parenteral nutrition: amino acids. Clin Nutr. 2018.
17. Burns A, Campos Júnior D, Lopez F. Tratado de pediatria. 4 ed. Barueri: Manole; 2017.
18. Hartman C, Shamir R, Simchowitz V, Lohner S, Cai W, Decsi T, et al. ESPGHAN/ESPEN/ESPR guidelines on pediatric parenteral nutrition: complications. Clin Nutr. 2018.
19. Koletzko B, Goulet O, Hunt J, Krohn K, Shamir R, Parenteral Nutrition Guidelines Working Group, et al. Guidelines on paediatric parenteral nutrition of the European Society of Paediatric Gastroenterology, Hepatology and Nutrition (ESPGHAN) and the European Society for Clinical Nutrition and Metabolism (ESPEN), supported by the European Society of Paediatric Research (ESPR). J Pediatr Gastroenterol Nutr. 2005;41(2):S1-87.

CAPÍTULO 5

Doenças inflamatórias intestinais e doença celíaca na infância

Kelly Leonel Medeiros
Sabine Nunes Boilesen Bloch

INTRODUÇÃO

As doenças inflamatórias intestinais (DII) compreendem uma série de doenças, sendo a doença de Crohn (DC) e a retocolite ulcerativa inespecífica (RCUI) as duas principais formas, de etiologias desconhecidas, com respostas imunológicas anormais à microbiota intestinal e alterações na função de barreira da mucosa.[1]

São definidas por desordens do trato gastrointestinal caracterizadas por períodos de atividade, intercalados por períodos de remissão.[2]

Ambas podem comprometer o estado nutricional, mediante as alterações na ingestão e absorção dos nutrientes e as adaptações dietéticas que se fazem necessárias diante da fisiopatologia da doença. A nutrição deve ser adaptada a cada estágio da doença.[3] O comprometimento nutricional é mais comum em crianças com DC quando comparadas com as crianças com RCUI.[4]

Nos últimos anos as DII em pediatria vêm sendo diagnosticadas cada vez mais cedo, até mesmo em crianças com menos de 1 ano de idade. Além disso, são comumente confundidas com alergias alimentares, o que dificulta o diagnóstico da doença.[5]

São frequentemente diagnosticadas na adolescência e no adulto jovem, em torno de 25% dos casos, porém podem acometer crianças na primeira infância – de forma precoce – antes dos seis anos de idade (20% dos casos).[6,7]

DOENÇA INFLAMATÓRIA INTESTINAL

Doença de Crohn (DC)

É caracterizada por lesões severas, comprometendo todas as camadas da mucosa intestinal. Seu grau de extensão pode comprometer todo o trato gastrointestinal, da boca ao ânus,[8] porém é mais comum o acometimento do íleo terminal e do cólon.[6]

As lesões podem se apresentar de três formas – ulcerativa, estenótica e fistulizada –, no entanto, geralmente é observada a combinação dos três tipos de maneira concomitante e segmentada no trato gastrointestinal.[2]

Os sintomas apresentados na doença incluem diarreia crônica, dores abdominais, perda ou sangramento retal.[9]

Retocolite ulcerativa (RCUI)

É uma inflamação crônica que acomete de forma contínua a mucosa do reto e cólon, caracterizada por diarreia sanguinolenta com muco e em alguns casos pus.[10] A dor abdominal é em forma de cólica, com alívio após a evacuação.[2]

TABELA 1 Comparativo entre a doença de Crohn e a retocolite ulcerativa

	Acometimento	Sintomas
DC	Todo o TGI, principalmente íleo terminal e cólon	• Diarreia crônica • Dores abdominais • Perda ou sangramento retal
RCUI	Cólon e reto	• Diarreia sanguinolenta • Muco • Pus • Dor abdominal • Cólica intestinal

DC: doença de Crohn; RCUI: retrocolite ulcerativa. TGI: trato gastrointestinal.
Fonte: Miszputen, 2007.[2]

Avaliação nutricional

As deficiências nutricionais são muito frequentes na DII, com prevalência de até 85% dos indivíduos adultos internados e 23% dos que são tratados ambulatorialmente. A DC é mais severa que a RCUI em termos de complicações no estado nutricional.[11]

Os recursos disponíveis para a triagem nutricional apresentam baixa capacidade de avaliar os diferentes níveis de risco de nutricional em crianças com DII.[11]

Assim que detectado o risco para desnutrição, no momento do diagnóstico da DII, deve ser tratada de forma adequada, pois pode contribuir para a piora do prognóstico, complicações, qualidade de vida e mortalidade – nível de evidência A – ESPEN, 2020.

A má nutrição na infância pode prejudicar a velocidade de crescimento, acarretando baixa estatura na idade adulta e desenvolvimento puberal prejudicado.[12]

Muitas são as causas na falha de crescimento, incluindo diminuição da ingestão, aumento da demanda metabólica, má absorção, crescimento induzido por citocinas e resistência hormonal.[13] Além disso, o uso de corticosteroides tem efeito negativo sobre o metabolismo ósseo.[14]

Grande parte da massa óssea adulta é alcançada aos 16 e aos 18 anos de idade em meninos e meninas, respectivamente. Assim, sem o monitoramento e tratamento adequados, as crianças com DII podem não alcançar a massa óssea adequada na fase adulta, aumentando o risco de fratura no processo de envelhecimento.[14]

Além disso, fatores como perda de sangue e inflamação contínuas, má absorção intestinal e baixa ingestão favorecem a deficiência de uma série de micronutrientes, como vitamina D e B12, ferro e folato.[15]

O acompanhamento pelo nutricionista em pacientes pediátricos com DII é imprescindível para a detecção de risco e para o diagnóstico de possíveis deficiências, monitoramento por meio das curvas de crescimento da Organização Mundial da Saúde (OMS), assim como para o planejamento nutricional adequado.[16]

Terapia nutricional

A terapia nutricional visa a eliminação de sintomas, normalização da qualidade de vida, restauração do crescimento e prevenção de complicações.[10]

O manejo das DII por meio da alimentação tem por objetivo o controle da doença ativa ou a manutenção da fase de remissão. Entre as inúmeras opções de dietas disponíveis, observa-se que alguns pontos ainda não estão claramente definidos ou muitas vezes se contradizem.

Na ausência de padrão-ouro, buscam-se as melhores evidências como forma de orientação nutricional.

A dieta pode atuar no processo da doença. Alguns alimentos aumentam as citocinas pró-inflamatórias, alterando assim a permeabilidade intestinal e afetando a composição da microbiota, incluindo dietas ricas em gordura e com carboidratos dietéticos como inulina e fruto-oligossacarídeos.[17,18]

Em alguns casos de DII, a oferta adequada de nutrientes e calorias apenas por via oral pode ser insuficiente, sendo necessários outros métodos para manter a boa nutrição, com o suporte nutricional enteral ou parenteral.[19]

Em contrapartida, a terapia nutricional enteral exclusiva tem mostrado efeito positivo na atividade da doença e em vários outros aspectos, como alívio dos sintomas, melhora no estado nutricional e na situação clínica e em crianças com DC, induzindo à remissão.[20]

Chinonyelum et al. realizaram um estudo utilizando uma dieta oral específica de carboidratos em crianças com as seguintes características: isenção de grãos, incluindo trigo, cevada, milho e arroz; inclusão de farinhas de nozes, amêndoas e coco para confecção de produtos de panificação; isenção de açúcar (exceto o mel) e produtos lácteos (exceto iogurte totalmente fermentado). O estudo demonstrou efeito positivo nos sintomas e também nos marcadores inflamatórios.[21,22]

Observou-se em estudo que a suplementação com ômega-3 em pacientes na doença de Crohn foi benéfico em relação à manutenção da remissão da doença em comparativo com o grupo placebo, porém os resultados ainda são inconclusivos, sendo necessários mais estudos randomizados controlados com maior amostragem.[23]

A terapia nutricional enteral, com fórmulas elementares à base de aminoácidos, é muito utilizada no tratamento da doença de Crohn em crianças para o alcance das necessidades calóricas e o favorecimento do crescimento adequado.[4]

A terapia nutricional enteral exclusiva de 6-8 semanas pode ser utilizada para indução à remissão da doença, com reintrodução de alimentos via oral dentro de 1-2 semanas.[24]

Além disso, aumenta a chance de cicatrização da mucosa, ainda que o mecanismo de ação não seja totalmente esclarecido.[25] Observa-se que o tratamento exclusivo é mais eficaz quando se trata de remissão em pacientes pediátricos em relação aos adultos[26] e suprime a inflamação em DC ativo, porém no tratamento com nutrição enteral parcial não se observa o mesmo.[27]

Na impossibilidade do uso do trato gastrointestinal como via de alimentação, visando o repouso intestinal, a terapia parenteral será o método utilizado para a manutenção da oferta de nutrientes.[17]

As estratégias nutricionais mencionadas demostram efeitos benéficos promissores no tratamento das doenças inflamatórias intestinais em pediatria, porém mais estudos são necessários.

DOENÇA CELÍACA

Trata-se de uma patologia sistêmica, imunomediada por intolerância ao glúten,[28] de origem multifatorial, envolvendo fatores genéticos (indivíduos suscetíveis) e ambientais.[29]

Apresenta-se na forma clássica, não clássica e assintomática. A clássica geralmente se manifesta em crianças entre o primeiro e o segundo anos de vida, em ambos os sexos, após a introdução do glúten na dieta.[30]

Os sintomas em cada forma encontram-se na Tabela 2.[30]

TABELA 2 Sintomas nas formas clássica, não clássica e assintomática da doença celíaca

	Sintomas
Clássica	• Diarreia crônica (superior a 30 dias) • Dor abdominal • Perda de peso • Distensão abdominal • Irritabilidade ou apatia • Perda de apetite • Desnutrição • Anemia • Vômitos • Atraso no crescimento
Não clássica	• Hipoplasia do esmalte dentário (manchas no dente) • Constipação • Baixa estatura • Dor abdominal • Anemia por deficiência de ferro • Anemia por deficiência de folato e de vitamina B12 • Osteoporose • Epilepsia
Assintomática	• Sem manifestações clínicas • Alteração sorológica e histológica da mucosa do intestino delgado

Fonte: adaptado de Fenacelbra, 2010.[30]

A forma mais presente de manifestação é a clássica, sendo diagnosticada principalmente nos primeiros dois anos de vida.[31]

Por acometer o intestino delgado, com atrofia progressiva das vilosidades, compromete a absorção de macronutrientes, vitaminas, minerais e água, como ferro, zinco, ácido fólico e vitaminas lipossolúveis.[32]

Apesar de estar bastante associada a quadros de baixa estatura e baixo peso, os estudos recentes evidenciam a presença da doença celíaca em crianças e adolescentes com sobrepeso e obesidade.[33]

Observam-se consequências mais severas em crianças de 2-3 anos, tendo em vista que essa fase é marcada por rápido crescimento e desenvolvimento.[34]

Terapia nutricional

O tratamento para a doença celíaca é manter a dieta isenta de glúten de forma contínua, caso contrário o contato com o agente desencadeador da doença provocará uma reação imunológica no intestino delgado, uma inflamação crônica que impede a absorção dos nutrientes.[16,35]

A exclusão dos alimentos que contêm glúten é bastante desafiadora, tendo em vista a presença dessa proteína em diversos alimentos à base de trigo, aveia (contaminação cruzada), centeio e cevada.[30] Na Tabela 3 estão apresentados os alimentos permitidos na dieta isenta de glúten.[30]

TABELA 3 Alimentos permitidos na doença celíaca

Cereais	Arroz, milho, painço e os pseudocereais quinoa, amaranto, trigo-sarraceno
Farinhas e féculas	Farinha de arroz, amido de milho (tipo "maisena"), fubá, farinha de mandioca, fécula de batata, farinha de soja, polvilho, araruta, flocos de arroz e milho
Massas	Feitas com as farinhas permitidas
Frutas, verduras e legumes	Sem restrição
Laticínios	Leite, manteiga, queijos e derivados (na ausência de intolerância à lactose)
Gorduras	Óleos e azeites
Carnes	Sem restrição
Grãos	Feijão, lentilha, ervilha, grão-de-bico, soja
Sementes e oleaginosas	Nozes, amêndoas, amendoim, castanhas da Amazônia e de caju, avelãs, macadâmias, linhaça, gergelim, abóbora etc.

Fonte: adaptado de Fenacelbra.[30]

Vale ressaltar a importância da avaliação do rótulo dos alimentos industrializados. Conforme determina a Lei n. 10.674/2003, obrigatoriamente devem constar as inscrições "contém glúten" ou "não contém glúten", de forma a auxiliar nas escolhas alimentares dos portadores de doença celíaca.[31]

Os produtos sem glúten industrializados são altamente processados, com grande teor de gordura e carboidratos com a finalidade de melhorar a aceitação, favorecendo quadros de hiperlipidemia, assim como sobrepeso e obesidade. São significativamente mais baixos em folatos, ferro e geral em vitaminas B.[32]

CONSIDERAÇÕES FINAIS

O acompanhamento nutricional de crianças com DII é de extrema importância, tendo em vista as complicações nutricionais decorrentes da doença, tal como o comprometimento do crescimento.[16]

Pacientes que seguem uma dieta sem glúten estão suscetíveis a deficiências nutricionais, pela restrição alimentar necessária no tratamento da doença.[33] O monitoramento nutricional em pacientes pediátricos com doença celíaca é importante para o monitoramento da adesão ao tratamento e de possíveis complicações da dieta isenta de glúten.[34]

REFERÊNCIAS BIBLIOGRÁFICAS

1. Maranhão DDA, Vieira A, Campos T. Características e diagnóstico diferencial das doenças inflamatórias intestinais. JBM. 2015;103(1).
2. Miszputen SJ. Guia de gastroenterologia. 2 ed. Barueri: Manole; 2007.
3. Cuppari L. Guia de nutrição: nutrição clínica no adulto. 2 ed. Barueri: Manole; 2005.
4. Santos GM, Silva LR, Santana GO. Repercussões nutricionais em crianças e adolescentes na presença de doenças inflamatórias instetinais. Rev Paul Pediatr. 2014;32(4):403-11.
5. Sociedade Brasileira de Pediatria. Alerta sobre doenças crônicas intestinais merece atenção redobrada, afirma DC de Gastroenterologia da SBP. Available: https://www.sbp.com.br/imprensa/detalhe/nid/alerta-sobre-doencas-cronicas-intestinais-merece-atencao-redobrada-afirma-dc-de gastroenterologia-da-sbp/ (acesso 29 ago 2020).
6. Rosen MJ, Dhawan A, Saeed SA. Inflammatory bowel disease in children and adolescents. JAMA Pediatr. 2015;169(11):1053-60.
7. Arai K. Doença inflamatória intestinal muito precoce: um campo desafiador para gastroenterologistas pediátricos. Pediatr Gastroenterol Hepatol Nuts. 2020;23(5):411-22.
8. Wędrychowicz A, Zając A, Tomasik P. Advances in nutritional therapy in inflammatory bowel diseases: review. World J Gastroenterol. 2016;21[22(3)]:1045-66.
9. Araújo SEA, Oliveira Jr O, Moreira JPT, Habr-Gama A, Cerski CTS, Caserta NMG. Projeto Diretrizes. Doença de Crohn intestinal: manejo. Associação Médica Brasileira e Conselho Federal de Medicina; 2008.
10. Barbiéri D. Doenças inflamatórias intestinais. J Pediatria. 2000;76(Supl.2).
11. Wiskin AE, Owens DR, Cornelius VR, Wootton SA, Beattie RM. Paediatric nutrition risk scores in clinical practice: children with inflammatory bowel disease. J Hum Nutr Diet. 2012;25:319e22.
12. Heuschkel R, Salvestrini C, Beattie RM, Hildebrand H, Walters T, Griffiths A. Guidelines for the management of growth failure in childhood inflammatory bowel disease. Inflamm Bowel Dis. 2008;14:839e49.
13. Sawczenko A, Ballinger AB, Savage MO, Sanderson IR. Clinical features affecting final adult height in patients with pediatric-onset Crohn's disease. Pediatrics. 2006;118(1):124-9.
14. Semeao EJ, Stallings VA, Peck SN, Piccoli DA. Vertebral compression fractures in pediatric patients with Crohn's disease. Gastroenterol. 1997;112(5):1710-13.
15. Pappa HM, Gordon CM, Saslowsky TM, Zholudev A, Horr B, Shih M-C, et al. Vitamin D status in children and young adults with inflammatory bowel disease. Pediatrics. 2006;118(5):1950-61.
16. Sociedade Brasileira de Pediatria. Available: https://www.sbp.com.br/ (acesso 10 set 2020).
17. Huang EY, Devkota S, Moscoso D, Chang EB, Leone VA. O papel da dieta no desencadeamento de distúrbios inflamatórios humanos na era moderna. Microbios Infect. 2013;15:765-74.
18. Hildebrandt MA, Hoffmann C, Sherrill-Mix SA, Keillbaugh SA, Hamady M, C Y-Y, et al. Dieta rica em gordura determina a composição do microbioma intestinal murina independentemente da obesidade. Gastroenterologia. 2009;137:1716-24.
19. Nestlé. Manual de nutrição, dieta e doença inflamatória intestinal.
20. Hart L, Farbod Y, Szamosi JC, Yamamoto M, Britz-McKibbin P, Halgren C, et al. Effect of exclusive enteral nutrition and corticosteroid induction therapy on the gut microbiota of pediatric patients with inflammatory bowel disease. Nutrients. 2020;12(6):1691.
21. Obih C, Wahbeh G, Lee D, Braly K, Giefer M, Shaffer ML, et al. Specific carbohydrate diet for pediatric inflammatory bowel disease in clinical practice within an academic IBD center. Nutrition. 2016;32(4):418-25.

22. Britto S, Kellermeyer R. Monotonia de carboidratos como proteção e tratamento para doença inflamatória intestinal. J Crohn's Colitis. 2019;13(7):942-8.
23. Jeong DY, Kim S, Son MJ, Son CY, Kim JY, Kronbichler A, et al. Shin induction and maintenance treatment of inflammatory bowel disease: a comprehensive review. Autoimmun Rev. 2019;18:439-54.
24. Dia AS, Whitten KE, Sidler M, Lemberg DA. Revisão sistemática: terapia nutricional na doença pediátrica de Crohn. Aliment Pharmacol Ther. 2008;27:293-307.
25. Afzal NA, Davies S, Paintin M, Arnaud-Battandier F, Walker-Smith JA, Murch S, et al. A doença de Colonic Crohn em crianças não responde bem ao tratamento com nutrição enteral se o íleo não estiver envolvido. Dig Dis Sci. 2005;50:1471-5.
26. Verma S, Brown S, Kirkwood B, Giaffer MH. Dieta polimérica versus elementar como tratamento primário na doença ativa de Crohn: um ensaio randomizado, duplo-cego. Am J Gastroenterol. 2000;95:735-9.
27. Johnson T, Macdonald S, Hill SM, Thomas A, Murphy MS. Tratamento da doença ativa de Crohn em crianças que utilizam nutrição enteral parcial com fórmula líquida: um ensaio controlado randomizado. Gut. 2006;55:356-61.
28. Snyder J, Decker Butzner J, DeFelice AR, Fasano A, Guandalini S, Liu E, et al. Evidence-informed expert recommendations for the management of celiac disease in children. Pediatrics. 2016;138(3):e20153147.
29. Utiyama SRR, Reason IJTM, Kotze LMS. Aspectos genéticos e imunopatogênicos da doença celíaca: visão atual. Arq Gastroenterol. 2004
30. Fenacelbra – Federação Brasileira de Celíacos. Available: https://www.sbp.com.br/especiais/pediatria-para-familias/doencas/doenca-celiaca/ (acesso 31 ago 2020).
31. Anvisa – Agência Nacional de Vigilância Sanitária. Available: http://portal.anvisa.gov.br/ (acesso 12 set 2020).
32. Cilleruelo ML, Roman-Riechmann E, Sanchez-Valverde F, Donat E, Manuel-Ramos J, Martín-Orte E, et al. Spanish national registry of celiac disease: incidence and clinical presentation. J Pediatr Gastroenterol Nutr. 2014;59:522-6.
33. Penagini F, DiLillo D, Meneghin F, Mameli C, Fabiano V, Zuccotti GV. Dieta sem glúten em crianças: uma abordagem para uma dieta nutricionalmente adequada e equilibrada. Nutrientes. 2013;5:4553-65.
34. Walkler-Smith JA. Celiac disease. In: Walker AW, Durie PR, Hamilton JR, Walker-Smith JA, Watkins JB (eds). Pediatric gastrointestinal disease. Hamilton: BC Decker Inc; 2000. p.727-46.
35. Rashid M, Rashid H. Doença celíaca no Paquistão: uma revisão bibliográfica do status atual da pesquisa. J Pak Med Assoc. 2019;69(12):1883-8.

CAPÍTULO 6

Terapia nutricional na alergia alimentar

Carla Moura Yazigi Sarcinella
Milena Biazi Prado Pereira
Érika Suiter

INTRODUÇÃO

É comum confundir intolerância com alergia alimentar, pois, na maioria das vezes, esses termos são utilizados incorretamente como sinônimos. Ambos representam alguns tipos de reações adversas a um alimento ou substância alimentar, o que pode ser classificado como reação tóxica, intolerância ou hipersensibilidade (alergia). A intolerância alimentar depende da suscetibilidade individual, e não de mecanismos imunológicos. Provavelmente é a causa mais frequente de reações adversas aos alimentos, decorrente de defeitos absortivos e enzimáticos congênitos ou adquiridos. O diagnóstico geralmente é clínico, com base nos sinais e sintomas do paciente.[1]

Segundo as diretrizes do Instituto Nacional de Alergia e Doenças Infecciosas dos EUA (NIAID), de 2010, a alergia alimentar é um "efeito adverso à saúde decorrente de uma resposta imunológica específica que ocorre repetidamente na exposição a um determinado alimento".[2] No Brasil, o Consenso de Alergia Alimentar (2018) define a alergia alimentar como "uma doença consequente a uma resposta imunológica anômala, que ocorre após a ingestão e/ou contato com determinado(s) alimento(s)".

A doença alérgica pode ser vista como uma manifestação precoce de desregulação imunológica.[3] Ocorre uma falha na supressão da resposta imunológica em relação a determinada proteína, e consequente falha no mecanismo de tolerância. Mesmo com diversos estudos e trabalhos nas últimas décadas, não se sabe ainda qual o motivo do desenvolvimento de alergia em vez de tolerância.[1]

A alergia alimentar é mais prevalente nos primeiros anos de vida. Estima-se que, em menores de 3 anos, essa taxa seja de aproximadamente 6%; e de 3,5% em adultos. Além disso, há evidências que demonstram um aumento nesses números.[1,3,4]

É um tema de extrema importância em pediatria, uma vez que pode se associar a significativa morbidade, impactando negativamente na sobrevida e na qualidade de vida da criança, se não for tratada adequadamente.[5]

CLASSIFICAÇÃO E MANIFESTAÇÕES

As reações adversas a alimentos são qualquer reação anormal decorrente de um alimento ou aditivo alimentar, e podem ser:

1. Tóxicas: ocorrem em todas as pessoas, desde que a dose suficiente tenha sido tomada. Exemplo: a ingestão de água ou de alimentos contaminados por bactérias, vírus ou suas respectivas toxinas.
2. Não tóxicas: a ocorrência depende da suscetibilidade da pessoa. Podem ser divididas em mecanismos mediados por imunidade (intolerâncias) e mecanismos não mediados por imunidade (alergias – hipersensibilidade).[1,6]

As manifestações da alergia alimentar são bem variadas e dependem de características individuais, do tipo de alimento desencadeante e são classificadas de acordo com os mecanismos fisiopatológicos envolvidos:[1-3]

- Imunológicas: podem ser classificadas segundo o mecanismo imunológico envolvido e dependem da susceptibilidade individual.
  - Mediadas por imunoglobulina E (IgE): são caracterizadas por início agudo e envolvem um ou mais órgãos alvo, como a pele (urticária e angioedema), o sistema respiratório (broncoespasmo, coriza, rinoconjuntivite e asma), o trato gastrointestinal (edema e prurido de lábios, língua ou palato, náuseas, vômitos e diarreia), reações sistêmicas (anafilaxia e choque anafilático) e, nos casos mais graves, podendo acometer o sistema cardiovascular.[1,3,7,8] Esse tipo de alergia alimentar é comumente descrito em adultos, associando-se a alimentos, como peixe, crustáceos, amendoim e algumas castanhas.[1]
  - Não mediadas por IgE: são de início retardado ou crônico, com enterocolite, enteropatia e proctite (induzidas por proteína alimentar) como apresentações clínicas frequentes. Uma configuração de IgE "mista" e não IgE, também com um início retardado ou crônico, pode se apresentar como dermatite atópica ou como uma das gastroenteropatias eosinofílicas (observadas no diagnóstico e tratamento de alergia ao leite de vaca).[3,7]
  - Reações mistas (mediadas por IgE e hipersensibilidade celular).

- Não imunológicas: dependem principalmente da substância ingerida (p. ex., toxinas bacterianas presentes em alimentos contaminados) ou das propriedades farmacológicas de determinadas substâncias presentes em alimentos (p. ex., cafeína no café). Elas também podem ser desencadeadas pela fermentação e pelo efeito osmótico de carboidratos ingeridos e não absorvidos (p. ex., intolerância por má absorção de lactose ou por outros carboidratos não completamente absorvidos conhecidos pela sigla FODMAP (F: fermentáveis; O: oligossacarídeos, como frutanos, galacto-oligossacarídeos; D: dissacarídeos, como lactose, sacarose; M: monossacarídeos, como frutose; e P: polióis, como sorbitol, manitol, xilitol).[3,9]

Com base em suas propriedades moleculares, biológicas e bioquímicas, as proteínas alergênicas são capazes de iniciar as respostas imunes, inatas e adaptativas durante o processo de sensibilização, que, em última análise, resulta na produção de IgE específicas para o alérgeno. Essas proteínas são reconhecidas por células epiteliais e células dendríticas que produzem sinais para polarizar a resposta imune em direção a um fenótipo Th2. A decisão de uma proteína ser tratada como alérgeno pelo organismo é tomada pelo sistema imune inato. É provável que as proteínas alergênicas possuam características moleculares que as habilitem a ativar os receptores de reconhecimento de padrões de células imunes inatas para induzir uma polarização Th2 da resposta imune subsequente.[10,11]

ALÉRGENOS ALIMENTARES

Alérgenos alimentares são glicoproteínas hidrossolúveis de elevado peso molecular.[1]

Segundo a Portaria RDC n. 26, de 2015, Lei n. 10.674/2003, os alimentos considerados alérgenos são:

- Trigo, centeio, cevada, avelã e suas estirpes hibridizadas.
- Peixes e crustáceos.
- Ovos.
- Soja.
- Leite de todas as espécies de animais mamíferos.
- Amendoim, amêndoa, avelã, castanhas, castanha de caju, castanha do Brasil ou castanha-do-Pará, macadâmia, nozes-pecãs, pistaches, pinoli.

Alguns alimentos considerados alergênicos e suas proteínas antigênicas podem ser encontrados na Tabela 1.[1]

TABELA 1 Alimentos considerados alérgenos e composição proteica dos alimentos mais comumente responsabilizados pela alergia alimentar[3,12]

Leite de vaca	
Caseínas • Alfacaseínas: alfa-1, alfa-2 • Betacaseínas • Capacaseínas • Gamacaseínas	Proteínas do soro • Betalactoglobulina • Alfalactoalbumina • Proteases e peptonas • Proteínas do sangue • Albumina • Imunoglobulinas
Ovo de galinha	
Clara • Albumina • Ovalbumina • Ovomucoide • Ovotransferrina • Ovomucina • Lisozima	Gema • Grânulo » Lipovitelina » Fosfovitina » Lipoproteína de baixa densidade • Plasma » Lipoproteína de baixa densidade » Livetina
Peixe	
Parvalbuminas (alérgeno M)	
Crustáceos	
Tropomiosinas	
Amendoim	
Albuminas • Aglutininas • Glicoproteínas lecitino-reativas • Inibidores de protease • Inibidores de alfa-amilase • Fosfolipases	Globulinas • Araquina • Conaraquina
Leguminosas	
Leguminas Vicilinas	
Trigo	
Albumina hidrossolúvel	
Globulinas solúveis	
Prolaminas • Gliadinas alfa, beta, gama, ômega	Glutelinas • Gluteninas

(*continua*)

TABELA 1 Alimentos considerados alérgenos e composição proteica dos alimentos mais comumente responsabilizados pela alergia alimentar[3,12] *(continuação)*

Soja	
Globulinas	
7S • Betaconglicina • Beta-amilase • Lipoxigenase • Lecitina	11S • Glicina
Proteínas do soro	
Hemaglutinina inibidor de tripsina	
Urease	

Em tese, todas as proteínas alimentares podem desencadear alergia alimentar.[1] Em crianças pequenas, as alergias alimentares mais significativas são de: leite de vaca (2,5%), ovos (1,3%), amendoim (0,8%), trigo (0,4%), soja (0,4%), nozes (0,2%), peixe (0,1%) e marisco (0,1%). Quase metade das crianças com alergia ao leite de vaca mediada por IgE apresenta sensibilidade a outros produtos alimentares. Geralmente as alergias relacionadas ao leite, soja, ovo e trigo parecem desaparecer na idade adulta. No entanto, as seguintes alergias parecem persistir na idade adulta: marisco (2%), amendoim (0,6%), nozes (0,5%) e peixe (0,4%).[13]

ALERGIA À PROTEÍNA DO LEITE DE VACA (APLV)

As reações adversas ao leite de vaca, indicadas como alergia ou intolerância à proteína do leite de vaca, são uma das reações adversas mais comuns aos alimentos na primeira infância, com incidência variando de 2-5%, quando critérios diagnósticos rígidos são usados.[5,6] A seguir, encontram-se as manifestações clínicas relacionadas à alergia ao leite de vaca (Quadro 1).[7]

QUADRO 1 Manifestações clínicas relacionadas à APLV

Reações gastrointestinais[7,14]
• Síndrome de alergia oral (rara em pacientes pediátricos). • Edema labial (manifestação comumente observada durante a alimentação). Alergia gastrointestinal imediata:[6,7] » Vômito (descrito em crianças como evento isolado e como parte de reações alérgicas/anafiláticas). » Diarreia (geralmente presente, mas não limitada a reações retardadas).
Reações respiratórias mediadas por IgE
• Raramente ocorrem de forma isolada.[15] • Correlacionam-se com diagnóstico grave da APLV.[7] • Rinite (em torno de 70% dos pacientes).

(continua)

QUADRO 1 Manifestações clínicas relacionadas à APLV *(continuação)*

Reações respiratórias mediadas por IgE
• Asma (menos de 8% dos pacientes),[7] porém é grave e pode estar associada a sintomas anafiláticos.[16] É o pior prognóstico em crianças com anafilaxia.[7] • Os sintomas respiratórios podem progredir para alergia respiratória.[7] • A inalação de vapor de leite foi associada a problemas respiratórios graves.[7]
Reações cutâneas mediadas por IgE[7]
• Urticária aguda ou angioedema: » É uma característica da maioria das reações anafiláticas ao leite de vaca. » A urticária por inalação ou contato acidental com a pele costuma ser grave. • Urticária de contato:[7] O padrão varia de irritação a dermatite de contato alérgica. » Erupção cutânea eczematosa generalizada (dermatite de contato sistêmica) está presente. • As reações de contato são frequentes em pacientes com dermatite atópica.
Reações de início tardio[7]
• Sintomas não mediados por IgE. • Principalmente localizado no trato gastrointestinal. • Normalmente se desenvolve 1 a várias horas ou mesmo dias após a ingestão. • Nenhum teste de laboratório confiável para diagnosticar alergia ao leite de vaca de início tardio: os resultados do teste de IgE são negativos. • Pele: » Dermatite atópica. • Trato gastrointestinal: » Doença do refluxo gastroesofágico. » Esofagite eosinofílica alérgica. » Síndrome de enterocolite induzida por proteína alimentar, cuja causa primária é a alergia ao leite de vaca. » Síndrome de enteropatia induzida por leite de vaca e má absorção secundária de lactose. » Constipação. » Irritabilidade severa (cólica). » Gastroenterite e síndrome de proctocolite induzida por leite de vaca (distúrbio relativamente benigno). » Síndrome do intestino irritável. » Sintomas semelhantes a doença do refluxo gastroesofágico. • Sistema respiratório: » Doença pulmonar crônica induzida por leite. » Síndrome de Heiner.

APLV: alergia à proteína do leite de vaca; IgE: imunoglobulina E.

A dermatite atópica está mais frequentemente presente como uma lesão eczematosa (após ingestão ou contato) e pode envolver respostas cutâneas mediadas ou não por IgE.[7]

Menos de 30% das crianças com dermatite atópica moderada a grave têm alergia alimentar, e a alergia ao leite de vaca é a segunda alergia alimentar mais comum nessa população. Quanto mais cedo a idade de início, maior serão a gravidade e a frequência dos níveis elevados de IgE do leite de vaca. O diagnóstico apropriado e as dietas de eliminação frequentemente levam à melhora dos sintomas.[7]

Em relação às síndromes gastrointestinais, os sintomas frequentemente incluem náusea, vômito, dor abdominal, diarreia, com doença crônica, má absorção e deficiência de crescimento ou perda de peso.[7]

A síndrome de Heiner é uma forma muito rara de hemossiderose pulmonar causada por alergia ao leite de vaca. Crianças pequenas geralmente apresentam infiltrados pulmonares recorrentes associados a tosse crônica, taquipneia, sibilância, estertores, febres recorrentes e deficiência de crescimento. Anticorpos precipitantes do leite são encontrados no plasma sanguíneo. Os sintomas geralmente desaparecem após uma dieta de eliminação.[7]

O diagnóstico preciso da APLV é ainda um grande desafio, já que muitos dos sintomas são inespecíficos e os testes diagnósticos ainda apresentam muitas limitações. As dificuldades são ainda maiores nas manifestações digestivas não IgE mediadas, por não serem imediatas e pela ausência de exames laboratoriais com boa sensibilidade e especificidade.[5] De acordo com o Consenso Brasileiro de Alergia alimentar (2018), na suspeita do diagnóstico, deve ser realizada dieta de exclusão e posteriormente o teste de provocação oral (TPO) a fim de se obter resposta clínica favorável.

MANEJO NUTRICIONAL

Apesar do risco a reações alérgicas graves e de morte, não há tratamento atual para alergia alimentar. A doença só pode ser controlada evitando o alérgeno ou tratando os sintomas.[2]

O tratamento é baseado na exclusão ou eliminação do alérgeno alimentar, sendo caracterizada como "dieta de exclusão ou dieta de eliminação". O principal objetivo desse manejo nutricional é a retirada das proteínas da dieta relacionadas com os sintomas clínicos, e deve ser utilizado por pacientes com sintomas persistentes.[1]

A dieta de exclusão, além de ser considerada base para o tratamento dietético, é instrumento fundamental no diagnóstico da alergia alimentar, pois possibilita a comprovação da suspeita de alergia alimentar quando ocorrem o desaparecimento dos sintomas e o reaparecimento deles após a reintrodução do(s) alimento(s) suspeito(s). Assim, o resultado é considerado positivo para alergia alimentar àquele(s) determinado(s) alimento(s).[1]

Segundo Speridião,[1] a dieta de exclusão tem como objetivos eliminar ou retirar alimentos relacionados aos sintomas considerados muito alergênicos, evitar alimentos industrializados ou todos aqueles com composição desconhecida, promover oferta energética e de nutrientes suficientes para atender às necessidades do indivíduo e reintroduzir gradativamente os alimentos excluídos da dieta de acordo com a resposta clínica.

A leitura dos rótulos dos alimentos e/ou produtos industrializados é essencial antes da oferta ao paciente, pois pode haver indicação explícita da presença do alérgeno alimentar ou não, o que torna esse produto uma fonte oculta do alérgeno.[1]

A Tabela 2 apresenta os alimentos e/ou produtos industrializados com base nos termos e expressões que indicam a presença do alérgeno e suas fontes ocultas.[1]

TABELA 2 Relação dos termos e expressões que indicam a presença do alérgeno e suas fontes ocultas

Indicam a presença	Fontes ocultas
Trigo	
Glúten, farinha, farelo, semolina, triticale, amido, amido gelatinizado, proteína vegetal hidrolisada	Balas, bebidas alcoólicas, chocolates, embutidos, sopas prontas, sorvetes, molhos cremosos, temperos prontos
Soja	
Proteína vegetal texturizada, aromatizante artificial e natural, amido vegetal, *shoyu*	Alimentos integrais, atum enlatado, balas, biscoitos em geral, cereais matinais, doces, embutidos, carnes bovina e de frango, missô, molhos em geral, produtos de panificação, sopas, tofu, cosméticos e medicamentos
Castanhas/sementes	
Gianduia, marzipã, *nougat, carité, praliné*, noz de ginkgo, pesto, noz-pili, noz-pecã	Alimentos integrais, balas, barras energéticas, biscoitos, cafés flavorizados, cereais matinais, chocolates, molhos, mortadela, sobremesas (pistache), loções e sabonete.

Fonte: Speridião.[1]

A exclusão do antígeno da dieta na APLV, no caso, a proteína do leite de vaca, fornece informações diagnósticas e, ao mesmo tempo, melhora dos sintomas. Caso não haja melhora dos sintomas, ou não se trata de APLV ou não foram excluídos todos os antígenos. Se a dieta de exclusão tiver êxito, o TPO é indicado, para confirmar o diagnóstico.[5]

Além da exclusão das proteínas do leite de vaca da dieta, deve-se também evitar a inalação e o contato com a pele.[5]

No caso de recém-nascido e lactente em aleitamento materno, é recomendada a dieta de restrição para a mãe nutriz. Para os que estão em uso de fórmulas infantis, deve-se avaliar a melhor opção, de acordo com a idade e o quadro clínico do paciente.[5]

A Tabela 3 demonstra as opções mais adequadas de fórmulas infantis, de acordo com as manifestações clínicas da APLV.[5]

TABELA 3 Opções mais adequadas de acordo com as manifestações clínicas da APLV

Fórmula	Recomendações
Soja	• Melhor resultado em IgE mediada, barreira intestinal íntegra. • Enteropatia alérgica: não é considerada boa opção terapêutica. • Preferência dos pais (desde que bem tolerada): devido ao alto custo das fórmulas extensamente hidrolisadas e em casos de indivíduos veganos. • Pacientes que não aceitaram fórmula extensamente hidrolisada, pela palatabilidade. • Fórmulas à base de soja não são apropriadas para lactentes menores de 6 meses.
Fórmula extensamente hidrolisada	• Com lactose: pacientes com APLV e contração normal de lactase; alergia alimentar IgE mediada (se tolerantes); proctocolite alérgica, sem enteropatia associada; sem diarreia ou assaduras (má absorção de lactose). • Sem lactose: pacientes com APLV e intolerância à lactose.
Fórmula de aminoácidos livres	• Primeira opção: em casos graves. • Segunda opção: refratariedade às fórmulas extensamente hidrolisadas (residual alergênico), não aceitação da fórmula extensamente hidrolisada pela palatabilidade.
Fórmula parcialmente hidrolisada	Não é recomendada para tratamento pelo alto potencial alergênico
Fórmula à base de proteína hidrolisada do arroz	Suplementada para alcançar as recomendações nutricionais do lactente. Pode ser utilizada do nascimento aos 3 anos de idade para alergias IgE mediada e não mediada.
Leite de outros mamíferos	Não é recomendado pelo alto potencial alergênico.
Leite de arroz, de amêndoas, de aveia	Não são recomendados devido à inadequação nutricional.

APLV: alergia à proteína do leite de vaca; IgE: imunoglobulina E.
Fonte: Consenso Brasileiro sobre Alergia Alimentar[5] e SBP.[17]

As crianças com reações imediatas e graves (IgE mediadas) devem, a princípio, permanecer com a dieta de exclusão por até 12-18 meses. Antes do TPO, deve ser dosado o IgE específico. Caso esteja muito elevado, o teste deve ser adiado. Importante ressaltar que o desafio oral deve ser realizado em ambiente hospitalar, permitindo assim o tratamento adequado em casos de anafilaxia.[5]

Nos casos de enteropatia ou proctocolite, se o diagnóstico de APLV for comprovado em crianças de até um ano de vida, o lactente deve ser mantido com a dieta de exclusão por pelo menos seis meses ou até 9-12 meses de vida, sendo que o desafio oral deve ser realizado para a liberação da proteína do leite de vaca na dieta.[5]

Muitas vezes o tratamento da alergia alimentar pode se transformar em uma tarefa árdua, já que os antígenos mais envolvidos estão presentes frequentemente na culinária habitual (p. ex., leite de vaca, ovo, trigo), sobretudo quando a criança já se encontra na idade escolar e está em período de socialização.[17]

É imprescindível que o tratamento da alergia seja feito por meio de uma abordagem multiprofissional e interdisciplinar, com a atuação do nutricionista em conjunto com o médico e demais profissionais envolvidos durante todo o acompanhamento.[1]

GESTANTES

Estudos têm demonstrado que exposições ambientais, incluindo dieta materna, equilíbrio de nutrientes, colonização microbiana e exposição a toxinas, podem influenciar direta e indiretamente a programação imunológica tanto na gravidez quanto no período pós-natal.[4]

Importante destacar que as evidências atuais desencorajam a restrição de qualquer alimento na alimentação da gestante e lactante como forma de prevenir o desenvolvimento de alergias alimentares em seus filhos. A exclusão de potenciais alérgenos alimentares na gestante foi associada à perda de peso do feto; na lactante, a restrição dietética não demonstrou papel preventivo no aparecimento de dermatite atópica aos 18 meses ou na sensibilização a alérgenos alimentares no primeiro, segundo ou sétimo ano de vida. A eliminação de alérgenos na dieta materna apenas será considerada se houver manifestação de sintomas de atopia pelo lactente que estiver em aleitamento materno.[17] O estudo ALSPAC (*Avon longitudinal study of parents and children)* analisou o consumo de amendoim na gestação e lactação e não mostrou efeito no desenvolvimento de reações clínicas ou imunológicas ao amendoim em crianças até os 4-6 anos de idade.[3]

CONSIDERAÇÕES FINAIS

O diagnóstico de alergia alimentar é de extrema importância não só por implicar na potencial gravidade clínica, como também pelo seu papel na caminhada da marcha alérgica.

Diagnosticar inadequadamente indivíduos com alergia alimentar pode sujeitá-los desnecessariamente a amplas restrições alimentares, além de risco de problemas nutricionais com dietas de eliminação (p. ex., eliminação de leite ou ovo em crianças), além de causar ansiedade e preocupação significativas, inerentes à alergia.[18]

É essencial atuar na prevenção, não somente por meio da indústria alimentar, para a correta rotulagem dos alimentos, mas também na promoção dos bons hábitos alimentares e na educação da criança alérgica.

Recomenda-se que as crianças com diagnóstico de alergia alimentar sejam acompanhadas por equipe multiprofissional especializada e treinada, de forma que sejam reconhecidos sinais precoces, e o mais cedo possível iniciado o tratamento para prevenir complicações e a piora da qualidade de vida.

REFERÊNCIAS BIBLIOGRÁFICAS

1. Speridião PGL. Alergias e intolerâncias alimentares. In: Rossi L, Poltronieri F. Tratado de nutrição e dietoterapia. Rio de Janeiro: Guanabara Koogan; 2019.
2. Boyce JA, Assa'ad A, Burks AW, Jones SM, Sampson HA, Wood RA, et al. Guidelines for the diagnosis and management of food allergy in the united states: report of the NIAID-sponsored expert panel. J Allergy Clin Immunol. 2010;126(6 Suppl.):S1-58.
3. Campbell DE, Boyle RJ, Thornton CA, Prescott SL. Mechanisms of allergic disease: environmental and genetic determinants for the development of allergy. Clin Exp Allergy. 2015;45:844-58.
4. Sicherer SH, Sampson HA. Food allergy: epidemiology, pathogenesis, diagnosis, and treatment. J Allergy Clin Immunol. 2014;133:291-307.
5. Consenso Brasileiro sobre Alergia Alimentar: 2018 - Parte 1 - Etiopatogenia, clínica e diagnóstico. Documento conjunto elaborado pela Sociedade Brasileira de Pediatria e Associação Brasileira de Alergia e Imunologia. Arq Asma Aler Imunol. 2018;2(1):7-38.
6. Sociedade Brasileira de Pediatria. Tratado de pediatria: Sociedade Brasileira de Pediatria. 4ª ed. Barueri: Manole, 2017.
7. Sprikkelman AB, Heymans HS, Van Aalderen WM. Development of allergic disorders in children with cow's milk protein allergy or intolerance in infancy. Clin Exp Allergy. 2000;30:1358-63.
8. Fiocchi A, Schunemann H, Brozek J, Restani P, Beyer K, Troncone R, et al. Diagnosis and rationale for action against cow's milk allergy (DRACMA): a summary report. J Allergy Clin Immunol. 2010;126:1119-28.
9. Remes S, Kulmala P. The interplay between risk and preventive factors explains why some children develop allergies to certain foods and others show tolerance. Acta Paediatr. 2018;107(10):1677-83.
10. Gibson PR. History of the low FODMAP diet. J Gastroenterol Hepatol. 2017;32(Suppl 1):5-7.
11. Matricardi PM, Kleine-Tebbe J, Hoffmann HJ, Valenta R, Hilger C, Hofmaier S, et al. EAACI molecular allergology user's guide. Pediatr Allergy Immunol. 2016;27(S23):1-250.
12. Anvisa. RDC 20/2015. Lei n. 10.674/2003 de 16 de maio de 2003. Ministério da Saúde - MS. Agência Nacional de Vigilância Sanitária - Anvisa. Available: file:///C:/Users/HSL/Downloads/resolucao-rdc-no-26-de-2-de-julho-de-2015.pdf (acesso 2 set 2020).
13. Al-Rabia MW. Food-induced immunoglobulin E-mediated allergic rhinitis. J Microsc Ultrastruct. 2016:4(2):69-75.
14. Suggi K, Tachimoto H, Syukuya A, Suzuki M, Ebisawa M. Association between childhood oral allergy syndrome and sensitization against four major pollens (Japanese cedar, orchard grass, short ragweed, alder). Arerugi. 2006;55:1400-8.
15. Spergel JM, Fiedler J. Food Allergy and additivies: triggers in asthma. Immunol Allergy Clin North Am. 2005;25:149-67.
16. Caffarelli C, Garrubba M, Greco C, Mastrorilli C, Dascola CP. Asthma and food allergy in children: is there a connection or interaction? Front Pediatr. 2016;4:34.
17. Sociedade Brasileira de Pediatria - Departamento de Nutrologia. Manual de alimentação: orientações para alimentação do lactente e do adolescente, na escola, na gestante, na prevenção de doenças e segurança alimentar/ Sociedade Brasileira de Pediatria. Departamento Científico de Nutrologia. 4ª ed. São Paulo: SBP; 2018.
18. Chafen JJ, Newberry SJ, Riedl MA, Bravata DM, Maglione M, Suttorp MJ, et al. Diagnosing and managing common food allergiers: a systematic review. JAMA. 2010;303(18):1848-56.

Manejo nutricional no paciente crítico

Danile Leal Barreto Sampaio
Marina Campos Russo

INTRODUÇÃO

O Ministério da Saúde define paciente crítico como "aquele que se encontra em risco iminente de perder a vida ou função de órgão/sistema do corpo humano, bem como aquele em frágil condição clínica decorrente de trauma ou outras condições relacionadas a processos que requeiram cuidado imediato clínico, cirúrgico, gineco-obstétrico ou em saúde mental".[1]

São pacientes que necessitam de internação em unidades de terapia intensiva (UTI) e apresentam comprometimento nas funções dos principais órgãos ou sistemas fisiológicos, podendo cursar com perda de autorregulação e necessidade de substituição artificial contínua.[2]

As principais causas que levam um paciente ao estado crítico são: politraumas, queimadura de área corporal extensa, pós-operatório de cirurgias de grande porte ou qualquer condição clínica ou cirúrgica que promova resposta fisiopatológica com alterações hemodinâmicas e metabólicas importantes.[2]

O atendimento ao paciente grave deve ser conduzido de forma individualizada e baseada na complexidade de sua morbidade, pois tende a ter como característica o hipermetabolismo, que leva a complicações fisiológicas e metabólicas, além de maior oxidação de lipídeos, carboidratos e proteínas.[3,4]

A abordagem nutricional tem ganhado, cada vez mais, reconhecimento, visto que o estado nutricional desempenha papel fundamental no desfecho de pacientes criticamente doentes, como mortalidade, complicações infecciosas e tempo de permanência em UTI.[5]

TERAPIA NUTRICIONAL

A terapia nutricional (TN) é o conjunto de procedimentos terapêuticos para manutenção ou recuperação do estado nutricional, podendo ser oral, enteral ou parenteral.[6] A terapia nutricional enteral (TNE) é comumente utilizada em UTI.

A American Society for Parenteral and Enteral Nutrition (ASPEN) recomenda que, sempre que possível, a TNE seja a principal fonte de oferta energético-proteica para o paciente crítico, pois ajuda a manter a integridade e motilidade do trato gastrointestinal, além de prevenir a atrofia intestinal. A TNE também pode proporcionar melhoras clínicas positivas quando seu início é precoce, ou seja, nas primeiras 24-48 horas do horário da admissão, e associada à oferta de pelo menos 2/3 das necessidades nutricionais diárias do paciente.[5]

Ainda assim, a TNE é um grande desafio na UTI, pois o fornecimento das necessidades diárias do paciente crítico por essa via pode ser prejudicado por uma série de fatores, como pausas para procedimentos e exames, intercorrências com a sonda e manifestações gastrointestinais de intolerância.[7] O uso de drogas vasoativas em doses elevadas, assim como de opioides e sedativos, contribui para reduzir a perfusão e/ou motilidade do trato gastrointestinal (gastroparesia e/ou íleo paralítico), atrasando o início da TNE e sua evolução.

Estudos apontam que em diversos casos não é ofertada toda a dieta prescrita em 24 horas, o que pode levar a piora do quadro clínico, bem como maior probabilidade de mortalidade nessa população.[7]

Deve-se dar preferência para a sonda em posição gástrica, enquanto o posicionamento pós-pilórico está indicado para pacientes com alto risco de broncoaspiração, ou que apresentam intolerância ao posicionamento gástrico.[5]

Atualmente, não existe embasamento científico suficiente para recomendar, de forma segura, a escolha entre infusão contínua ou intermitente da TNE.[5]

A nutrição parenteral (NP) pode ser utilizada de maneira complementar à nutrição enteral (NE) ou de forma exclusiva nos casos que não é possível iniciar a NE após a primeira semana na unidade de terapia intensiva pediátrica (UTIP), para crianças eutróficas ou com baixo risco nutricional. Para crianças gravemente desnutridas ou com alto risco nutricional, sugere-se o início da NP ainda na primeira semana, caso os pacientes não tolerem progressão do volume de NE.[5]

Na prática clínica, o início e/ou manutenção e evolução da TN da criança gravemente doente estão diretamente associados à sua estabilidade hemodinâmica, que é monitorada a partir da pressão arterial, débito urinário, perfusão sanguínea, saturação, lactato e eletrólitos. Esses controles também devem ser considerados por todos os membros da equipe multidisciplinar no momento da discussão com a equipe médica para introdução e evolução da TN.

NECESSIDADES NUTRICIONAIS

Os pacientes pediátricos apresentam particularidades inerentes às fases de crescimento e desenvolvimento. A estimativa de requerimentos nutricionais deve refletir os gastos relacionados aos processos biológicos, ao crescimento, estado nutricional, nível de movimentação e condição clínica.[8]

Nas crianças gravemente doentes, as alterações metabólicas e endócrinas associadas às dificuldades de alimentação, causadas por intolerâncias e interrupções de dieta para procedimentos, exames e/ou intercorrências clínicas, proporcionam um déficit cumulativo de macronutrientes e favorecem a desnutrição. Esta, por sua vez, tende a se agravar durante o tempo de permanência na UTIP e está associada ao aumento de infecções, fraqueza, ventilação mecânica prolongada e recuperação retardada.[9]

Por outro lado, a hiperalimentação também acarreta danos às crianças gravemente doentes e deve ser evitada, principalmente durante a fase aguda da doença. A hiperglicemia, hipertrigliceridemia, aumento da produção de CO_2, circunferência do braço aumentada e rápido ou excessivo ganho de peso são indicativos de hiperalimentação.[9,10]

Dessa forma, o adequado suporte nutricional objetiva minimizar a resposta ao estresse metabólico e favorecer a regeneração tecidual, reduzindo os danos causados na fase aguda da doença.

Estimar as necessidades calóricas e proteicas do paciente grave é fundamental para o direcionamento e início da TN. Existem inúmeras equações para calcular a necessidade calórica, sendo a calorimetria indireta o padrão-ouro e primeira opção recomendada pela ASPEN. Entretanto, trata-se de uma técnica que demanda tempo, equipamento específico e profissionais capacitados. Outra limitação é a falta de um calorímetro calibrado e validado para a população crítica pediátrica.[11] Um estudo realizado em 156 UTIP, em 52 países, mostrou que apenas 14-17% tinham acesso a esse dispositivo.[12]

Entre outras formas de medir o gasto energético estão a calorimetria direta e o método da água duplamente marcada, contudo não são aplicáveis a pacientes instáveis e/ou com alterações metabólicas constantes.[11] Dessa forma, as equações preditivas tornam-se as melhores opções e as mais utilizadas para estimativa de gasto energético, por serem de fácil acesso e aplicabilidade.

A ASPEN[10] e a European Society of Pediatric and Neonatal Intensive Care (ESPNIC)[9] recomendam, para estimar o gasto energético de pacientes críticos pediátricos, as equações de Schofield[13] ou a da Food and Agriculture Organization (FAO)/World Health Organization (WHO),[14] conforme apresentado nas Tabelas 1 e 2. Mas orientam quanto ao uso cauteloso dos fatores de correção (Tabelas 3), a fim de evitar a hiperalimentação.[9,10]

TABELA 1 Recomendações de estimativa de gasto energético basal, segundo Schofield (1985)

Idade (anos)	Equação
	Masculino
0-3	(0,167 x P [kg]) + (15,174 x E [cm]) – 617,6
3-10	(19,59 x P [kg]) + (1,303 x E [cm]) + 414,9
10-18	(16,25 x P [kg]) + (1,372 x E [cm]) + 515,5
	Feminino
0-3	(16,252 x P [kg]) + (10,232 x E [cm]) – 413,5
3-10	(16,969 x P [kg]) + (1,618 x E [cm]) + 371,2
10-18	(8,365 x P [kg]) + (4,65 x E [cm]) + 200

E: estatura; P: peso.
Fonte: Schofield WN.[13]

TABELA 2 Estimativa de gasto energético basal preconizada pela WHO/FAO (1985)

Idade (anos)	Equação
	Masculino
0- 3	(60,9 x P [kg]) – 54
3-10	(22,7 x P [kg]) + 495
10-18	(17,5 x P [kg]) + 651
	Feminino
0-3	(61 x P [kg]) – 51
3-10	(22,5 x P [kg]) + 499
10-18	(12,2 x P [kg]) + 746

FAO: Food and Agriculture Organization; WHO: World Health Organization.
Fonte: WHO/FAO.[14]

TABELA 3 Valores de fator de correção para incremento do gasto energético basal, segundo Schofield (1985)

Doença de base	Fator de correção
Pós-operatório	1,1-1,3
Sepse	1,3
Trauma	1,2-1,6
Queimado	1,2-2

Fonte: Schofield WN.[13]

As equações de Harris-Benedict e da Recommended Dietary Allowances (RDA), desenvolvidas para adultos saudáveis e crianças em crescimento, respectivamente, não são recomendadas para essa população, pois superestimam as necessidades de energia.[9,10]

As proteínas são os principais componentes estruturais e funcionais de todas as células do corpo e, no paciente crítico, desempenham um papel fundamental, devido ao quadro de inflamação que se instala no curso da doença, favorecendo o hipercatabolismo proteico e, consequentemente, o aumento do gasto energético basal, a liberação de aminoácidos do músculo para o fígado, neoglicogênese e a alteração da síntese hepática de proteínas.[15]

Essa cadeia metabólica favorece ainda mais a deterioração do estado nutricional do paciente, já que a perda muscular proveniente do hipercatabolismo proteico é um fenômeno constante, intenso e rápido, que contribui para o agravamento do quadro clínico, o aumento do tempo de permanência na UTI e pior desfecho.[16]

Portanto, esses pacientes costumam apresentar balanço nitrogenado negativo, perceptível clinicamente por perda de peso e de massa muscular. Para evitar essas perdas e favorecer um balanço nitrogenado neutro ou levemente positivo, é necessário um aporte proteico de, no mínimo, 1,5 g/kg/dia de proteína (Tabela 4).[10]

TABELA 4 Recomendações de taxa proteica para pacientes criticamente doentes, segundo a ASPEN (2017)

Idade	Proteínas (g/kg/dia)
0-2 anos	2-3
2-13 anos	1,5-2
13-18 anos	1,5

Fonte: ASPEN (American Society for Parenteral and Enteral Nutrition).[10]

AVALIAÇÃO DO ESTADO NUTRICIONAL

A desnutrição de crianças criticamente doentes admitidas nas UTIP é frequente, alcançando a prevalência de 15-25% nos países em desenvolvimento.[9] Estudos realizados no Brasil apontam índices superiores a 50%, entretanto pouco ainda se sabe sobre o estado nutricional desses pacientes durante a permanência e após a alta da UTIP.[17] Além disso, não há uma padronização na forma de avaliá-los, o que compromete ainda mais esses dados.

A avaliação nutricional do paciente crítico pediátrico não é tarefa fácil, uma vez que este pode ter diversos dispositivos que comprometam a adequada aferição, como também pode apresentar alterações no estado de hidratação (edema ou desidratação) que interfiram significativamente nas medidas.

Apesar disso, recomenda-se a utilização dos indicadores antropométricos propostos pela WHO (2006 e 2007) para classificar o estado nutricional por meio dos valores de score z, sendo o indicador de IMC para a idade (para crianças > dois anos) e o indicador de peso para a estatura (para crianças < dois anos).[11] As mensurações das pregas cutâneas, como também da circunferência e da área muscular do braço, podem auxiliar na caracterização das alterações dos depósitos de gorduras e da massa muscular, respectivamente.[17,18]

CONSIDERAÇÕES FINAIS

É alta a prevalência de pacientes admitidos na UTIP com diagnóstico de desnutrição e essa condição tende a se agravar, devido ao intenso catabolismo proteico no decorrer da doença, consequência do estresse metabólico. Dessa forma, o acompanhamento nutricional é fundamental para estipular metas e proporcionar uma terapia nutricional precoce, adequada e suficiente visando contribuir para a melhora clínica, recuperação das medidas antropométricas e redução do tempo de internação.

REFERÊNCIAS BIBLIOGRÁFICAS

1. Brasil. Ministério da Saúde. Secretaria de Atenção à Saúde. Departamento de Atenção Especializada. Manual instrutivo da sala de estabilização: componente da Rede de Atenção às Urgências e Emergências no Sistema Único de Saúde (SUS). Brasília: Ministério da Saúde; 2013.
2. Brasil. Agência Nacional de Vigilância Sanitária. Resolução n. 7, de 24 de fevereiro de 2010. Brasília: Ministério da Saúde; 2010.
3. ASPEN. Board of directors and the clinical guidelines task force. Guidelines for the use of parenteral and enteral nutrition in adult and pediatric patients. J Parenter Enteral Nutr. 2002;26:(1Suppl):1SA-138SA. Erratum in: JPEN J Parenter Enteral Nutr. 2002;26(2):144.
4. Joffe A, Anton N, Lequier L, Vandermeer B, Tjosvold L, Larsen B, et al. Nutritional support for critically ill children (review). Cochrane Database Syst Rev. 2016;5.
5. ASPEN, American Society for Parenteral and Enteral Nutrition and the Society of Critical Care Medicine. Guidelines for the provision and assessment of nutrition support therapy in the pediatric critically ill patient. J Parenter Enteral Nutr. 2017;41(5):706-42.
6. Brasil. Secretaria de Atenção à Saúde. Habilitação dos Serviços de Assistência de Alta Complexidade em Terapia Nutricional Enteral e Enteral-Parenteral. Portaria n. 120, de 14 de abril de 2009. Brasília: Ministério da Saúde; 2009.
7. Mehta NM, Bechard LJ, Zurakowski D, Duggan CP, Keygan DK, et al. Adequate enteral protein intake is inversely associated with 60-d mortality in critically ill children: a multicenter, prospective, cohort study. Am J Clin Nutr. 2015;102:199-206.
8. Cordelini S. Cálculos nutricionais em pediatria. In: Caruso L, Sousa AB. Manual da equipe multidisciplinar de terapia nutricional (EMTN) do Hospital Universitário da Universidade de São Paulo – HU/USP. São Carlos: Ed. Cubo; 2014. p.33-40.
9. Tume LN, Valla FV, Joosten K, Chaparro CJ, Latten L, Marino LV, et al. Nutritional support for children during critical illness: European Society of Pediatric and Neonatal Intensive Care (ESPNIC) metabolism, endocrine and nutrition section position statement and clinical recommendations. Intensive Care Med. 2020;46:411-25.
10. Mehta NM, Skillman HE, Irving SY, Coss-Bu JA, Vermilyea S, Farrington Pharm D, et al. Guidelines for the provision EA, and assessment of nutrition support therapy in the pediatric

critically ill patient: Society of Critical Care Medicine and American Society for Parenteral and Enteral Nutrition. J Parenter Enteral Nutr. 2017 Jul;41(5)706-42.
11. Chaparro CJ, Moullet C, Taffe P, Depeyre JL, Perez M-H, Longchamp D, et al. Estimation of resting energy expenditure using predictive equations in critically ill children: results of a systematic review. J Parenter Enteral Nutr. 2018 Aug;42(6).
12. Kerklaan D, Fivez T, Mehta NM, Mesotten D, van Rosmalen J, Hulst JM, et al. Worldwide survey of nutritional practices in PICUs. Pediatr Crit Care Med. 2015;17:10-8.
13. Schofield WN. Predicting basal metabolic rate, new standards and review of previous work. Hum Nutr Clin Nutr. 1985:39(Suppl.1):5-41.
14. World Health Organization, FAO, and UNU. Energy and protein requirements. Geneva: WHO; 1985.
15. Falcão MC, Nagaiassu M, Feferbaun R Alterações metabólicas na criança gravemente doente. In: Delgado AF. Nutrologia. 2 ed. Barueri: Manole; 2019.
16. Valla FV, Young DK, Rabilloud M, Periasami U, John M, Baudin F, et al. Thigh ultrasound monitoring identifies decreases in quadriceps femoris thickness as a frequent observation in critically ill children. Pediatr Crit Care Med. 2017:18:e339-e347.
17. Delgado AF, Okay TS, Leone C, Nichols B, Del Negro GM, Vaz FAC. Hospital malnutrition and inflammatory response in critically ill children and adolescents admitted to a tertiary intensive care unit. Clinics. 2008;63:357-62.
18. Kathleen J. Motil sensitive measures of nutritional status in children in hospital and in the fild. Int J Cancer. 1998(Suppl.11):2-9.

CAPÍTULO 8

Assistência nutricional no pré e no pós-transplante hepático

Monica Venturineli Ferreira
Danile Leal Barreto Sampaio

INTRODUÇÃO

O transplante hepático é um tratamento muito utilizado em pacientes pediátricos com insuficiência hepática aguda ou outras doenças do fígado em estágio terminal.[1,2] Consiste na substituição do órgão ineficiente por outro sadio. Avanços recentes têm otimizado os resultados desses transplantes em crianças.[3]

Melhoramentos relativamente recentes em técnicas cirúrgicas permitiram o uso de enxertos de fígado de doador vivo em crianças, expandindo a oferta de órgãos disponíveis e reduzindo o tempo na lista de espera para transplante e, consequentemente, o número de mortes nesse cenário. Esse procedimento é denominado transplante intervivos.[3]

A sobrevida de pacientes hepáticos transplantados tem sido otimizada ao longo dos últimos anos devido à evolução no tratamento pré-cirúrgico, medicamentoso e técnicas cirúrgicas. O estágio da doença pré-transplante hepático tem impacto direto em seu curso pós-transplante.[2]

A sobrevida no primeiro ano após o transplante é semelhante entre centros da América Latina e norte-americanos e europeus, girando em torno de 80 e 90%. Na América Latina, o transplante hepático vem crescendo, principalmente no Brasil e na Argentina.[3,4]

Em crianças com atresia de vias biliares é muito comum o crescimento deficiente, além de depleções do estado nutricional.[5]

Para melhor recuperação e desfecho desses pacientes, uma equipe multiprofissional completa e capacitada em gastroenterologia pediátrica torna-se vital.[3]

AVALIAÇÃO DO ESTADO NUTRICIONAL

O diagnóstico mais frequente na população em fila de transplante hepático pediátrico é a atresia de vias biliares (AVB). Crianças com AVB apresentam pior estado nutricional em comparação à população saudável e necessitam de um cuidado individualizado, constante e multifacetado para recuperação do estado nutricional.[5]

Além disso, a sarcopenia também é uma condição bem presente em pacientes pediátricos portadores de doença hepática crônica e merece grande atenção e intervenção.[6]

A desnutrição também está presente em grande parte dos pacientes cirróticos pediátricos e parece estar associada a doenças ósseas (osteopenia/osteoporose), inflamação e estresse sistêmico – com elevadas taxas de TNF-alfa e cortisol.[7]

Um paciente submetido a um transplante hepático em más condições nutricionais possui maior chance de apresentar piores desfechos, maiores complicações e menor expectativa de vida que pacientes eutróficos.[8] O baixo peso corporal (≤ 10 kg) e a desnutrição são alguns determinantes para pior sobrevida do paciente e do enxerto.[9]

A associação entre desnutrição e doença hepática crônica em crianças torna-se preocupante, tendo em vista que a desnutrição é um preditor de resultados piores no transplante de fígado e costuma estar associada ao aumento da morbimortalidade.[10]

Para a antropometria, a aquisição dos dados de peso e estatura assemelha-se das crianças saudáveis, não havendo diferença em suas aferições, exceto pelo fato de essa população necessitar de maiores cuidados na manipulação e melhor olhar clínico. Não existem gráficos específicos para a classificação do estado nutricional dessa população, devendo ser utilizadas as curvas da Organização Mundial da Saúde, de 2006 e 2007.[11]

O peso pode ser, muitas vezes, mascarado ou superestimado pela presença de ascite, edemas e hepatomegalia.[10] Nesse caso, outros dados antropométricos, como circunferência do braço (CB) ou dobra cutânea tricipital (DCT), devem ser utilizados para determinar o estado nutricional de maneira mais fidedigna.[12]

Devem ser utilizadas diversas medidas para melhor avaliação do estado nutricional. Os parâmetros mais utilizados na antropometria desses pacientes estão descritos na Tabela 1.

A frequência da avaliação antropométrica dependerá da gravidade da desnutrição e da situação clínica da criança. Apesar das ferramentas de triagem nutricional desenvolvidas para uso em pediatria geral, até o momento não há nenhuma validada à doença hepática pediátrica crônica.[12]

TABELA 1 Classificação de medidas antropométricas

Parâmetros	Faixa etária	Referência
Estatura/idade	0-19 anos	WHO Child Standards, 2006-2007
Peso/idade	0-10 anos	WHO Child Standards, 2006-2007
Peso/estatura	0-5 anos	WHO Child Standards, 2006-2007
IMC/idade	0-19 anos	WHO Child Standards, 2006-2007
Circunferência do braço	3 meses a 19 anos	WHO Child Growth Standards, 2007, e Frisancho, 1981
Dobra cutânea tricipital	3 meses a 19 anos	WHO Child Growth Standards, 2007, e Frisancho, 1981
Circunferência muscular do braço	1-19 anos	Frisancho, 1981

IMC: índice de massa corporal; WHO: World Health Organization.
Fonte: WHO[11] e Frisancho.[13]

NECESSIDADES E TERAPIA NUTRICIONAL NO PRÉ-TRANSPLANTE HEPÁTICO

Além de minuciosa avaliação nutricional, pacientes pediátricos hepatopatas devem ser acompanhados em suas necessidades nutricionais para a garantia de boa nutrição, principalmente para os candidatos ao transplante hepático.

O fígado está intimamente relacionado ao metabolismo intermediário de proteínas, carboidratos e gorduras, e seu comprometimento interfere em funções vitais do organismo. Além disso, as hepatopatias estão associadas a um estado hipermetabólico, o que contribui substancialmente para agravar o estado nutricional.

Energia

As necessidades energéticas de crianças hepatopatas são um desafio e dependem da gravidade e dos diagnósticos envolvidos. Nesses pacientes, a má absorção e o aumento da demanda energética é individual, o que dificulta a determinação dessas necessidades.

Em geral, eles apresentam necessidades energéticas aumentadas, entre 120-200% das necessidades estimadas para a mesma faixa etária,[14] sendo utilizadas como base para cálculo as recomendações da Dietary Reference Intakes (DRI)[15] (Tabela 2).

Todavia, cada paciente deve ser cuidadosamente avaliado e acompanhado, individualmente, sobretudo pelas complicações que podem ser apresentadas, como a capacidade gástrica reduzida devido a hepatomegalia e ascite, por exemplo.

TABELA 2 Equação para estimar a necessidade energética, segundo as recomendações das DRI, 2010

Bebês e crianças pequenas Necessidade estimada de energia (EER) (Cal/dia)	
0-3 meses de vida	EER = (89 × peso [kg] – 100) + 175
4-6 meses de vida	EER = (89 × peso [kg] – 100) + 56
7-12 meses de vida	EER = (89 × peso [kg] – 100) + 22
13-35 meses de vida	EER = (89 × peso [kg] – 100) + 20
Crianças e adolescentes Necessidade estimada de energia (EER) (Cal/dia)	
Meninos 3-8 anos	EER = 88,5 – (61,9 × idade [anos]) + fator atividade × {(26,7 × peso [kg]) + (903 × estatura [metros]) } + 20
9-18 anos	EER = 88,5 – (61,9 × idade [anos]) + fator atividade × {(26,7 × peso [kg]) + (903 × estatura [metros]) } + 25
Meninas 3-8 anos	EER = 135,3 – (30,8 × idade [anos]) + fator atividade × {(10,0 × peso [kg]) + (934 × estatura [metros]) } + 20
9-18 anos	EER = 135,3 – (30,8 × idade [anos]) + fator atividade × {(10,0 x peso [kg]) + (934 x estatura [metros]) } + 25

Fonte: Dietary Reference Intakes.[15]

Carboidratos

A gliconeogênese está aumentada nesses pacientes devido a alteração na síntese e redução da metabolização da insulina pelo fígado. Ocorre utilização da gordura como substrato energético e catabolismo proteico. A mudança da via metabólica pode resultar em hipoglicemia, hiperglicemia ou intolerância à glicose.

Em alguns casos, na vigência de hipoglicemia, a infusão de glicose torna-se necessária. A oferta de uma taxa calórica adequada, o uso de módulos de carboidrato, o aumento da densidade energética e horários regulares de dieta podem contribuir para a prevenção dessa complicação.

Nos pacientes com má absorção de lipídeos, o carboidrato torna-se o principal aliado para alcançar a meta calórica. O uso de módulos de carboidrato favorece o aumento da densidade energética das preparações. Além disso, há uma infinidade de alimentos e farináceos que podem ser utilizados com essa finalidade, principalmente para a população mais carente.

Proteínas

As necessidades proteicas estão aumentadas devido ao intenso catabolismo, aumento da oxidação de aminoácidos e estado nutricional ruim.[3] Além disso, a redução das proteínas plasmáticas, na insuficiência hepática, está diretamente associada à desnutrição proteico-energética.

Nesse cenário, as necessidades podem girar em torno de 2-4 g/kg/dia. A restrição de proteínas raramente é necessária, sendo utilizados valores abaixo de 2 g/kg/dia apenas temporariamente, no contexto de encefalopatia aguda. Não deve ser estimulada a longo prazo no intuito de evitar o catabolismo endógeno.[10]

Na vigência de encefalopatia hepática, e para sua prevenção, é possível a oferta de proteína de origem vegetal, por conter menor teor de aminoácidos aromáticos.

Lipídeos e vitaminas lipossolúveis

A absorção de gorduras na insuficiência hepática, principalmente nos pacientes com atresia de vias biliares e colestases, está comprometida. A alteração do fluxo biliar nessas condições leva à má absorção dos lipídeos, com consequente esteatorreia e desnutrição.

Não há na literatura uma recomendação específica sobre os percentuais de gordura para pacientes hepatopatas pediátricos, sendo seguidas as recomendações padrões de gordura, em torno de 25-30% do total de calorias.[12]

Na vigência de má absorção de lipídeos, recomenda-se uma dieta hipogordurosa, com acréscimo de triglicerídeos de cadeia média (TCM) em forma de módulos ou a partir de fórmulas infantis que contenham TCM.[16]

As fórmulas enriquecidas com TCM são frequentemente utilizadas em lactentes colestáticos por não necessitarem de sais biliares para a digestão, podendo entrar nos enterócitos por difusão passiva e sendo muito bem toleradas na prática. O aumento da oferta de gordura faz-se necessário pelas perdas fecais excessivas, presentes na maioria dessas crianças. Atenção especial também deve ser dada às vitaminas lipossolúveis, sendo necessários seu acompanhamento e suplementação.[12]

Restrição de sódio

Uma dieta hipossódica deve ser recomendada aos pacientes que apresentem ascite, hipertensão portal, encefalopatia hepática e insuficiência hepática avançada.[16]

NECESSIDADES E TERAPIA NUTRICIONAL NO PÓS-TRANSPLANTE HEPÁTICO

A maioria dos pacientes após transplante hepático dá entrada na unidade de terapia intensiva pediátrica (UTIP) ainda em intubação orotraqueal. Quando estáveis, eles podem ser extubados assim que chegam à UTIP ou até 48 horas após.

Esses pacientes devem ser monitorados quanto a distúrbios hidroeletrolíticos, alterações cardíacas, renais e gastrointestinais. Hipofosfatemia, hipocalcemia, hipomagnesemia e hipocalemia podem desencadear disfunção muscular respiratória e dificultar a extubação. Nos pacientes desnutridos crônicos, a extubação precoce aumenta o gasto energético e promove fadiga muscular.[16]

A sobrecarga de volume para os pacientes pós-transplantados, dentre outros fatores, pode comprometer o sistema cardiovascular, já que mais de 70% costumam apresentar hipertensão arterial.[16] O débito urinário e a oferta de líquidos (balanço hídrico) devem ser monitorados rigorosamente.

O estresse pós-cirúrgico e o uso de corticoides podem levar a hiperglicemia. Entretanto, também é possível que haja hipoglicemia, principalmente na vigência de disfunção do enxerto, que pode levar a convulsões.

Os pacientes costumam retornar do centro cirúrgico com sonda nasogástrica aberta. A distensão abdominal é comum, e pode ocorrer paresia do trato gastrointestinal devido a estresse pós-cirúrgico.

O risco de sangramento digestivo existe devido a maior probabilidade de ulcerações de estômago e duodeno. Esse risco é ainda maior na presença de varizes esofágicas. O sangramento também pode se manifestar na vigência de trombose de veia porta e perfuração acidental de alças intestinais, sendo indicada reabordagem cirúrgica.

No paciente pós-transplantado, o suporte nutricional deve manter-se individualizado. A condição clínica do paciente deve ser monitorada diariamente a fim de discutir com equipe médica e multidisciplinar o melhor momento de reintrodução de dieta, que deve ocorrer o mais precocemente possível. A escolha da via de administração da dieta também depende de sua condição clínica, sendo a via oral a primeira opção.

A dieta deve ser iniciada com volumes pequenos e em intervalos regulares a fim de monitorar a tolerância do paciente. Deve ser progredida diariamente, até que se atinja a meta calórica, de acordo com o estado nutricional e a condição clínica.

Nos pacientes considerados críticos, para suas predições de gastos energéticos e proteicos, podem ser utilizadas as equações específicas já comumente utilizadas para pacientes críticos em geral.

Para os demais pacientes, podem ser utilizadas as DRI para cálculo das calorias (Tabela 2).[15] As proteínas devem ser calculadas de acordo com a recomendação para a idade. O acompanhamento desses pacientes é fundamental para a recuperação do estado nutricional, a fim de favorecer o crescimento e o desenvolvimento adequados.

No pós-cirúrgico tardio, a sarcopenia é um exemplo de condição que pode manter-se, estando associada a menores escores de velocidade de peso e altura, com crescimento deficiente e hospitalização recorrente em crianças pós-transplante.[17] Por outro lado, evitar a obesidade e suas comorbidades também é muito relevante nesse período.[18]

Quanto à suplementação vitamínica desses pacientes, a vitamina D deve continuar sendo monitorada e tratada, já que a permanência de sua deficiência é muito comum. Níveis plasmáticos ideais devem ser mantidos para que não haja complicações decorrentes de sua falta.[18]

CONSIDERAÇÕES FINAIS

Crianças hepatopatas que necessitam passar pelo transplante hepático requerem cuidadoso suporte e avaliação nutricional tanto no pré quanto no pós-transplante.

Dificuldades como capacidade gástrica reduzida, catabolismo decorrente da evolução própria da doença e absorção prejudicada devem ser acompanhadas por profissional capacitado a fim de otimizar o estado nutricional e as taxas de morbimortalidade desses pacientes.

REFERÊNCIAS BIBLIOGRÁFICAS

1. Tannuri ACA, Porta G, Kazue Miura I, Santos MM, Moreira DDAR, de Rezende NMA, et al. Pediatric acute liver failure in Brazil: is living donor liver transplantation the best choice for treatment? Liver Transpl. 2016;22(7):1006-13.
2. Yamamoto H, Khorsandi SE, Cortes-Cerisuelo M, Kawano Y, Dhawan A, McCall J, et al. Outcomes of liver transplantation in small infants. Liver Transpl. 2019;25(10):1561-70.
3. Cuenca AG, Kim HB, Vakili K. Pediatric liver transplantation. Semin Pediatr Surg. 2017:26(4):217-23.
4. Feier F, Antunes E, D'Agostino D, Varela-Fascinetto G, Jarufe N, Patillo JC, et al. Transplante hepático pediátrico na América Latina: onde estamos? Pediatric Transpl. 2016;20(3):408-16.
5. Solanki S, Bhatnagar V, Agarwala S, Lodha R, Gupta N, Singh MK. Nutritional status of children with biliary atresia and the role of portoenterostomy to improve nutrition. J Indian Assoc Pediatr Surg. 2020;25(3):147.
6. Rezende IFB, Conceição-Machado MEP, Souza VS, Santos EM dos, Silva L. Sarcopenia em crianças e adolescentes com doença hepática crônica. J Pediatr. 2020;96(4):439-46.
7. Huldén E, Castedal M, Karlsson MK, Kalaitzakis E, Swärd P. Osteoporose em cirróticos antes e após transplante de fígado: relação com desnutrição e estado inflamatório. Scandin J Gastroenterol. 2020;55(3):354-61.

8. Merli M. Sarcopenia pediátrica: explorando um novo conceito em crianças com doença hepática crônica. J Pediatr. 2020;96(4):406-8.
9. Neto JS, Pugliese R, Fonseca EA, Vincenzi R, Pugliese V, Candido H, et al. Four hundred thirty consecutive pediatric living donor liver transplants: variables associated with posttransplant patient and graft survival. Liver Transpl. 2012;18(5):577-84.
10. Yang CH, Perumpail BJ, Yoo ER, Ahmed A, Kerner Jr JA. Nutritional needs and support for children with chronic liver disease. Nutrients. 2017;9(10):1127.
11. World Health Organization. Nutrition for Health. WHO child growth standards: growth velocity based on weight, length and head circumference: methods and development. Genebra: WHO; 2009.
12. Mouzaki M, Bronsky J, Gupte G, Hojsak I, Jahnel J, Pai N, et al. Nutrition support of children with chronic liver diseases: a joint position paper of the North American Society for Pediatric Gastroenterology, Hepatology, and Nutrition and the European Society for Pediatric Gastroenterology, Hepatology, and Nutrition. J Pediatr Gastroenterol Nutr. 2019;69(4):498-511.
13. Frisancho AR. New norms of upper limb fat and muscle areas for assessment of nutritional status. AJCN. 1981;34(Issue11):2540-5.
14. Sultan MI, Leon CD, Biank VF. Role of nutrition in pediatric chronic liver disease. Nutr Clin Pract. 2011;26(4):401-8.
15. Institute of Medicine. Dietary reference intakes for calcium and vitamin D. Washington, DC: National Academies Press; 2010.
16. Figueiredo A, Kimura HM, Troster EJ. Terapia intensiva: indicações e avaliação pré e pós-operatória do transplante hepático. Barueri: Manole; 2010.
17. Mager DR, Hager A, Ooi PH, Siminoski K, Gilmour SM, Yap JY. Persistence of sarcopenia after pediatric liver transplantation is associated with poorer growth and recurrent hospital admissions. J Parenter Enteral Nutr. 2019;43(2):271-80.
18. Pawłowska J. The importance of nutrition for pediatric liver transplant patients. Clin Exp Hepatol. 2016;2(3):105.

CAPÍTULO 9

Tratamento nutricional nos erros inatos do metabolismo

Monica Venturineli Ferreira
Danile Leal Barreto Sampaio

INTRODUÇÃO

O conceito de erros inatos do metabolismo (EIM) foi introduzido por Archibald E. Garrod no século XX. Em 1902, Garrod sugeriu pela primeira vez que uma deficiência no processo metabólico poderia ser a causa do acúmulo de metabólitos intermediários em doenças como a alcaptonúria. Anos mais tarde, ele observou que esses erros seguiam um padrão de herança sempre compatível com os quatro padrões de herança de Mendel. Essa visão foi bastante revolucionária tendo em vista que, na época, acreditava-se que todas as doenças originavam-se de fatores externos ao organismo.[1-3]

A partir dessa nova visão e com o avanço de estudos genéticos, muitos outros erros inatos do metabolismo foram sendo descobertos. Atualmente são conhecidos mais de 750 tipos, sendo sua incidência rara quando considerados individualmente. Contudo, de maneira geral, representam cerca de 1:5.000 nascidos vivos, variando nos diversos continentes.[4,5]

O termo "erros inatos do metabolismo" se refere a um grupo de doenças geneticamente determinadas, decorrente da deficiência de uma via metabólica, que pode estar envolvida no processo de síntese, transporte ou degradação de uma substância no organismo.[6]

Nas Figuras 1 e 2 são ilustradas as vias metabólicas comum e bloqueada por EIM, respectivamente.

Até recentemente, a manifestação dos EIM era reconhecida apenas como uma simples herança genética, sendo mais prevalente o modelo autossômico recessivo – ligado ou não ao cromossomo X – e, menos frequente, o mecanismo autossômico dominante. Entretanto, novas descobertas vêm demonstrando outros conceitos de expressão dessa doença: a herança multigênica – com

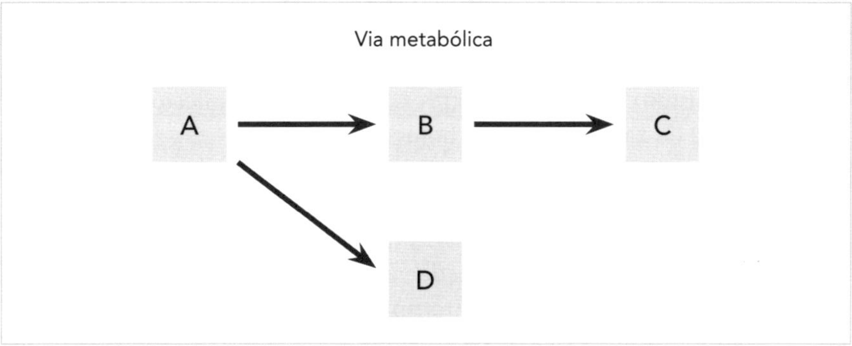

FIGURA 1 Substratos e produtos de uma via metabólica normal (A, B, C e D).

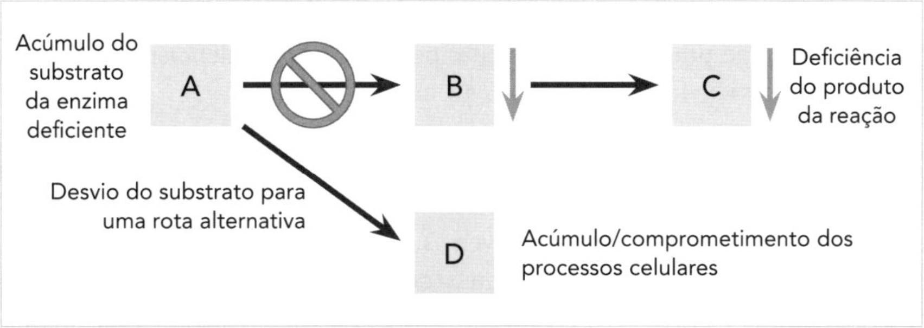

FIGURA 2 Via metabólica bloqueada em um erro inato do metabolismo no qual há o acúmulo do substrato A, com desvio para rota alternativa com excesso de D e consequente deficiência dos produtos B e C.

mutações em vários genes de uma via metabólica –, podendo levar a um distúrbio no fluxo da via, mimetizando o distúrbio monogênico tradicional, contudo com respostas não tão homogêneas às terapias tradicionais. Isso nos leva a crer que, em um futuro breve, novos desafios surgirão, tanto no diagnóstico preciso quanto na terapia aplicada aos portadores dessas mutações, representando um desafio na prática dietoterápica diária do nutricionista e reforçando a necessidade de atualizações constantes do profissional nessa área.[7]

CLASSIFICAÇÃO

Segundo Saudubray et al. (2016), dentro da categoria de doenças que afetam a via metabólica, os EIM são divididos em três grupos distintos, segundo sua fisiopatologia:

- Grupo 1: desencadeiam uma intoxicação aguda ou progressiva pelo acúmulo de metabólitos e incluem:
  - Catabolismo de aminoácidos (p. ex., tirosinemia, fenilcetonúria, doença da urina do xarope de bordo, homocistinúria).
  - Acidúrias orgânicas (p. ex., metilmalônica, isovalérica, propiônica).
  - Defeitos congênitos do ciclo da ureia (p. ex., acidúria arginino-succínica).
  - Intolerâncias ao açúcar (p. ex., frutosemia, galactosemia).
  - Intoxicação por metais (p. ex., doença de Wilson, hemocromatose).
  - Alteração na síntese de neurotransmissores e no catabolismo (p. ex., glicina, monoaminas e GABA).
  - Alteração na síntese de aminoácidos (p. ex., serina, asparagina, glutamina e ornitina).

Nesses erros inatos não há prejuízos no desenvolvimento embrionário. Contudo, a longo prazo, essas alterações podem provocar deficiência no crescimento e desenvolvimento, além de cardiomiopatias.

Os sinais e sintomas de intoxicação podem ser agudos, como insuficiência hepática, vômitos, coma e complicações tromboembólicas. O diagnóstico é realizado por meio de dosagens específicas no plasma e na urina. A triagem neonatal (teste do pezinho) também é eficiente em diversos casos, sendo fortemente estimulada.

A maioria das doenças desse grupo é tratável e foca a redução do substrato tóxico por meio da dietoterapia, além do uso de substâncias como benzoato de sódio e carnitina para melhora clínica, a depender do caso.

- Grupo 2: estão nesse grupo os EIM envolvidos no metabolismo energético, tanto citoplasmático quanto mitocondrial, sendo este último muito mais grave e, geralmente, intratável. Estão incluídos neste grupo:
  - Acidemias lácticas congênitas.
  - Distúrbios da cadeia respiratória mitocondrial, síntese de coenzima Q10 (parcialmente tratável) e oxidação de ácidos graxos.
  - Distúrbios da glicólise, metabolismo do glicogênio e gliconeogênese.
  - Hiperinsulinismos.
  - Distúrbios de metabolismo da creatina.

Os sintomas mais comuns incluem hipoglicemia, hepatomegalia, cardiopatias, hipotonia generalizada grave, cardiomiopatia e deficiência de crescimento. Nesse grupo, pode ocorrer alteração embrionária originando dismorfismos, displasias, malformações e óbito. O diagnóstico é complexo e depende de análises enzimáticas, testes funcionais e biópsias.

- Grupo 3: são doenças que envolvem lisossomos, peroxissomos, retículo endoplasmático, aparelho de Golgi e mitocôndrias, interferindo na dinâmica de moléculas complexas. Incluem:
  - Distúrbios de armazenamento lisossomal e peroxissomal.
  - Distúrbios de tráfico intracelular.
  - Distúrbios de alfa-1-antitripsina.
  - Distúrbios congênitos de glicosilação.

Nesse grupo, os sintomas são progressivos e permanentes. O diagnóstico é realizado por meio de estudos bioquímicos e tem por objetivo a detecção precoce a fim de evitar o agravamento da doença. O tratamento consiste em terapia de reposição enzimática.[8,9]

TRATAMENTO

O tratamento dos EIM diverge de acordo com cada doença, e pode ser medicamentoso e/ou dietoterápico e definitivo, como transplante de células-tronco hematopoiéticas (TCTH) e transplante hepático.

- TCTH: tem se mostrado uma terapia eficaz no tratamento de alguns tipos de mucopolissacaridoses, atenuando seus sintomas, reduzindo incapacitações cognitivas e reduzindo a mortalidade precoce em portadores. Pode ser cogitado seu uso após avaliação rigorosa de profissionais capacitados.[10]
- Transplante hepático: utilizado nos EIM de origem hepática, como os distúrbios do ciclo da ureia, tirosinemia, glicogenose e acidemia propiônica. Deve ser realizado mediante avaliação criteriosa e conjunta entre profissionais e portadores/responsáveis, para avaliar riscos e benefícios, sendo indicado quando o tratamento dietético e medicamentoso ideal não previne, de maneira satisfatória, episódios de descompensação metabólica e danos graves ao organismo.[11,12] O transplante dominó também tem sido utilizado em grandes centros e consiste no uso do fígado proveniente de portadores de leucinose em outra criança não portadora da mesma patologia, sendo que a criança que recebe o fígado não desenvolve leucinose. Com o aumento do número de pacientes na lista de espera para transplantes, o transplante dominó torna-se um grande aliado nesse cenário.[13-15]

TERAPIA NUTRICIONAL

Para alguns EIM a dietoterapia é essencial e, muitas vezes, exclusiva no tratamento. Tem como objetivo:

- Prevenir o catabolismo.
- Corrigir ou evitar o acúmulo do substrato tóxico.
- Manter ou recuperar o estado nutricional.
- Fornecer os produtos defasados pelo bloqueio da via metabólica.

A seguir serão apresentados os principais EIM que dependem da terapia nutricional para tratamento e controle.

Galactosemia

É um distúrbio genético, autossômico recessivo, caracterizado pela deficiência de uma enzima responsável pelo metabolismo da galactose, que promove a elevação de seus níveis no organismo.[16-18] Pode se apresentar da forma clássica ou como uma variante clínica.

A galactosemia clássica pode resultar em deficiência de crescimento, dano hepatocelular, sangramentos, sepse e risco de morte, se não tratada. As restrições dietéticas, como a substituição do aleitamento materno por fórmulas isentas de lactose, devem ser realizadas em período menor que 10 dias de vida, evitando insuficiência hepática, sepse e morte do recém-nascido. Em longo prazo, mesmo na vigência do tratamento, pode haver atrasos no desenvolvimento, fala e função motora.[18]

Já a galactosemia variante clínica possui complicações semelhantes à clássica, mas podem passar despercebidas na triagem neonatal por seus níveis de galactose não serem tão elevados. Caso seja seguida restrição alimentar adequada dentro dos primeiros dias de vida, o neonato não cursará com tantas complicações.[17,18]

O diagnóstico é realizado pela detecção de elevada concentração de galactose-1-fosfato eritrocitária, reduzida/ausente atividade da enzima uridiliItransferase de galactose-1-fosfato eritrocitária e alterações para variantes patogênicas genéticas. A triagem neonatal deve ser sempre incentivada para diagnóstico precoce.[18,19]

Caso a concentração de galactose-1-fosfato eritrocitária esteja > 10 mg/dL e a atividade enzimática esteja ≤ 10%, a restrição da ingestão de galactose é iniciada imediatamente, sendo continuada na confirmação do diagnóstico de galactosemia. Suspender fórmulas contendo lactose, inclusive o leite materno, e substituir por fórmulas isentas de lactose é a primeira recomendação.[17,18]

As fórmulas mais recomendadas para uso na galactosemia são as elementares e as fórmulas à base de soja, sendo as primeiras mais recomendadas para uso em prematuros e as segundas para os demais lactentes. Produtos contendo soro do leite e medicamentos contendo lactose devem ser evitados.[17,19]

Com a introdução da alimentação complementar, alimentos contendo galactose são acrescentados à dieta do lactente, como cereais, frutas, legumes, vísceras e leguminosas. Alguns profissionais optam por restringir completamente a lactose e parcialmente a galactose (permitindo um valor máximo de 20 mg/dia). Entretanto, alguns estudos e diretrizes demonstram segurança na liberação de alimentos não lácteos que contenham apenas galactose, tendo em vista que a produção endógena de galactose excede o valor presente nesses produtos, sendo tal conduta adotada em muitos países.[17,19]

Suplementação de vitaminas D, K e cálcio deve ser considerada para diminuir riscos de complicações ósseas em portadores de galactosemia.[18]

Glicogenoses – tipo 1

As glicogenoses tipos 1a e 1b, também conhecidas como doença do armazenamento de glicogênio, são caracterizadas pela deficiência da glicose-6-fosfatase, apresentando hipoglicemias, hiperuricemia, hipercolesterolemia e hipertrigliceridemia. O objetivo principal da dietoterapia é manter os níveis glicêmicos dentro da normalidade, evitando descompensações, coma e óbito.[20]

A hipoglicemia, a longo prazo, pode cursar com retardo no crescimento. Por esse motivo, muitos portadores de glicogenose podem apresentar baixa estatura na avaliação física. Além disso, a hepatomegalia não dolorosa, o abdome de aspecto globoso por deposição de gordura abdominal e fáscies de boneca podem estar presentes.[21]

A terapia nutricional visa:

- Manter níveis glicêmicos dentro da normalidade por meio do fracionamento da dieta e do fornecimento de amido de milho cru (diluído em água pura em temperatura ambiente).
- Evitar a ingestão de lactose (p. ex., leite e derivados).
- Alimentação reduzida em gordura e colesterol.
- Suspender a ingestão de frutose e sacarose (p. ex., frutas e açúcares).
- Evitar excessos de carboidratos simples em geral.

Algumas recomendações específicas de carboidratos, proteínas e lipídeos são seguidas na glicogenose tipo 1, conforme descrito na Tabela 1.

TABELA 1 Recomendações de macronutrientes na glicogenose tipo 1

	Carboidratos	Proteínas	Lipídeos
% do valor calórico total diário	60-70%	10-15%	< 30%
Recomendações	Preferir carboidratos complexos	Preferir proteínas de alto valor biológico	Assegurar a ingestão de ácidos graxos essenciais e limitar gorduras saturadas

Fonte: adaptada de Bernstein et al.[20]

Para o tratamento é recomendada a utilização de amido de milho cru, por se tratar de um carboidrato de digestão lenta, resultando em maior tempo de disponibilização de glicose sanguínea (Tabela 2). Não é recomendada a administração de amido cru para menores de 6 meses de vida por atividade insuficiente da amilase pancreática, podendo trazer desconfortos gastroeintestinais. A quantidade de amido deve ser adequada, já que valores insuficientes podem não manter a glicemia acima de 70 mg/dL, e a oferta excessiva pode levar a excesso de peso, resistência à insulina e aumento de lactato.[20]

TABELA 2 Recomendações quanto ao uso de amido de milho cru em pacientes com glicogenose tipo 1

Idade	Amido cru (g/kg/dose)	Frequência
Bebês	1,6	3-4 horas
Crianças	1,75-2,5	4-6 horas
Adolescentes	1,75-2,5	Período noturno

Fonte: adaptada de Bernetein et al.[20]

O amido de milho não deve ser ofertado antes das refeições para evitar saciedade precoce. Ao iniciar o tratamento, orienta-se a aquisição de balança (graduação mínima de 1 g) e aparelho para medição de glicemias. O monitoramento de glicemia capilar deve ser realizado diariamente e anotado para análise durante cada consulta nutricional, para devidos ajustes necessários.[20]

Leucinose

Também denominada doença do xarope de bordo (MSUD – *maple syrup urine disease*) – devido ao fato de seus portadores exalarem cheiro adocicado e intenso na urina, semelhante ao xarope de bordo –, é caracterizada por um erro no metabolismo dos aminoácidos de cadeia ramificada, com déficit no complexo enzimático de descarboxilação da leucina, isoleucina e valina, apresentando acúmulo desses aminoácidos no organismo de seus portadores.[8,20]

O objetivo inicial do tratamento se traduz em reduzir os níveis plasmáticos de leucina, isoleucina e valina, principalmente quando recém-diagnosticado, já que, normalmente, ainda não foram realizadas as restrições proteicas, apresentando elevados níveis desses compostos no organismo.[20]

A dieta para portador de leucinose deve ser acompanhada, cuidadosamente, por toda a vida. As restrições consistem, principalmente, em porções controladas de alimentos contendo proteínas naturais, bem como na utilização de fórmulas metabólicas específicas que devem ser ajustadas por profissional especializado.[8]

Os níveis de concentração plasmática de leucina, isoleucina e valina devem ser mantidos normais a fim de evitar complicações, já que, quando elevados, podem causar retardo neuropsicomotor, por serem neurotóxicos em excesso.[15] A dieta deve ser baseada nas concentrações de leucina, por ser o precursor mais tóxico dentre os três.[8]

Os objetivos do manejo nutricional são:

- Monitorar os níveis de leucina por meio de cromatografia quantitativa.
- Calcular as necessidades calóricas e proteicas diárias.
- Determinar a quantidade de proteína natural necessária para atender à necessidade diária de leucina da criança.
- Calcular a quantidade de fórmula metabólica necessária para suprir o restante das necessidades proteicas da criança.
- Calcular a ingestão de valina e isoleucina necessária ao dia, subtrair a ingerida por meio da proteína natural e determinar o valor que deverá ser prescrito de valina e isoleucina moduladas.
- Observação: a concentração recomendada de diluição de suplemento de valina e isoleucina é de 10 mg para cada 1 mL de água.
- Dividir a quantidade diária da fórmula metabólica em porções fracionadas ao longo das 24 horas.[8]

A fórmula metabólica para tratamento da leucinose é composta por uma concentração de aminoácidos essenciais, isenta de leucina, isoleucina e valina, acrescida de vitaminas e minerais. Por ser de alto custo, é fornecida pelos órgãos públicos mediante relatório médico e nutricional.

As recomendações diárias de leucina, isoleucina e valina para lactentes portadores de leucinose estão descritas na Tabela 3.

TABELA 3 Recomendações diárias para lactentes com leucinose

	Agudo	Assintomático
Leucina (mg/kg/dia)	0	40-100
Isoleucina (mg/kg/dia)	80-120	30-95
Valina (mg/kg/dia)	80-120	30-95

Fonte: adaptada de Bernstein at al.[20]

Os pacientes descompensados podem apresentar irregularidades motoras, apatia, alucinações, hipoglicemia de jejum e convulsões. A oferta de dieta hipercalórica, isenta de proteína natural, acrescida de fórmula metabólica específica e suplemento individualizado (valina e isoleucina), ajuda na recuperação desse quadro. Não há necessidade de suplementação de carnitina nesses pacientes.[8]

CONSIDERAÇÕES FINAIS

Estudos sobre erros inatos do metabolismo vêm evoluindo ao longo dos anos, o que requer atualização constante dos profissionais de saúde, principalmente os dedicados à área pediátrica. Na maioria dos casos, os sintomas dos EIM são inespecíficos, o que torna necessário um conhecimento amplo por parte dos profissionais de saúde para identificar, de forma precoce, os sinais dessas doenças e prover um tratamento adequado, evitando as consequências indesejáveis que, muitas vezes, são preveníveis.

REFERÊNCIAS BIBLIOGRÁFICAS

1. Garrod AE. A incidência de alcaptonúria: um estudo da individualidade química. Lancet. 1902;160:1616-20.
2. Garrod AE. The croonian lectures on inborn errors of metabolism. Lancet. 1908;2:73-9.
3. Garrod AE. Inborn errors of metabolism. 2 ed. London: Oxford University Press; 1923.
4. Saudubray JM, Garcia-Cazorla À. Inborn errors of metabolism overview: pathophysiology, manifestations, evaluation, and management. Pediatric Clinics. 2018;65(2);179-208.
5. Alfadhel M, Benmeakel M, Hossain MA, et al. Thirteen year retrospective review of the spectrum of inborn errors of metabolism presenting in a tertiary center in Saudi Arabia. Orphanet J Rare Dis. 2016;11:126.
6. Lee JJ, Wasserman WW, Hoffmann GF, Van Karnebeek CD, Blau N. Knowledge base and mini-expert platform for the diagnosis of inborn errors of metabolism. Genetics Med. 2018;20(1):151-8.
7. Vockley J, Dobrowolski SF, Arnold GL, Guerrero RB, Derks TG, Weinstein DA. Complex patterns of inheritance, including synergistic heterozygosity, in inborn errors of metabolism: implications for precision medicine driven diagnosis and treatment. Molecular Gen Metabol. 2019;128(1-2):1-9.
8. Garcia-Cazorla A. Clinical approach to inborn errors of metabolism in pediatrics. In. Saudubray JM, Baumgarther MR, Walter J. In: Inborn metabolic diseases. Berlim: Springer; 2016. p.3-70
9. Blau N, Duran M, Gibson KM, Dionisi-Vici C, Blaskovics ME (eds.). Physician's guide to the diagnosis, treatment, and follow-up of inherited metabolic diseases. Heidelberg: Springer; 2014. p. 247-64.
10. Tan EY, Boelens JJ, Jones SA, Wynn RF. Haematopoietic stem cell transplantation in inborn errors of metabolism: on behalf of IEWP-EBMT. Front Pediatr. 2019;7:433.
11. Meyburg J, Hoffmann GF. Transplante de fígado para erros inatos do metabolismo. Transplante. 2005;80(ed.1S):S135-S137.
12. Gambello MJ, Li H. Current strategies for the treatment of inborn errors of metabolism. J Genet Genomics. 2018;45(2):61-70.
13. Marques HP, Barros I, Li J, Murad SD, di Benedetto F. Current update in domino liver transplantation. Int J Surgery. 2020;82S:163-8.
14. Santopaolo F, Lenci I, Bosa A, Angelico M, Milana M, Baiocchi L. Domino liver transplantation: where are we now? Rev Recent Clin Trials. 2019;14(3):183-8.
15. Herden U, Grabhorn E, Santer R, Li J, Nadalin S, Rogiers X, et al. Surgical aspects of liver transplantation and domino liver transplantation in maple syrup urine disease: analysis of 15 donor-recipient pairs. Liver Transpl. 2019;25(6):889-900.

16. Demirbas D, Coelho AI, Rubio-Gozalbo ME, Berry GT. Hereditary galactosemia. Metabolism. 2018;83:188-96.
17. Acosta PB. Nutrition management of patients with inherited metabolic disorders. Massachusetts: Jones & Bartlett Learning; 2010.
18. Berry GT. Classic galactosemia and clinical variant galactosemia. GeneReviews. 2010.
19. Coelho AI, Rubio-Gozalbo ME, Vicente JB, Rivera I. Sweet and sour: an update on classic galactosemia. J Inherit Metab Dis. 2017;40(3):325-42.
20. Bernstein LE, Rohr F, Helm JR. Nutrition management of inherited metabolic diseases. Cham: Springer International Publishing; 2015.
21. Ballavenuto JMA, Oliveira JD, Alves RJ. Glicogenose tipo I (doença de Von Gierke): relato de dois casos com grave dislipidemia. Arq Bras Cardiol. 2020;114(4):23-6.

CAPÍTULO 10

Manejos nutricionais específicos em oncologia

Erika Yuri Hirose Murahara
Ana Carolina Leão Silva

INTRODUÇÃO

O câncer infanto-juvenil (em pacientes de até 19 anos) é uma doença rara quando comparado ao câncer que afeta adultos e idosos, porém é uma das principais causas de morte em crianças e adolescentes em países desenvolvidos e no Brasil. Os avanços em tecnologia nas últimas décadas estão aumentando, e as taxas de cura atuais estão em torno de 80% a depender do acesso aos serviços de saúde. Em muitos países de baixa e média renda essa taxa fica em torno de 20%. Esse avanço está relacionado ao progresso dos tratamentos oncológicos e da assistência ao paciente, por meio do aumento das especialidades nessa área.[1-4]

Caracteriza-se por um grupo de diversas doenças que têm em comum a proliferação descontrolada de células anormais no organismo e que se distinguem das neoplasias do adulto, pois não estão relacionadas à exposição a fatores de risco e estilo de vida. Exames de rastreamento precoce para diagnóstico do câncer são de pouca utilidade nessa população devido à inespecificidade dos sintomas e à baixa frequência desses tumores na população.

No Brasil, o Instituto Nacional do Câncer (Inca) estima, para cada ano do triênio 2020-2022, 4.310 novos casos de câncer infantojuvenil no sexo masculino e 4.150 para o sexo feminino, correspondendo a 3% de todas as neoplasias, excluindo-se os tumores de pele não melanoma. A incidência dos tumores pediátricos varia de acordo com idade, sexo e etnia. São apresentados dois picos de incidência quanto à faixa etária, nos primeiros anos de vida e na adolescência, entre 15-19 anos, e a incidência é ligeiramente maior no sexo masculino.

O câncer pediátrico costuma afetar as células do sistema sanguíneo e dos tecidos de sustentação, sendo que as neoplasias mais comuns nessa faixa etária são: leucemias, tumores do sistema nervoso central (SNC) e linfomas, seguidos de neuroblastoma, nefroblastoma ou tumor de Wilms, retinoblastoma, tumores germinativos, osteossarcoma e os sarcomas de partes moles.[1,2,5,6]

Os principais tratamentos para os tumores pediátricos são quimioterapia, radioterapia e cirurgia, mas vêm evoluindo nos últimos anos, assim como os destinados ao paciente adulto, com a incorporação de novas modalidades terapêuticas e o aperfeiçoamento de outras. Alguns exemplos são a evolução do transplante de células-tronco hematopoéticas (TCTH) autólogo e alogênico, a imunoterapia e anticorpos monoclonais. Esses tratamentos podem levar a toxicidades capazes de interferir no sucesso do tratamento, qualidade de vida e estado nutricional do paciente.[2]

O paciente oncológico pediátrico apresenta risco de má nutrição devido ao aumento das necessidades nutricionais decorrente da doença (tumor) e das consequências do tratamento. No Brasil, a prevalência de baixo peso ao diagnóstico está entre 6-25%, e de excesso de peso (sobrepeso e obesidade), de 4,1-35%. Segundo Viani et al., durante o tratamento essa incidência aumenta para 10,5-52,4% para desnutrição e 7,2-57,9% para excesso de peso. Essas alterações no estado nutricional vão depender do tipo e localização do tumor, do estadiamento da doença e do tipo de tratamento que o paciente receberá. O impacto da má nutrição, tanto da desnutrição quanto do excesso de peso, nos desfechos clínicos é reconhecido, está associado a aumento da morbidade e mortalidade relacionado ao tratamento, aumento dos custos de saúde e abandono da terapia, além do impacto no desenvolvimento e crescimento adequados da criança.[2,7-10]

TRIAGEM E AVALIAÇÃO NUTRICIONAL

A nutrição e a manutenção do estado nutricional do paciente oncológico pediátrico são essenciais para o crescimento e o desenvolvimento adequados, além de serem componentes críticos na otimização dos resultados clínicos. A má nutrição, que inclui subnutrição e supernutrição, tem um efeito adverso na saúde, na qualidade de vida relacionada à saúde e na tolerância ao tratamento. A desnutrição pode aumentar as morbidades relacionadas ao tratamento, mortalidade e abandono da terapia, bem como afetar negativamente a qualidade de vida. O excesso de peso também está associado a resultados clínicos adversos, com aumento da toxicidade ao tratamento, maiores taxas de recaída e diminuição das taxas de sobrevivência.[11-13]

Dessa forma, é importante a avaliação nutricional nessa população visando acompanhar o estado nutricional e a adequação da ingestão para permitir intervenções nutricionais oportunas e assertivas durante o tratamento. A avaliação nutricional no paciente pediátrico oncológico, assim como para pediatria em geral, é feita por medidas antropométricas, exames bioquímicos, avaliação clínica e histórico alimentar. Nos próximos itens serão apresentadas algumas especificidades da avaliação nutricional nessa população.[10,12]

Ferramentas

A única triagem nutricional para paciente oncológico pediátrico descrita em literatura é a *nutrition screening tool for childhood cancer* (SCAN). Essa ferramenta foi publicada em 2016, na Austrália, com o objetivo de identificar as necessidades nutricionais específicas dessa população, de forma simples, rápida, com dados de rotina já disponíveis nos serviços e capaz de ser reproduzida em países de alta e baixa renda. Foi testada em ambiente hospitalar e ambulatorial. É composta por seis questões para identificação do risco nutricional que, ao final, geram uma pontuação. A partir da somatória desses pontos, o paciente é classificado como sem ou com risco nutricional e é sugerido o encaminhamento para a equipe de nutrição. Essa ferramenta ainda não foi validada para o português e para uso na população brasileira, o que limita sua utilização em nossos serviços.[14]

Apesar disso, devemos considerar que a maioria dos pacientes oncológicos pediátricos apresenta risco de desnutrição devido à doença. Algumas organizações estabeleceram critérios de risco nutricional para tais pacientes, e podemos utilizá-los para direcionamento da assistência nutricional a essa população.[1,12]

O Consenso Nacional de Nutrição Oncológica – Paciente Pediátrico Oncológico (CNNO PPO/Inca) estabeleceu os seguintes critérios como risco nutricional nessa população:[1]

- P/E ou IMC/I ou P/I, entre escore z –1 e escore z –2 ou entre o P3 e o P15.
- E/I < escore z –2.
- Dobra cutânea tricipital e circunferência muscular do braço entre P10 e P25.
- Perda de peso recente involuntária.
- Consumo alimentar < 70% das necessidades por 3-5 dias consecutivos, independentemente do déficit antropométrico.
- Toxicidade do TGI.
- Obesidade e sobrepeso.
- Dados bioquímicos: albumina < 3,2 mg/dL.[1]

A Sociedade Internacional de Oncologia Pediátrica (Siop), além desses fatores, inclui alguns diagnósticos oncológicos e tratamentos como fatores de risco nutricional nessa população:[12]

- Diagnóstico oncológico: tumores sólidos em estágios avançados (neuroblastoma, tumor de Wilms, rabdomiossarcoma, sarcoma de Ewing); tumores do SNC (craniofaringioma, meduloblastoma, astrocitoma, ependimoma); leucemia linfoblástica aguda de alto risco, linfomas e carcinoma nasofaringeal.
- Tratamento: irradiação de trato gastrointestinal; cirurgia abdominal maior; radioterapia em crânio/cranioespinhal em altas doses; terapia prolongada com corticosteroide em altas doses; TCTH ou apresentar a doença do enxerto *versus* hospedeiro.[12]

Medidas antropométricas

A avaliação nutricional no paciente oncológico por meio das medidas antropométricas deve ser realizada conforme descrito no Capítulo 1 – Triagem e avaliação nutricional. O CNNO PPO/Inca recomenda a aferição de peso, estatura e índice de massa corporal (IMC); em crianças acima de 2 anos, acrescentar a coleta da circunferência do braço (CB), circunferência muscular do braço (CMB) e dobra cutânea tricipital (DCT).[1]

Peso

O peso no paciente oncológico deve ser aferido com frequência, pois é utilizado no cálculo das medicações e terapias antineoplásicas e no acompanhamento do desenvolvimento da criança. Porém, nessa população, ele pode estar enviesado devido a grandes volumes de massa tumoral, estado de hidratação e organomegalia. Se possível, deve ser associado a outras medidas para diagnóstico nutricional.[1,15]

Peso ideal

O peso ideal é utilizado para o cálculo e adequação das necessidades nutricionais. Esse ajuste é recomendado para pacientes pediátricos com diagnóstico nutricional de magreza acentuada, magreza, sobrepeso e obesidade a fim de evitar a sub ou hiperalimentação.[1,10]

- Magreza ou magreza acentuada: utilizar o P/E (crianças até 2 anos) ou IMC/I (crianças maiores de 2 anos) do percentil 50 ou do escore z igual a 0,00.
- Eutrofia: utilizar o peso atual.
- Sobrepeso, obesidade e obesidade grave: utilizar P/E (crianças até 2 anos) ou IMC/I (crianças maiores de 2 anos) no percentil 90 ou o escore z igual a +2,00.[1]

Esse ajuste em relação ao peso atual não deve ultrapassar 20%.[1]

Circunferência do braço (CB)

Essa medida é fortemente recomendada pelo Comitê de Oncologia Pediátrica em Países em Desenvolvimento (PODC/Siop) por ser sensível, já que não é influenciada pela massa tumoral, organomegalia e ganhos temporários de água corporal total, além de ser uma técnica acessível, de baixo custo e de fácil reprodutibilidade. O CNNO PPO/Inca também recomenda o uso da CB na avaliação do estado nutricional das crianças com câncer. Porém, em condições de edema generalizado, a circunferência do braço tem aplicabilidade limitada.[10,12]

Dobra cutânea tricipital (DCT)

Medida recomendada para uso no paciente oncológico pediátrico pelo PODC/Siop e CNNO PPO/Inca, devido a acessibilidade, custo e praticidade. Junto com a CB, pode auxiliar na avaliação da composição corporal desses pacientes.[12]

Exames bioquímicos

Os exames bioquímicos são importantes para complementar a avaliação nutricional. O CNNO PPO/Inca recomenda o acompanhamento dos seguintes exames laboratoriais na avaliação nutricional de pacientes oncológicos pediátricos:[1]

- Hemograma: hemoglobina, VCM, leucograma.
- Bioquímica: pré-albumina (sempre que possível), albumina, glicemia, colesterol total e frações, triglicerídeos; função renal: creatinina, ureia, sódio e potássio; função hepática: transaminases e bilirrubinas; proteína C-reativa.[1]

Avaliação da composição corporal

As medidas antropométricas em pediatria são utilizadas, principalmente, na avaliação do crescimento e para o diagnóstico nutricional. Na infância, os componentes da massa livre de gordura mudam rapidamente, portanto um modelo multicompartimental é ideal para o desenvolvimento de dados de referência e para a validação de novas técnicas.[16]

Em relação à BIA (*bioelectrical impedance analysis),* apesar de existirem equações preditivas para bebês, os resultados de sua aplicação se mostram pouco precisos quando avaliados individualmente, pois mudanças no comprimento relativo dos membros e tronco durante o crescimento podem influenciar a relação entre água corporal total ou a massa livre de gordura e índice altura²/resistência (R) ou impedância (Z). Em crianças, a massa livre de gordura contém relativamente mais água, menos proteínas e minerais do que os adultos, o que implica uma densidade corporal comparativamente menor. Logo, aparelhos que consideram o mesmo percentual relativo de hidratação podem resultar em erros subsequentes. Ainda não foi elucidado como as constantes de resistividade usadas nas equações da BIA multifrequencial mudam no período neonatal e durante o crescimento.[16,17]

Por meio da densitometria por emissão de raios X de dupla energia (DEXA) e da BIA é possível obter o índice de massa de gordura (massa de gordura/altura^2) e o índice de massa livre de gordura (massa livre de gordura/altura^2), ambas medidas independentes, pois são corrigidas para o tamanho do corpo a fim de permitir comparações entre crianças de diferentes idades, sendo sugerida a representação gráfica desses índices juntamente com porcentagem de massa de gordura e IMC para examinar simultaneamente todos os diferentes índices e suas associações[16].

NECESSIDADES NUTRICIONAIS

As necessidades nutricionais em pediatria variam de acordo com idade, sexo, peso e estatura e devem garantir crescimento e desenvolvimento adequados, além da manutenção do estado nutricional. A necessidade de nutrientes no paciente oncológico pode variar de acordo com o tipo e a localização do tumor, tratamento, estresse metabólico, presença de má absorção intestinal e estado nutricional. Porém, não existem na literatura recomendações específicas estabelecidas para o paciente oncológico, então as recomendações são as mesmas das crianças saudáveis e os ajustes de peso devem ser feitos como descrito anteriormente neste capítulo.[2,18]

QUADRO 1 Recomendações nutricionais para pacientes pediátricos oncológicos pré e pós-cirúrgico e em tratamento clínico (em quimioterapia e radioterapia)

Necessidades calóricas
Dietary reference intake 2006 (DRI)
De 0 a 3 meses: (89 × peso (kg) –100) + 175 De 4 a 6 meses: (89 × peso (kg) –100) + 56 De 7 a 12 meses: (89 × peso (kg) –100) + 22 De 13 a 35 meses: (89 × peso (kg) –100) + 20 **Meninos:** De 3 a 8 anos: 88,5 – 61,9 × idade + fator atividade × (26,7 × peso +903 × altura) + 20 De 9 a 18 anos: 88,5 – 61,9 × idade + fator atividade × (26,7 × peso +903 × altura) + 25 **Meninas:** De 3 a 8 anos: 135,3 – 30,8 × idade + fator atividade × (10 × peso + 934 × altura) + 20 De 9 a 18 anos: 135,3 – 30,8 × idade + fator atividade × (10 × peso +934 × altura) + 25

(continua)

QUADRO 1 Recomendações nutricionais para pacientes pediátricos oncológicos pré e pós-cirúrgico e em tratamento clínico (em quimioterapia e radioterapia) *(continuação)*

Fator atividade: 1 = atividades do dia a dia Meninas = 1,16; meninos = 1,13 (atividades do dia a dia + 30 a 60 minutos de atividade moderada) Meninas = 1,31; meninos = 1,26 (atividades do dia a dia + 60 minutos de atividade moderada)
Holliday and Segar (1957)
Crianças de 0 a 10 kg – 100 kcal/kg Crianças de 10 a 20 kg – 1.000 kcal + 50 kcal/kg para cada kg acima de 10 kg Crianças com mais de 20 kg – 1.500 kcal + 20 kcal/kg para cada kg acima de 20 kg
Aspen (2002)
0 a 1 ano: 90 a 120 kcal/kg/dia 1 a 7 anos: 75 a 90 kcal/kg/dia 7 a 12 anos: 60 a 75 kcal/kg/dia 12 a 18 anos: 30 a 60 kcal/kg/dia 18 a 25 anos: 25 a 30 kcal/kg/dia
Necessidades proteicas
Neonatos até 2 anos: 2,5 a 3,0 g/kg/dia Crianças (2 a 11 anos): 2,0 g/kg/dia Adolescentes (acima de 12 anos): 1,5 a 2,0 g/kg/dia
Necessidades hídricas (conforme o peso)
Crianças de 1,5 a 3 kg – de 110 a 130 mL/kg Crianças de 3 a 10 kg – 100 mL/kg Crianças de 10 kg a 20 kg – 1.000 mL + 50 mL/kg para cada kg acima de 10 kg Crianças com mais de 20 kg – 1.500 mL + 20 mL/kg para cada kg acima de 20 kg Obs.: acrescentar perdas dinâmicas e descontar retenções hídricas.

Fonte: adaptada do Consenso Nacional de Nutrição Oncológica do Instituto Nacional do Câncer (Inca).[1]

QUADRO 2 Recomendações nutricionais para pacientes pediátricos oncológicos pré e pós-TCTH

Necessidades nutricionais
Necessidades calóricas
Dietary reference intake 2006 (DRI)
De 0 a 3 meses: (89 × peso (kg) –100) + 175 De 4 a 6 meses: (89 × peso (kg) –100) + 56 De 7 a 12 meses: (89 × peso (kg) –100) + 22 De 13 a 35 meses: (89 × peso (kg) –100) + 20 **Meninos:** De 3 a 8 anos: 88,5 – 61,9 × idade + fator atividade × (26,7 × peso + 903 × altura) + 20 De 9 a 18 anos: 88,5 – 61,9 × idade + fator atividade × (26,7 × peso + 903 × altura) + 25 **Meninas:** De 3 a 8 anos: 135,3 – 30,8 × idade + fator atividade × (10 × peso + 934 × altura) + 20 De 9 a 18 anos: 135,3 – 30,8 × idade + fator atividade × (10 × peso + 934 × altura) + 25

(continua)

QUADRO 2 Recomendações nutricionais para pacientes pediátricos oncológicos pré e pós-TCTH *(continuação)*

Fator atividade: 1 = atividades do dia a dia Meninas = 1,16; meninos = 1,13 (atividades do dia a dia + 30 a 60 minutos de atividade moderada) Meninas = 1,31; meninos = 1,26 (atividades do dia a dia + 60 minutos de atividade moderada)
Holliday and Segar (1957)
Crianças de 0 a 10 kg – 100 kcal/kg Crianças de 10 a 20 kg – 1.000 kcal + 50 kcal/kg para cada kg acima de 10 kg Crianças com mais de 20 kg – 1.500 kcal + 20 kcal/kg para cada kg acima de 20 kg
Aspen (2002)
0 a 1 ano: 90 a 120 kcal/kg/dia 1 a 7 anos: 75 a 90 kcal/kg/dia 7 a 12 anos: 60 a 75 kcal/kg/dia 12 a 18 anos: 30 a 60 kcal/kg/dia 18 a 25 anos: 25 a 30 kcal/kg/dia
Necessidades proteicas
Pré-TCTH
Neonatos até 2 anos: 2,5 a 3,0 g/kg/dia Crianças (2 a 11 anos): 2,0 g/kg/dia Adolescentes (acima de 12 anos): 1,5 a 2,0 g/kg/dia
Pós-TCTH
0 a 6 anos: 2,5 a 3 g/kg/dia 7 a 10 anos: 2,4 g/kg/dia 11 a 14 anos: 2,0 g/kg/dia 15 a 18 anos: 1,8 g/kg/dia
Necessidades hídricas (conforme o peso)
Crianças de 1,5 a 3 kg – de 110 a 130 mL/kg Crianças de 3 a 10 kg – 100 mL/kg Crianças de 10 a 20 kg – 1.000 mL + 50 mL/kg para cada kg acima de 10 kg Crianças com mais de 20 kg – 1.500 mL + 20 mL/kg para cada kg acima de 20 kg Obs.: acrescentar perdas dinâmicas e descontar retenções hídricas.

Fonte: adaptada do Consenso Nacional de Nutrição Oncológica do Instituto Nacional do Câncer (Inca).[1]

Apesar da possibilidade da deficiência de micronutrientes em pacientes oncológicos decorrente de disfunções gastrointestinais e ingestão alimentar reduzida provocada pelas toxicidades ao tratamento e pela doença, não existe recomendação específica de micronutrientes para essa população, com base na recomendação de micronutrientes nas DRI.[18,19]

TERAPIA NUTRICIONAL

O principal objetivo da terapia nutricional em crianças em tratamento oncológico é oferecer energia, fluidos e nutrientes em quantidades adequadas para manter as funções vitais e a homeostase, minimizando as toxicidades do tratamento e favorecendo um balanço nitrogenado positivo, de modo a garantir crescimento e desenvolvimento adequados com qualidade de vida. Para manutenção do estado nutricional e adequada assistência nutricional das crianças e adolescentes com câncer é essencial que a terapia nutricional seja um componente do tratamento desses pacientes, independentemente do nível assistencial, tipo de instituição, situação clínica e nutricional. O uso de protocolos é essencial para a padronização do cuidado e acompanhamento do paciente. Na Figura 1 é apresentado um fluxograma de indicação de terapia nutricional para pacientes oncológicos pediátricos.[1,2,20]

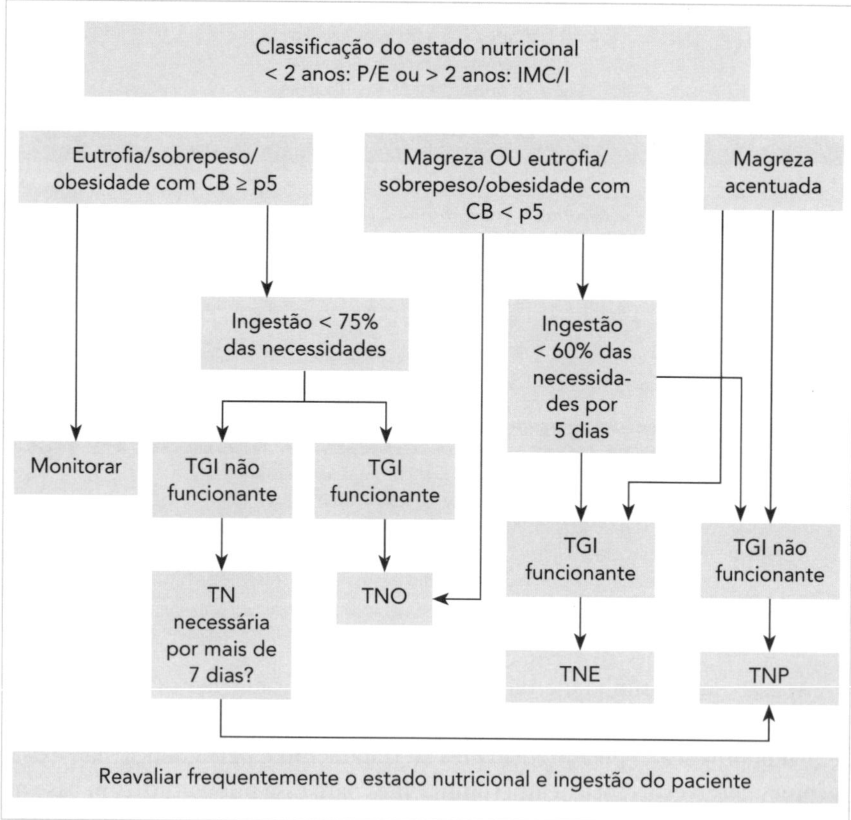

FIGURA 1 Fluxograma de indicação de terapia nutricional para pacientes oncológicos pediátricos.

CB: circunferência do braço; IMC/I: índice de massa corporal/idade; P/E: peso/estatura; TGI: trato gastrointestinal; TNE: terapia nutricional enteral; TNO: terapia nutricional oral; TNP: terapia nutricional parenteral.

Fonte: Inca,[1] Viani et al.[2]

Terapia nutricional oral (TNO)

O aconselhamento nutricional individualizado e específico durante o tratamento é importante para a manutenção e/ou recuperação do estado nutricional desses pacientes, podendo estar associado ao uso dos suplementos orais (SO) a fim de aumentar a oferta calórica e proteica para eles. Também devem ser consideradas as preferências alimentares e os alimentos que estão sendo mais bem tolerados e aceitos no momento para aumentar a adesão à terapia nutricional.[1,2]

A introdução do SO deve ser baseada em algoritmo para indicação de início, manejo e avaliação de sua eficácia. Seu uso tem a capacidade de melhorar o desfecho clínico dos pacientes hospitalizados, diminuição de toxicidade de trato gastrointestinal e melhora do desempenho nutricional, além de ser o método mais simples, natural e menos invasivo para aumentar o aporte nutricional.[1,2]

Os suplementos industrializados podem auxiliar na terapia nutricional, porém, o alto custo dificulta sua aquisição por grande parte da população, principalmente quando é necessário utilizá-lo em maior volume e por tempo prolongado. Por outro lado, os suplementos artesanais, obtidos pela modulação artesanal de ingredientes dietéticos, podem ser uma opção menos onerosa, pois podem ser 5 vezes mais baratos comparativamente, podendo também ser indicados para aqueles pacientes que não gostam nem toleram a versão industrializada após múltiplas tentativas de adesão. Os suplementos artesanais não são a primeira linha de escolha do nutricionista em relação aos industrializados, pois são inferiores em relação à segurança e ao teor de micronutrientes, no entanto podem trazer como benefício a melhor aceitação.[21,22]

Em pacientes com estado nutricional adequado, o CNNO PPO/Inca recomenda o desmame da TNO quando a ingestão oral permanecer ≥ 75% das necessidades nutricionais por de 2 a 3 dias.[1]

Terapia nutricional enteral

A terapia nutricional enteral (TNE) é indicada quando as necessidades nutricionais não são atendidas pela alimentação por via oral e SO em pacientes com trato gastrointestinal funcionante. As principais indicações para o uso de TNE no paciente oncológico pediátrico são:[23,24]

- Pacientes gravemente desnutridos.
- Ingestão por via oral menor que 60% de suas necessidades nutricionais por mais de 5 dias consecutivos.

- Perda de peso superior a 5% desde o diagnóstico.
- Diminuição da CB acima de 10% desde o diagnóstico.

A TNE deve ser preferida em relação à terapia nutricional parenteral (TNP) para recuperação do estado nutricional, e isso já é bem estabelecido na literatura, visto que ela promove papel protetor do microbioma durante e após o tratamento do câncer, mantendo a integridade da mucosa do intestino e um trato gastrointestinal colonizado, reduzindo o risco de infecções. A TNE é um suporte seguro mesmo no contexto de neutropenia, trombocitopenia e mucosite.[23-26]

Em pacientes com estado nutricional adequado, o CNNO PPO/inca recomenda o desmame da TNE quando a ingestão oral permanecer ≥ 60% das necessidades nutricionais por 2-3 dias.[1]

Terapia nutricional parenteral

A TNP é a via mais indicada para a nutrição quando a TNE não é possível e existe a impossibilidade total ou parcial de uso do trato gastrointestinal, como em crianças com obstrução intestinal ou íleo paralítico, vômitos intratáveis ou diarreia, hemorragia aguda, pancreatite grave, enterocolite necrosante, enterite por radiação, íleo crônico, aderências graves, síndrome do intestino curto, carcinomatose peritoneal ou ocorrência de ascite quilosa após cirurgia para tumores abdominais. Quando existe a previsão de não conseguir atingir as necessidades nutricionais do paciente por outras vias de nutrição em até 5 dias, deve-se iniciar a TNP. O CNNO PPO/Inca recomenda o desmame da TNP quando o trato gastrointestinal do paciente estiver funcionando.[1,23]

MANEJO DE TOXICIDADES DO TRATAMENTO ONCOLÓGICO

O tratamento oncológico pode trazer toxicidades para o trato gastrointestinal, prejudicando a aceitação alimentar dos pacientes, nutrição adequada, tolerância ao tratamento e qualidade de vida. Na Tabela 3 destacaremos os efeitos colaterais mais frequentes e as estratégias nutricionais para seu manejo.

CUIDADOS PALIATIVOS

Vários estudos demonstraram que os limites prognósticos restritos do *hospice* – um tipo de cuidados paliativos (CP) reservado para o fim da vida – são incompatíveis com todo o espectro da vida física, necessidades psicológicas,

TABELA 1 Principais toxicidades do tratamento oncológico e seu manejo nutricional

Toxicidade	Manejo nutricional
Anorexia, inapetência e saciedade precoce	• Aumentar o fracionamento da dieta. • Reduzir o volume de alimentos por refeição. • Aumentar a densidade calórica e proteica das refeições – adicionando gordura de boa qualidade nas preparações (p. ex., azeite, pasta de amendoim, abacate etc.), geleias, queijos, leite em pó, leite líquido, clara de ovo etc. • Preparar pratos visualmente agradáveis e coloridos. • Utilizar os SO. • Substituir as refeições por lanches completos. • Modificar a consistência da dieta, se necessário. • Evitar o consumo de líquidos durante as refeições. • Oferecer os alimentos preferidos do paciente.
Náuseas e vômitos	• Aumentar o fracionamento da dieta, e evitar jejum prolongado. • Reduzir o volume de alimentos por refeição. • Estimular a higiene oral. • Evitar alimentos com odor forte e excesso de temperos. • Preferir alimentos mais secos. • Preparar pratos visualmente agradáveis e coloridos. • Mastigar ou chupar gelo 40 minutos antes das refeições. • Evitar preparações com temperaturas extremas, mas dar preferência aos alimentos gelados. • Evitar beber líquidos durante as refeições, ingerindo-os em pequenas quantidades nos intervalos. • Realizar as refeições em locais arejados, evitando locais fechados onde possa se propagar o cheiro da refeição. • Incluir alimentos cítricos (p. ex., suco e picolé de limão ou maracujá). • Incluir gengibre (*in natura* ou em pó) em preparações.
Constipação intestinal	• Adequar o aporte hídrico e ofertar dieta laxativa
Diarreia	• Adequar o aporte hídrico e ofertar alimentos pobres em resíduos
Xerostomia	• Adequar a consistência da dieta. • Dar preferência a alimentos umedecidos e incluir caldos e molhos nas preparações. • Preparar pratos visualmente agradáveis e coloridos. • Ingerir alimentos ácidos e azedos, como frutas cítricas. • Ingerir líquidos junto com as refeições para facilitar a mastigação e a deglutição. • Usar ervas aromáticas como tempero nas preparações, evitando sal e condimentos em excesso. • Mastigar e chupar gelo feito de água, água de coco e suco de fruta adoçado. • Utilizar goma de mascar ou balas sem açúcar com sabor cítrico para aumentar a produção de saliva e sentir mais sede.

(continua)

TABELA 1 Principais toxicidades do tratamento oncológico e seu manejo nutricional *(continuação)*

Toxicidade	Manejo nutricional
Mucosite	• Adequar a consistência da dieta de acordo com o grau de mucosite. • Evitar alimentos secos, duros e irritantes (cítricos, cafeína, condimentados e picantes). • Utilizar alimentos à temperatura ambiente, fria ou gelada. • Diminuir o sal das preparações. • Consumir alimentos mais macios e pastosos. • Intensificar a higiene oral, de acordo com as condições clínicas do paciente. • Usar canudo para líquidos. • Utilizar chá de camomila para bochecho, pois alivia a dor.
Disgeusia	• Estimular a ingestão de alimentos mais prazerosos e mais bem aceitos pelo paciente. • Aumentar o fracionamento da dieta. • Reduzir o volume de alimentos por refeição. • Modificar a consistência dos alimentos conforme a aceitação. • Preparar pratos visualmente agradáveis e coloridos. • Sentir o aroma dos alimentos e recordar seu sabor antes de ingeri-los. • Dar preferência a alimentos com sabores mais fortes. • Dar preferência aos alimentos em temperaturas extremas para estimular outros sentidos. • Utilizar ervas aromáticas e condimentos nas preparações. • Evitar o uso de talhares de metal, pois eles aumentam o sabor metálico na boca. • Realizar bochecho com água ou água com gás para melhor percepção dos sabores.
Neutropenia	• Seguir as recomendações de boas práticas e segurança na manipulação dos alimentos. • Higienizar, antes do consumo, todas as frutas, legumes e verduras com hipoclorito de sódio. • Utilizar água potável, fervida ou mineral em embalagens não reutilizáveis. • Ingerir leite esterilizado ou pasteurizado e derivados somente pasteurizados. • Ingerir carnes e ovos bem cozidos. • Evitar o consumo de ervas e temperos secos que não passaram por processo de cocção. • Evitar o consumo de alimentos de procedência duvidosa, artesanais, sem selos de garantia e inspeção dos órgãos governamentais. • Ao se alimentar fora de casa, preferir serviços à la carte e evitar o consumo de alimentos crus e de máquinas de dispensação (sorvete de máquina, suco de refresqueira etc.). • Não se recomenda o uso de probióticos.

SO: suplementos orais.
Fonte: Inca,[1] Viani et al.[2] e Leão-Silva et al.[10]

sociais e espirituais. A Organização Mundial da Saúde (OMS) divulgou um relatório, intitulado *Cancer pain relief and palliative care in children*, no qual recomendava que os CP para crianças com câncer devessem começar no diagnóstico, independentemente do prognóstico. Outras organizações internacionais de saúde – American Academy of Pediatrics (AAP), Institute of Medicine (IOM), European Association for Palliative Care (EAPC) e Royal College of Paediatrics and Child Health (RCPCH) –, desde então, adotaram uma recomendação semelhante.[27]

Devido aos avanços nos tratamentos, o tempo de sobrevida aumentou entre as crianças com câncer, bem como a assistência pela equipe de CP, tornando os CP pediátricos uma área de pesquisa cada vez mais importante. Estudos recentes investigaram questões éticas relacionadas: como e quando as crianças devem estar envolvidas nas tomadas de decisão e quais disparidades existem sobre o assunto. Além disso, vários estudos demonstraram que os CP para crianças com câncer são iniciados tarde na trajetória da doença, indicando uma discrepância entre a recomendação normativa para integração precoce e práticas de referência em oncologia pediátrica.[27]

As razões potenciais para a ausência do serviço incluem a falta de coordenação entre as instituições e programas de CP externos, modelos de reembolso restritivos e papéis ambíguos dos membros da equipe de atendimento. Mais pesquisas são recomendadas para identificar as disparidades socioeconômicas e geográficas associadas à menor oferta de CP pediátricos que identificariam áreas nas quais os CP são subutilizados e orientariam as intervenções para aumentar seu fornecimento.[27]

O treinamento sobre os princípios em CP é importante não apenas para a equipe designada; a comunicação a partir do oncologista possui um papel importante para o início da primeira discussão com o paciente e sua família. Os médicos reconhecem o mau prognóstico da criança, em média, quase duas vezes mais cedo que os pais e, portanto, muitas vezes recebem a tarefa de comunicar as más notícias, explicar as complicações do tratamento, manter a esperança e calibrar as expectativas dos pais.[27]

Os médicos, no entanto, não articulam consistentemente esse prognóstico de forma eficaz para as famílias de crianças com câncer. Eles compreendem os CP como um fator estressante e atrasam a conversa, concentrando-se em arranjos de tratamento. Esse déficit de comunicação pode fazer com que os pais fiquem excessivamente otimistas e encorajá-los a buscar tratamento agressivo até que o médico tenha certeza da morte iminente de seu filho. Treinamentos de habilidades de comunicação, recursos de apoio e uma abordagem baseada em equipe têm se mostrado promissores como um meio de facilitar o planejamento antecipado de cuidados e encaminhamento de CP.[27]

O sistema de codificação da Classificação Internacional de Doenças considera *hospice* e cuidados de fim de vida sinônimos de CP, e existem até inconsistências de definição entre as diretrizes. Embora o uso de nova terminologia em oncologia pediátrica não tenha sido testado, uma pesquisa descobriu que, em comparação com "cuidados de suporte", o termo "cuidados paliativos" foi associado à diminuição da esperança e ao aumento da angústia em pacientes adultos oncológicos e suas famílias. Além disso, em uma pesquisa com 646 médicos canadenses, oncologistas pediátricos relataram que encaminhariam os pacientes mais cedo se o CP fosse renomeado para "cuidados de suporte".[27]

Os pacientes onco-hematológicos pediátricos tendem a ter taxas de sobrevida mais altas que os tumores sólidos, o que levanta preocupações de que estes poderiam receber terapia curativa mais agressiva até próximo do falecimento. O número limitado de estudos poderia explicar por que o tipo de câncer não foi uma covariável significativa na revisão conduzida por Cheng et al., em 2019, sobre tempo para integração dos CP. Mais pesquisas adicionais são necessárias para investigar uma possível diferença por tipo de malignidade.[27]

Crianças e adolescentes vivendo com câncer e suas famílias devem receber acesso precoce e integrado aos conceitos de cuidados paliativos centrados na família (avaliação de sintomas e intervenção; relatório direto do paciente; comunicação eficaz; e tomada de decisão compartilhada) para minimizar a carga de sintomas, aliviar o sofrimento, controlar eficazmente a dor e fornecer cuidados preventivos de luto. A população alvo dos cuidados paliativos inclui não apenas os pacientes, mas também aqueles indivíduos identificados como formativos nas esferas sociais e relacionais da criança, sejam irmãos, pais ou responsáveis, avós ou outros parentes próximos.[28]

Avaliações psicossociais contínuas e intervenções apropriadas relativas a cuidados paliativos e ao fim da vida são componentes essenciais de cuidados de qualidade para jovens com câncer e seus familiares, por exemplo, a orientação de estratégias nutricionais que possam melhorar a anorexia e a caquexia (p. ex., tratamento para constipação e náuseas) e os sintomas relacionados à doença subjacente e ao tratamento em curso.[28,29]

Um dos aspectos mais difíceis do manejo de pacientes paliativos é a decisão de iniciar uma nutrição artificial ou hidratação quando a alimentação se torna insuficiente. Há incerteza quanto ao fato de a nutrição e a hidratação proporcionarem benefícios suficientes para justificar os riscos de suas complicações conhecidas (p. ex., vômitos, secreções orais e respiratórias e edema). O significado simbólico da nutrição e os mitos sobre desidratação e fome podem levar ao início da prática de nutrir artificialmente e hidratar, sem uma avaliação adequada de suas complicações e o potencial de falta de benefício.[29]

O estado de anorexia e caquexia que acomete com frequência esses pacientes decorre de muitos fatores, como dor, medicamentos que prejudicam o gosto ou diminuem a fome, depressão e problemas gastrointestinais, como náuseas, constipação, gastrite, mucosite, candidíase oral e disfagia.[29]

A caquexia associada ao câncer é uma síndrome multifatorial, caracterizada pela perda progressiva da massa muscular esquelética, acompanhada ou não de perda de gordura, não podendo ser totalmente revertida pela terapia nutricional convencional, com consequente alteração funcional progressiva. Frequentemente, está associada à redução do consumo alimentar e à presença de mediadores inflamatórios, além de ser comumente contínua, embora nem todos os pacientes obrigatoriamente apresentem todos os seus estágios. Em sua fase mais avançada, a caquexia refratária, existe a presença de um catabolismo acentuado, depleção importante das reservas de gordura e massa muscular e imunodepressão acentuada. Nesse estágio, o paciente torna-se irresponsivo aos tratamentos antineoplásicos e intervenções nutricionais, apresenta baixa funcionalidade e sobrevida reduzida a menos de 3 meses.[30]

A nutrição enteral em uma criança que está gravemente doente contribui para reduzir o risco de sufocação, aspiração, vômito e dispneia. Em princípio, a abordagem do suporte nutricional ao paciente paliativo deve ser direcionada a causas identificáveis. O tratamento da doença pode melhorar esses sintomas. As intervenções farmacológicas que podem aumentar o apetite incluem acetato de megestrol, canabinoides e corticosteroides. No entanto, na maioria das vezes o benefício dessas medicações é limitado.[29]

A avaliação nutricional é fundamental na determinação do plano de cuidados, independentemente da fase da doença, e deve ser confiável, não invasiva, de baixo custo e simples de realizar. Para tanto, requer a padronização de ferramentas de avaliação e critérios para intervenção nutricional atrelados à evolução da doença. As necessidades nutricionais não obrigatoriamente precisam ser calculadas com base em aferições físicas convencionais, pois frequentemente não é possível obtê-las.[29]

A quantidade ideal de calorias ou nutrientes e o volume adequado de líquidos para pacientes pediátricos em cuidados paliativos ainda são discutíveis, pois, especialmente quando se encontram em fase final da vida, eles necessitam de quantidades menores de água que os indivíduos saudáveis. Em geral, não apresentam sensação de fome ou sede e se sentem satisfeitos com pequenas quantidades de alimento e líquidos. Sendo assim, o paciente não deve ser forçado a receber alimentação e hidratação. Em pacientes no fim da vida, o fornecimento de um suporte nutricional mais invasivo raramente está indicado.[29]

Em pacientes impossibilitados de se comunicarem, comatosos, com rebaixamento do nível de consciência ou confusão mental, a opinião dos familiares deve ser considerada. A equipe multiprofissional deve estar preparada para discutir e discernir junto à família a melhor conduta nesse momento.[29]

CONSIDERAÇÕES FINAIS

O paciente pediátrico oncológico apresenta risco nutricional pela própria doença, aumento das necessidades nutricionais e pode apresentar toxicidades decorrentes do tratamento que impactam em sua nutrição. Todos esses fatores influenciam no estado nutricional, continuidade do tratamento e qualidade de vida. A assistência nutricional desses pacientes deve ser específica e especializada visando prevenir e intervir precocemente na manutenção de seu estado nutricional.

REFERÊNCIAS BIBLIOGRÁFICAS

1. Instituto Nacional de Câncer José Alencar Gomes da Silva. Consenso nacional de nutrição oncológica: paciente pediátrico oncológico. Rio de Janeiro: Inca; 2014.
2. Viani K, Oliveira V, Nabarrete J, Silva APA, Feferbaum R, et al. Nutrição e câncer infantojuvenil. Barueri: Manole; 2017.
3. Howard SC, Zaidi A, Cao X, Weil O, Bey P, Patte C, et al. The my child matters programme: effect of public-private partnerships on paediatric cancer care in low-income and middle-income countries. Lancet Oncol. 2018;19(5):e252-e266.
4. Viani K, Trehan A, Manzoli B, Schoeman J. Assessment of nutritional status in children with cancer: a narrative review. Pediatr Blood Cancer. 2020;67(Suppl.3):e 28211.
5. Instituto Nacional de Câncer José Alencar Gomes da Silva. Estimativa 2020: incidência de câncer no Brasil. Rio de Janeiro: Inca; 2019.
6. Steliarova-Foucher E, Colombet M, Ries LAG, Moreno F, Dolya A, Bray F, et al. International incidence of childhood cancer, 2001-10: a population-based registry study. Lancet Oncol. 2017;18(6):719-31.
7. Viani K, Albuquerque L, Barr RD, Ladas EJ. Nutrition of children with cancer in Brazil: a systematic review. JCO Glob Oncol. 2020;6:242-59.
8. Secker DJ, Jeejeebhoy KN. How to perform subjective global nutritional: assessment in children. J Acad Nut Diet. 2012;112(3):424-31.
9. Orgel E, Sposto R, Malvar J, Seibel NL, Ladas E, Gaynon PS, et al. Impact on survival and toxicity by duration of weight extremes during treatment for pediatric acute lymphoblastic leukemia: a report from the Children's Oncology Group. J Clin Oncol. 2014;32(13):1331-37.
10. Leão-Silva AC, Hirose EY, Kikuchi ST. Manual prático de assistência nutricional ao paciente oncológico adulto e pediátrico: Grupo de Estudos em Nutrição em Oncologia – Nutrionco. São Paulo: Atheneu; 2020.
11. Orgel E, Genkinger JM, Aggarwal D, Sung L, Nieder M, Ladas EJ. Association of body mass index and survival in pediatric leukemia: a metaanalysis. Am J Clin Nutr. 2016;103:808-17.
12. Viani K, Trehan A, Manzoli B, Schoeman J. Assessment of nutritional status in children with cancer: a narrative review. Pediatr Blood Cancer. 2020;67:(Suppl.3):e28211.

13. Brinksma A, Sanderman R, Roodbol PF, Sulkers E, Burgerhof JG, de Bont ES, et al. Malnutrition is associated with worse health-related quality of life in children with cancer. Support Care Cancer. 2015;23:3043-52.
14. Murphy AJ, White M, Viani K, Mosby TT. Evaluation of the nutrition screening tool for childhood cancer (SCAN). Clin Nutr. 2016;35:219-24.
15. Barr RD. Nutritional status in children with cancer: before, during and after therapy. Indian J Cancer. 2015;52:173-5.
16. Kuriyan R. Body composition techniques. Indian J Med Res. 2018;148:648-58.
17. Kyle UG, Earthman CP, Pichard C, Coss-Bu JA. Body composition during growth in children: limitations and perspectives of bioelectrical impedance analysis. Eur J Clin Nutr. 2015;69:1298-305.
18. Pinho NB. Consenso nacional de nutrição oncológica/Instituto Nacional de Câncer José Alencar Gomes da Silva, Coordenação Geral de Gestão Assistencial, Hospital do Câncer I, Serviço de Nutrição e Dietética. 2 ed. Rio de Janeiro: Inca; 2015.
19. National Research Council. Dietary reference intakes: the essential guide to nutrient requirements. Washington, DC: The National Academies Press; 2006.
20. Fleming C, Viani K, Murphy AJ, Mosby TT, Arora B, Schoema J, et al. The development, testing, and preliminary feasibility of an adaptable pediatric oncology nutrition algorithm for low-middle income countries. Indian J Cancer. 2015;52:225-8.
21. Alves FR, Garófolo A, Maia P dos S, Nóbregas FJ de, Petrilli AS. Suplemento artesanal oral: uma proposta para recuperação nutricional de crianças. Rev Nutr. 2010;23(5):731-44.
22. Garófolo A, Alves FR, Rezende MA do C. Suplementos orais artesanais desenvolvidos para pacientes com câncer: análise descritiva. Rev Nutr. 2010;23(4):523-33.
23. Trehan A, Viani K, da Cruz LB, Sagastizado SZ, Ladas EJ. The importance of enteral nutrition to prevent or treat undernutrition in children undergoing treatment for cancer. Pediatr Blood Cancer. 2020;67:(Suppl.3):e28378.
24. Viani K. Parenteral and enteral nutrition for pediatric oncology in low and middle-income countries. Indian J Cancer. 2015;52:182-4.
25. Arends J, Bachmann P, Baracos V, Barthelemy N, Bertz H, Bozzetti F, et al. Espen guidelines on nutrition in cancer patients. Clin Nutr. 2017;36:11-48.
26. Sacks N, Hwang WT, Lange BJ, Tan K-S, Sandler ES, Rogers PC, et al. Proactive enteral tube feeding in pediatric patients undergoing chemotherapy. Pediatr Blood Cancer. 2014;61:281-5.
27. Cheng BT, Rost M, De Clercq E, Arnold L, Elger BS, Wangmo T. Palliative care initiation in pediatric oncology patients: a systematic review. Cancer Med. 2019;8(1):3-12.
28. Weaver MS, Heinze KE, Kelly KP, Wiener L, Casey RL, Bell CJ, et al. palliative care as a standard of care in pediatric oncology Meaghann. Pediatr Blood Cancer. 2015;62:S829-33.
29. Feferbaum R, Farias IM, Cardoso AL, Chaves CL, Spolidoro JVN, Wayhs MC, et al. Nutrição no paciente em cuidados paliativos. Soc Bras Pediatr. 2019;(7):1-8.
30. Fearon K, Strasser F, Anker SD, Bosaeus I, Bruera E, Fainsinger RL, et al. Definition and classification of cancer cachexia: an international consensus. Lancet Oncol. 2011;12(5):489-95.

CAPÍTULO 11

Cuidado nutricional em pacientes com encefalopatia crônica não progressiva

Marina Campos Russo

INTRODUÇÃO

A paralisia cerebral (PC) é uma encefalopatia crônica infantil caracterizada por déficit motor não progressivo. As agressões que ocorrem durante o crescimento fetal ou no cérebro infantil em desenvolvimento ocasionam desordens permanentes na postura e no movimento.[1-3] Como consequência da lesão no cérebro, ocorrem as dificuldades motoras, que prejudicam a deambulação, a coordenação e o equilíbrio[4] e são frequentemente acompanhadas por alterações sensoriais, cognitivas, perceptivas, de comunicação e de comportamento, além de epilepsia e problemas musculoesqueléticos secundários.[2]

A encefalopatia crônica não progressiva (ECNP) é a causa mais comum de deficiência física grave na infância. Estima-se que cerca de 1 a cada 1.000 nascidos vivos seja portador de ECNP, enquanto em países em desenvolvimento esse número pode crescer para 7 a cada 1.000 nascidos vivos.[5]

Os fatores de risco mais frequentes para ECNP são: prematuridade, baixo peso ao nascer, asfixia perinatal, leucomalácia periventricular ou subcortical, hemorragia intraventricular grave e isquemia cerebral.[5]

As causas para o desenvolvimento de PC são multifatoriais e podem ocorrer no período gestacional, durante o parto ou após o nascimento, conforme ilustrado na Figura 1.

Pré-natal

- Infecções congênitas
- Falta de oxigenação
- Retardo de crescimento intrauterino
- Baixo peso ao nascer
- Doença tireoidiana
- Infecções virais agudas maternas durante a gestação (vírus herpes)

Perinatal

- Anoxia neonatal
- Eclâmpsia
- Descolamento prematuro da placenta
- Prolapso de cordão umbilical
- Choque hipovolêmico materno

Pós-natal

- Infecções do sistema nervoso central
- Hemorragia craniana associada a distúrbio de coagulação
- Mal convulsivo
- Trauma craniano
- Distúrbios eletrolíticos graves

FIGURA 1 Possíveis causas de danos neurológicos.
Fonte: adaptada de Ministério da Saúde, 2013.[5]

A diversidade das características clínicas varia de acordo com a localização e a extensão da lesão cerebral, zonas do corpo afetadas, estado e qualidade da tonicidade muscular, déficit motor, entre outros. A tonicidade muscular é o critério mais utilizado para classificar a ECNP, conforme ilustrado na Figura 2.

Espástico

- Presença de tônus elevado
- É ocasionada por uma lesão no sistema piramidal

Discinético

- Caracteriza-se por movimentos atípicos mais evidentes
- Engloba a distonia e a coreoatetose
- É ocasionada por uma lesão do sistema extrapiramidal, principalmente nos núcleos da base

Atáxico

- Caracteriza-se por um distúrbio da coordenação dos movimentos em razão da dissinergia
- Apresenta marcha com aumento da base de sustentação e tremor intencional
- É ocasionada por uma disfunção no cerebelo

FIGURA 2 Classificação da paralisia cerebral de acordo com a tonicidade muscular.
Fonte: adaptada de Ministério da Saúde.[5]

AVALIAÇÃO NUTRICIONAL

Esses pacientes, mesmo quando bem nutridos, tendem a ser menores, mais leves, com menor gordura corporal, massa muscular e óssea que a população geral. Possivelmente isso ocorre devido às altas prevalências de prematuridade, baixo peso ao nascer, fatores endócrinos, inatividade física e forças mecânicas sobre ossos, articulações e musculatura.[6,7]

Como parte da avaliação do estado nutricional, faz-se necessária a aferição da estatura.[8] Nos casos em que a criança não consiga ficar em posição ereta, recomenda-se a utilização das fórmulas desenvolvidas por Stevenson et al.[9] para realizar a estimativa da estatura, conforme demonstrado na Tabela 1. A equação que utiliza a medida do comprimento do joelho ao calcanhar é a mais recomendada, pois é nela que se obtém menor erro em relação à altura aferida.[10]

TABELA 1 Estimativa de estatura para pacientes de 2 a 12 anos incompletos

Membro	Fórmula	Desvio padrão
CSB	E = (4,35 x CSB) + 21,8	± 1,7 cm
CT	E = (3,26 x CT) + 30,8	± 1,4 cm
AJ	E = (2,69 x AJ) + 24,2	± 1,1 cm

AJ: comprimento do joelho; CSB: comprimento superior do braço; CT: comprimento da tíbia; E: estatura (cm).
Fonte: adaptada de Stevenson et al.[10]

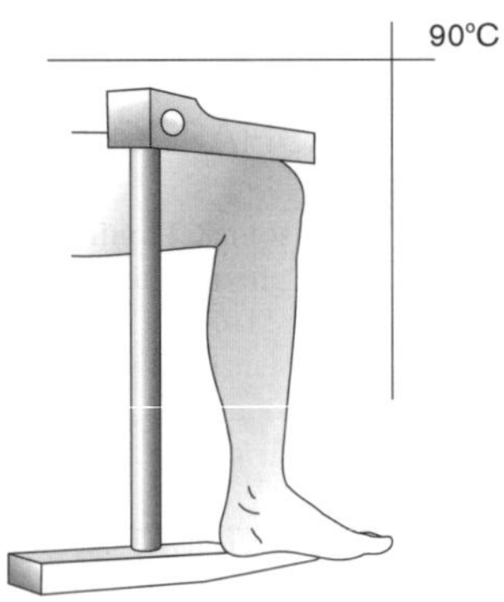

FIGURA 3 Comprimento do joelho ao calcanhar.
Fonte: Apostila de Avaliação Nutricional, PUC Goiás, 2013.[11]

Já para os adolescentes com idade superior a 12 anos, recomenda-se a utilização das fórmulas de estimativa de estatura propostas por Chumlea et al.,[12] conforme exposto nas Tabelas 2 e 3.

TABELA 2 Estimativa de estatura para pacientes de 12 a 18 anos incompletos

	Meninas	Meninos
Caucasianos	(2,15 × AJ) + 43,21	(2,22 × AJ) + 40,54
Afro-americanos	(2,02 × AJ) + 46,59	(2,18 × AJ) + 39,60

AJ: comprimento do joelho.
Fonte: adaptada de Chumlea et al.[12]

TABELA 3 Estimativa de estatura para pacientes de 18 a 20 anos incompletos

	Meninas	Meninos
Caucasianos	(AJ × 1,78) – (idade × 0,06) + 70,25	(AJ × 1,88) + 71,85
Afro-americanos	(AJ × 1,86) – (idade × 0,06) + 68,10	(AJ × 1,79) + 73,42

AJ: comprimento do joelho.
Fonte: adaptada de Chumlea et al.[12]

Atingir índices antropométricos de peso e altura definidos para populações gerais não deve constituir metas ideais quando se trata da saúde e crescimento de crianças com ECNP.[5] A diferença no crescimento é mais evidente quanto mais grave é o comprometimento cerebral e pode ser associada a condições secundárias, como a desnutrição. Esta, por sua vez, está associada não apenas ao déficit de nutrientes, mas também a fatores indiretos, como imobilidade, alterações endócrinas ou espasticidade.[8]

São diversas as curvas existentes para avaliação do estado nutricional dos pacientes com ECNP, porém todas elas foram desenvolvidas com metodologias muito distintas, o que dificulta a construção de um referencial que atenda crianças e adolescentes de todas as áreas geográficas, incluindo o Brasil.

A primeira curva de avaliação do crescimento e ganho ponderal para crianças com PC foi desenvolvida por Krick et al., em 1996. No entanto, essa curva abrange somente crianças com idade entre 0-10 anos de idade.[13]

No ano de 2011, Brooks et al. realizaram um estudo, com amostra representativa de crianças, adolescentes e adultos jovens portadores de PC, e construíram novas curvas de crescimento. Esse novo referencial foi elaborado com base nas curvas do CDC (2000) e considerou a avaliação da funcionalidade pelo GMFCS (*gross motor function classification system*), traduzido como sistema de classificação da função motora grossa. Nesse estudo, os autores evidenciaram a relação entre o baixo peso e o risco de mortalidade em crianças com PC e que esse risco torna-se ainda mais alto quanto maior o comprometimento funcional.[14,15]

O Ministério da Saúde,[5] nas diretrizes de atenção à pessoa com paralisia cerebral, recomenda o uso dessas curvas para classificação e acompanhamento do crescimento de crianças e adolescentes nessa condição.[5]

No GMFCS, cada nível representa um método de mobilidade que mais se aproxima do desempenho, das habilidades e das limitações funcionais para cada faixa etária, com ênfase nas habilidades motoras de sentar e andar. Um resumo das distinções entre cada nível está disponível para ajudar na classificação. Para crianças prematuras, até os 2 anos de idade, deve-se considerar a idade corrigida. Na prática, os pacientes capazes de realizar funções descritas em certo nível serão, provavelmente, classificados nesse nível de função ou em um acima; já aqueles que não conseguem realizar as funções de certo nível devem ser classificados um nível abaixo.[15]

O GMFCS é dividido nos seguintes níveis:

I. Anda sem limitações.
II. Anda com limitações.
III. Anda utilizando um dispositivo manual de mobilidade.
IV. Automobilidade com limitações, pode usar mobilidade motorizada.
V. Transportado em cadeira de rodas manual.

No estudo realizado por Brooks et al.,[14] o nível V do sistema de funcionalidade foi subdivido em duas classes (V-NT e V-TF), a fim de considerar a via de alimentação oral e enteral na construção das curvas, visto que a dificuldade para se alimentar está intimamente ligada ao grau de comprometimento motor.[5]

Subdivisão do nível V feito por Brooks et al.:[14]

- V-NT (*feed orally*): transportado em cadeira de rodas manual e alimentado por via oral.
- V-TF (*tube feed*): transportado em cadeira de rodas manual e alimentado por via enteral.

Atualmente se recomenda a utilização das curvas de Krick et al.[13] para menores de 2 anos e as curvas de Brooks et al.[14] para crianças a partir de 2 anos e adolescentes.[16] Para classificação diagnóstica das curvas, utilizar os pontos de corte descritos na Tabela 4.

TABELA 4 Pontos de corte para classificação do estado nutricional de crianças com paralisia cerebral

Indicador antropométrico	Ponto de corte (percentil)	Classificação nutricional
P/I, IMC/I ou P/E	$\geq$ P90	Sobrepeso
	$90 < P > 10$	Eutrofia
	$\leq$ P5	Desnutrição
E/I	$>$ P10	Estatura adequada para a idade
	$\leq$ P 10	Baixa estatura para a idade

Fonte: adaptado de Araújo e Silva.[17]

Como a construção das curvas foi em torno do indicador de peso para a idade (P/I), este deve ser utilizado para diagnóstico do estado nutricional. Entretanto, os demais indicadores também devem ser interpretados e considerados na avaliação nutricional. Além disso, é recomendada a utilização de outras medidas antropométricas, como prega cutânea tricipital ou subescapular e circunferência do braço, e podem ser comparadas com curvas de referência para crianças saudáveis. Valores inferiores ao percentual 10 indicam desnutrição.[5,10]

TERAPIA NUTRICIONAL

O objetivo da terapia nutricional para pacientes com ECNP não é apenas aumentar o peso e promover o crescimento adequado, mas também garantir maior capacidade fisiológica e funcional.[5,18]

Estima-se que 19-99% das crianças com PC tenham dificuldades alimentares em diversos graus de comprometimento, que estão diretamente relacionadas ao grau de comprometimento motor. A abordagem multiprofissional é de grande valia nessa população, uma vez que pode ser necessário realizar intervenções, como posicionamento corporal, reabilitação, modificação na dieta e medicamentos,[5,18,19] para contornar as dificuldades alimentares e promover adequada oferta nutricional.

Fatores como a falta de controle oromotor, dificuldade ou ausência de reflexo de mastigação, dificuldades de deglutição, falta ou diminuição do reflexo de sucção, vômitos frequentes, hipertonia com postura corporal incorreta ou hipotonia são alguns dos responsáveis pelas dificuldades na alimentação.[5,20]

As dificuldades nutricionais mais comuns nesse grupo de pacientes são:

- Baixo peso: pode ocorrer no caso de elevado gasto energético, em decorrência de uma anormal tonicidade muscular acrescida de uma oferta nutricional insuficiente.[21,22] Esse problema pode ser solucionado com aumento do fracionamento das refeições, elaboração de refeições atrativas e nutritivas, aumento da densidade energética das preparações, adaptação das refeições às necessidades alimentares da criança, utilização de terapias nutricionais associadas (terapia nutricional oral, enteral ou parenteral),[23] quando indicado.
- Excesso de peso: pode estar associado com menor gasto energético, devido à limitada atividade física, à baixa tonicidade muscular, ao crescimento atípico e a situações de compensação com alimentos de elevada densidade energética ou ingestão alimentar compulsiva.[21] A adequada avaliação das necessidades energéticas é fundamental na prevenção de ganho ponderal excessivo, que está presente em cerca de 10-15% dessa população.[18]

- Refluxo gastroesofágico: este é um problema muito frequente em pacientes com ECNP, principalmente nos indivíduos que se deslocam em cadeira de rodas, com excesso de peso ou obesidade, nos quais o esfíncter esofágico inferior, que impede que os alimentos voltem do estômago para o esôfago, não realiza sua função de forma eficaz. Esse problema pode ser solucionado ou minimizado evitando o consumo de bebidas gaseificadas, cafeína, chocolate, frutas e sucos cítricos, alimentos gordurosos e muito condimentados e preferindo alimentos de consistência branda.[21]
- Disfagia: consiste em uma alteração do processo de deglutição, podendo ser orofaríngea ou esofágica, caracterizando-se pela dificuldade da ingestão de alimentos líquidos ou sólidos.[21,24] No caso da PC, essa situação é consequência de uma lesão na área do cérebro que controla a função dos músculos responsáveis pelo correto processo de deglutição, sendo mais predominante a dificuldade em deglutir líquidos, tornando as adaptações nas consistências de alimentos sólidos e líquidos fundamentais, para evitar desidratação ou aspiração traqueal.[5]
- Constipação: o reduzido relaxamento muscular e a imobilidade, muito comum em pessoas com PC, dificultam o processo de defecação, principalmente na presença de hipotonicidade, que resulta na menor motilidade intestinal. Além disso, o baixo consumo de fibras e de água, associado à utilização de diversos medicamentos, que é comum nessa população, contribuem para o agravamento da situação.[21,25]
- Desidratação: pode ocorrer devido à incapacidade de comunicar a sensação de sede; sialorreia; disfagia para líquidos; e resistência à ingestão de água. Um sinal de alerta facilmente detectável é urina com odor forte e em pouca quantidade.[18,26]

Em geral, a dieta via oral deve ser mantida nas crianças com funções motoras orais diagnosticadas como adequadas e que não apresentam risco de aspiração para as vias aéreas. Correção na postura da cabeça e consistência adequada dos alimentos melhoram a eficiência da alimentação via oral.[5] No entanto, o modo da administração do suporte nutricional dependerá do estado nutricional da criança, da capacidade de consumir quantidades adequadas de alimentos e líquidos por via oral e do risco de broncoaspiração,[18] conforme ilustrado na Figura 4.

A decisão de iniciar a nutrição enteral, quando necessário, pode ser difícil para a família que entende a colocação de sonda como um sinal de insucesso de sua habilidade em alimentar a criança.[5] Por isso, é de extrema importância o acolhimento da família e o adequado aconselhamento nutricional nos casos em que essa via está indicada.

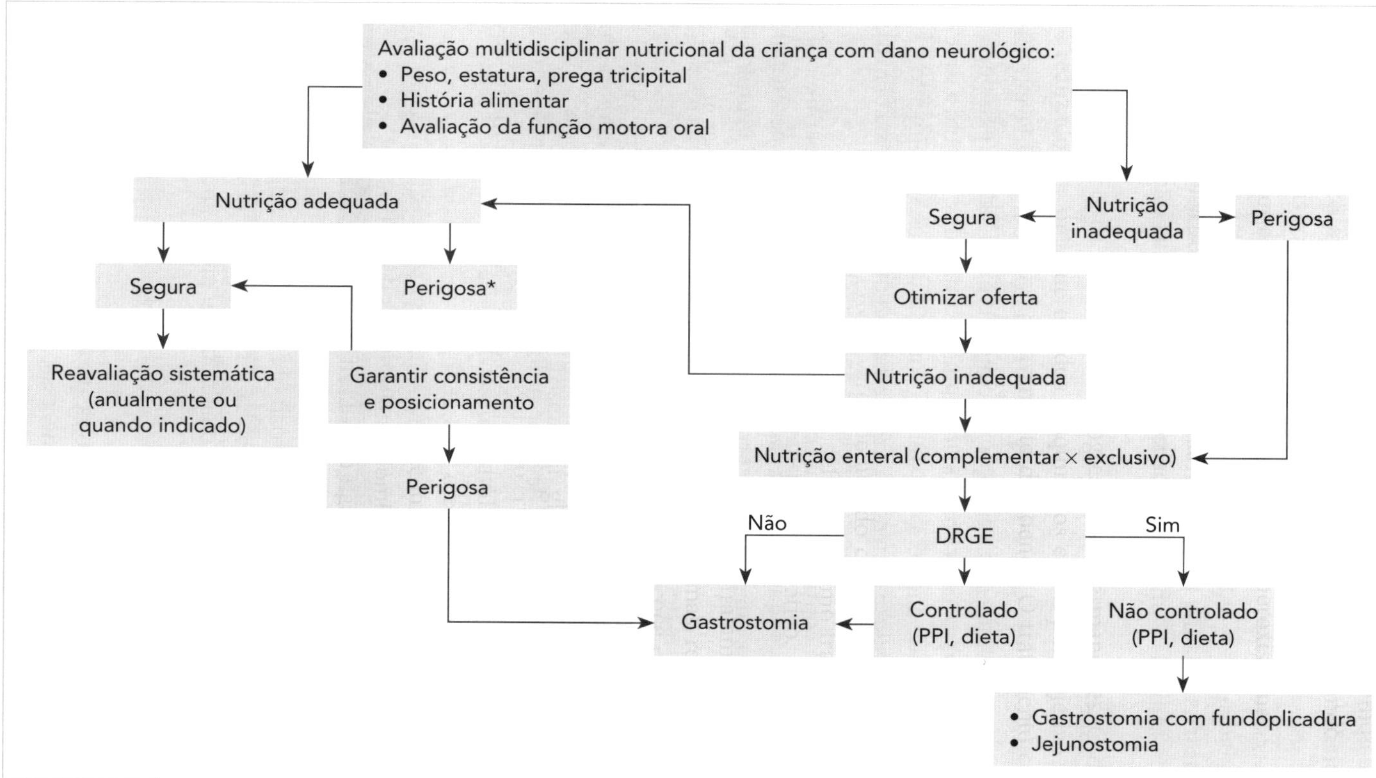

FIGURA 4 Fluxograma para escolha do aporte nutricional adequado.

*Deglutição perigosa é definida em crianças que apresentam história de pneumonia aspirativa e evidência clínica de aspiração ou penetração no exame de videodeglutograma. DRGE: doença do refluxo gastroesofágico; PPI: bomba inibitória de próton.

Fonte: adaptada de ESPGHAN.[18]

Caso se opte pela utilização de nutrição enteral, a escolha da fórmula dependerá da idade da criança, da condição clínica, das necessidades energéticas e da via de acesso enteral.[5]

Não é recomendada a utilização de dieta caseira via enteral, devido à dificuldade na adequação nutricional em relação às necessidades do paciente, o que pode acarretar ganho ponderal insuficiente e preocupação com a segurança higiênico-sanitária[19] em relação à manipulação dessa dieta.

NECESSIDADES NUTRICIONAIS

A estimativa das necessidades energéticas de crianças com ECNP é um desafio, pois não existem recomendações nutricionais específicas para essa população. As DRI (*dietary reference intake*), comumente utilizadas, tendem a superestimar a necessidade energética, visto que o atraso no desenvolvimento e o baixo nível de atividade física tendem a reduzir a taxa metabólica basal (TMB), quando comparadas com crianças sem essa condição clínica.[27]

Deve-se levar em consideração que crianças capazes de caminhar necessitam de mais energia, enquanto as dependentes de cadeira de rodas necessitam de 60-70% de energia, em comparação com crianças sem desordens neurológicas. Por isso, se disponível no serviço, a calorimetria indireta pode ser útil para avaliar as necessidades nutricionais dessa população.[18]

Um estudo publicado no ano de 1985[28] sugere a utilização de uma equação preditiva de necessidade energética, que leva em consideração a estatura do paciente e seu nível de atividade, conforme demonstrado na Tabela 5. Vale ressaltar que essa recomendação deve ser utilizada com cautela, haja vista a dificuldade para aferir a estatura de pacientes com ECNP, principalmente dos que apresentam maior limitação motora.

TABELA 5 Necessidade energética para crianças com PC, de 5 a 11 anos

Nível de atividade	Equação
Atividade leve a moderada	13,9 × estatura (cm)
Atividade restrita intensa	10 × estatura (cm)
Restrição física grave	11,1 × estatura (cm)
Movimentos atetoides (adolescentes)	> 6.000 kcal/dia

PC: paralisia cerebral.
Fonte: adaptada de Rokusek e Heindicles.[28]

Existem diversas equações preditivas para o cálculo das necessidades energéticas, mas recomenda-se que as necessidades nutricionais sejam calculadas de forma individualizada e deve-se levar em consideração a mobilidade, tônus muscular, nível de atividade, metabolismo alterado e crescimento. A ESPGHAN (2017) recomenda regular o monitoramento do peso corporal e da massa gorda como um indicativo de adequada oferta energética.[18]

Em relação à oferta proteica, as necessidades dessa população são semelhantes às necessidades proteicas de crianças sem danos neurológicos. Ou seja, a utilização dos valores propostos pela DRI é adequada para os indivíduos com ECNP, conforme demonstrado na Tabela 6. Mas, caso a criança apresente lesão por pressão, faz-se necessário acréscimo de proteínas.[18]

TABELA 6 Recomendações proteicas

Idade	Proteína (g/kg/dia)
Ambos os sexos	
0-6 meses	2,2
6-12 meses	1,6
1-3 anos	1,2
4-6 anos	1,1
7-10 anos	1,0
11-14 anos	1,0
Masculino	
15-19 anos	0,9
Feminino	
15-19 anos	0,8

Fonte: adaptada de National Research Council/Food and Nutrition Board.[29]

É um desafio fornecer a quantidade proteica adequada para crianças em terapia nutricional enteral que necessitem de reduzida ingestão calórica, para evitar a superalimentação. Nesses casos, sugere-se utilizar fórmulas hiperproteicas ou acrescentar módulo de proteína.[18,19]

A baixa oferta energética para evitar a superalimentação também pode interferir na oferta adequada de micronutrientes, principalmente cálcio, ferro, zinco, selênio e vitaminas C, D e E. A ESPGHAN (2017) recomenda a utilização da DRI para estimar a adequada oferta de micronutrientes em crianças com PC.[18]

O acompanhamento e o monitoramento das intervenções nutricionais faz-se por meio do olhar individualizado, proporcionando adequado estado nutricional, gerenciando as dificuldades alimentares, garantindo a segurança dos alimentos e a ingestão de nutrientes adequados.[19]

Apesar de não existir cura para a ECNP, suas consequências podem ser minimizadas e a alimentação desempenha papel importante na manutenção da saúde e do bem-estar, principalmente nessa população. Uma alimentação adequada e adaptada a cada caso é imprescindível e deverá constituir um momento de prazer para o indivíduo e cuidadores.

REFERÊNCIAS BIBLIOGRÁFICAS

1. Armstrong RW. Definition and classification of cerebral palsy. Dev Med Child Neurol. 2007;49(3):166.
2. Ribeiro MFM, Barbosa MA. Paralisia cerebral e síndrome de Down: nível de conhecimento e informação dos pais. Ciênc Saúde Coletiva. 2011;16(4):2099-106.
3. Campos Júnior D, Burns DAR, Lopez FA. Tratado de pediatria: Sociedade Brasileira de Pediatria. 4 ed. Barueri: Manole; 2017.
4. Gondim KM, Pinheiro PNC, Carvalho ZMF. Participação das mães no tratamento dos filhos com paralisia cerebral. Rev Rene Fortaleza. 2009;10(4):136-44.
5. Ministério da Saúde. Diretrizes de atenção à pessoa com paralisia cerebral. Brasília (DF): Secretaria da Atenção a Saúde; 2013. p.1-41.
6. Henderson RC, Grossberg RI, Matuszewski J, Menon N, Johnson J, Kecskemethy HH, et al. Growth and nutritional status in residential center versus home-living children and adolescentes with quadriplegic cerebral palsy. J Pediatr. 2007;151(2):161-6.
7. Tamega IE, Barros Filho AA, Da Costa Pinto EAL. Growth in children with encephalopathy, a longitudinal study from the 6th to the 24th month. Int J Nutr Metab. 2011;3(5):55-647.
8. Tomoum HY, Badawy NB, Hassan NE, Alian KM. Anthropometry and body composition analysus in children with cerebral palsy. Clin Nutr. 2010;29(4):477-81.
9. Stevenson RD. Use of segmental measures to estimate stature in children with cerebral palsy. Arch Pediatr Adolesc Med. 1995;149(6):658-62.
10. Stevenson RD, Conaway M, Chumlea WC, Rosenbaum P, Fung EB, Henderson RC, et al. Growth and health in children with moderate-to-severe cerebral palsy. Pediatrics. 2006;118(3):1010-8.
11. Apostila de avaliação nutricional. PUC Goiás, 2013.
12. Chumlea WMC, Guo SS, Steinbaugh ML. Prediction of stature from knee height for black and white adults and children with application to mobility impaired or handicapped persons. J Am Diet Assoc. 1994;94(12):1385-8.
13. Krick J, Murphy-Muller P, Zeger S, Wright E. Pattern of growth in children with cerebral palsy. J Am Diet Assoc. 1996;40(2):680-985.
14. Brooks J, Day S, Shavelle R, Strauss D. Low weight, morbidity, and mortality I children with cerebral palsy: new clinical growth charts. Pediatrics. 2011;128(2):e299-307.
15. Hiratuka E, Matsukura TS, Pfeifer LI. Adaptação transcultural para o Brasil do sistema de classificação da função motora grossa – GMFCS. Rev Bras Fisioter. 2010;14(6):537-44.
16. Alves TCHS. Nutrição em pediatria: manual prático para profissionais de saúde. Salvador: Eduneb; 2017.
17. Araújo LA, Silva LR. Anthropometric assessment of patients with cerebral palsy: which curves are more appropriate? J Pediatr. 2013;89(307):4.
18. European Society for Paediatric Gastroenterology, Hepatology and Nutrition (ESPGHAN). Guidelines for the evaluation and treatment of gastrointestinal and nutritional complications in children with neurological impairment. JPGN. 2017;65(2).
19. Bell KL, Samson-Fang L. Nutritional management of children with cerebral palsy. Eur J Clin Nutr. 2013:67(Suppl.2):S13-6.
20. Fung EB, Samson-Fang L, Stallings VA, Conaway M, Liptak G, Henderson RC, et al. Feeding dysfunction is associated with poor growth and health status in children with cerebral palsy. J Am Diet Assoc. 2002;102(3):361-73.
21. Campos MA. Alimentação e nutrição em paralisia cerebral: um guia para pais e cuidadores. São Paulo: FAPPC; 2016.

22. García Zapata LF, Restrepo Mesa SL. La alimentación del niño con parálisis cerebral un reto para el nutricionista dietista: perspectivas desde una revisión. Perspectivas en Nutrición Humana. 2010;12:77-85
23. Kuperminc MN, Gottrand F, Samson-Fang L, Arvedson J, Bell K, Craig GM, et al. Nutritional management of children with cerebral palsy: a practical guide [Summary and Recommendations]. Eur J Clin Nutr. 2013;67(S2):S21-S23.
24. Malagelada J-R, Bazzoli F, Boeckxstaens G, De Looze D, Fried M, Kahrilas P, et al. World Gastroenterology Organisation Global Guidelines: dysphagia – global guidelines and cascades update September 2014. J Clin Gastroenterol. 2015;49(5):370-8.
25. Wittenbrook W. Nutritional assessment and intervention in cerebral palsy. Practical Gastroenterology. 2011(92):16-32.
26. Santos M, Batista R, Guare RO, Leite MF, Ferreira MF, Ferreira MCD, et al. Salivary osmolality and hydration status in children with cerebral palsy. J Oral Pathol Med. 2011;(7):36.
27. Dutra EF, Gomes AF, Yamamoto RCC, Benedetti FJ, Martins JS, Vargas CL. Paralisia cerebral: associação entre estado nutricional e ocorrência de disfagia orofaríngea. Rev CEFAC. 2019;21(5):e5519.
28. Rokusek C, Heindicles E. Nutrition and feeding of the developmentally disabled. Brookings: South Datoka University Affiliated Program, Interdisciplinary Center for Disabilities; 1985.
29. National Research Council/Food and Nutrition Board. Recommended Dietary Allowances (RDA). 10 ed. Washington: National Academy Press;1989.

CAPÍTULO 12

Nutrição na síndrome de Down

Milena Biazi Prado Pereira

INTRODUÇÃO

A síndrome de Down (SD) é uma condição associada a um complexo distúrbio genético e metabólico no qual ocorre uma alteração cromossômica. Nessa situação, o indivíduo afetado apresenta um cromossomo extra em suas células, ou seja, 47 cromossomos em vez de 46, e pode ser de três tipos: 1) trissomia 21, que é a presença e expressão de 3 cópias de genes localizados no cromossomo 21 (aproximadamente 95% dos casos), a partir de uma falha na separação desse cromossomo durante a meiose; 2) translocação (representa cerca de 3% dos casos), na qual o cromossomo extra do par 21 fica aderido a outro cromossomo; 3) mosaicismo, quando não há divisão do cromossomo antes da fertilização e a alteração genética compromete apenas parte das células, ou seja, algumas células têm 47 e outras 46 cromossomos, o que aparece em mais ou menos 2% dos casos diagnosticados.[1-5]

É a primeira síndrome definida clinicamente como de origem cromossômica, reconhecida há mais de um século pelo pediatra inglês John Langdon Down. Considerada a alteração genética mais comum na clínica pediátrica, afeta 1 a cada 800 recém-nascidos em todo o mundo e é o principal fator genético no desenvolvimento de retardo mental moderado (deficiência intelectual). No Brasil, nascem cerca de 8 mil bebês por ano com essa síndrome.[6-10]

Diagnosticada geralmente ao nascimento, por combinações específicas de sinais: face achatada, fenda palpebral oblíqua, nariz pequeno e achatado, anormalidades em pavilhão auricular, pele abundante no pescoço, hiperflexibilidade articular, dobra cutânea em região cervical posterior, displasia da pelve, displasia da falange média do quinto dedo, baixa estatura, prega única palmar transversa e hipotonia muscular (relaxamento dos ligamentos e redução na capacidade de produzir força muscular), além de demonstrarem maior variabilidade no padrão de movimentos quando comparados aos indivíduos sem a síndrome.[11]

A SD é, portanto, a mais comum anormalidade cromossômica, e pode ser associada com uma variedade de complicações também neurológicas.[12] A síntese excessiva da multiplicação de produtos de genes derivados do excesso de expressão dos genes presentes no cromossomo 21 é um fator para características dismórficas e doenças neurológicas, imunológicas, endócrinas e bioquímicas próprias da SD.[3]

Estudos da última década classificam a SD como doença progeroide, indicando seu processo de envelhecimento antecipado como o responsável pelo aparecimento das alterações imunológicas, doenças autoimunes, neoplasias, osteoporose, osteoartrite, hipogonadismo, menopausa, entre outras alterações em faixa etária precoce nesses indivíduos quando comparados à população geral.[13,14]

Além da deficiência intelectual, 40-50% das crianças com SD possuem má-formação congênita, especialmente do coração, que constitui a mais importante causa de morte desses indivíduos. Eles podem apresentar defeito do canal atrioventricular, comunicação interatrial do tipo fossa oval, persistência do canal arterial, defeito do canal ventricular, tetralogia de Fallot, comunicação interventricular, hipertensão e hipoplasia pulmonar.[15,16]

Aproximadamente 5% dessa população tem anormalidades gastrointestinais, e há o risco de aumento de 15-20 vezes de mielodisplasia transitória e leucemia.[3] A literatura refere que pessoas com SD apresentam 10-30 vezes mais riscos de desenvolver leucemia quando comparadas à população em geral. A leucemia linfoblástica (LLA) é a doença maligna mais comum entre crianças, sendo que as com SD têm maior risco de desenvolvimento tanto da LLA, quanto da leucemia mieloide.[17,18]

Doenças imunológicas, como doença celíaca, disfunção tireoidiana e diabetes, também são prevalentes em crianças com SD[3]. A doença de Alzheimer aparece como a mais importante causa de morbidade e mortalidade entre as pessoas com SD de idade mais avançada, sendo que a presença de outras anormalidades cerebrais é extremamente rara.[19,20]

No início do século XX, os pacientes com SD viviam menos de 10 anos. Atualmente, cerca de 80% dos adultos com SD chegam aos 50 anos ou mais, pois as melhorias nos cuidados médicos e de reabilitação na infância aumentaram a expectativa de vida.[21,22]

A nutrição e a SD estão integradas, principalmente, devido aos problemas de sobrepeso e obesidade (e suas complicações), presença de déficit da ingestão de vitaminas e minerais, dificuldade nos momentos de alimentação, entre outros fatores presentes. A ocorrência de hipotonia e alterações anatômico-estruturais, como boca pequena, pulmões anormais, língua protusa e dificuldades de deglutição, predispõem a dificuldades durante a alimentação, o que refletirá no estado nutricional desses indivíduos.[23]

AVALIAÇÃO ANTROPOMÉTRICA

Há uma estereotipia com crianças, adolescentes e adultos com SD em relação ao sobrepeso, obesidade e baixa estatura, apesar de todas as particularidades da síndrome. Eles têm características metabólicas que os tornam mais vulneráveis ao aparecimento de doenças relacionadas principalmente ao seu estado nutricional e que comprometem o equilíbrio nutricional.[24,25]

A avaliação do estado nutricional consiste na representação do equilíbrio entre genética, consumo alimentar, condições socioeconômicas e ambientais, que reflete diretamente na composição corporal. Ao avaliar o estado nutricional é necessário observar os possíveis fatores relacionados ao resultado encontrado.[26]

Evidências certificam que a composição corporal de crianças e adolescentes de diferentes etnias, saudáveis ou não, varia em magnitude suficiente para questionar os critérios diagnósticos universais para baixa estatura e obesidade.[27]

A aplicação de métodos adequados para a avaliação nutricional nesses indivíduos é de extrema importância no auxílio da manutenção da saúde, fornecendo subsídios para: avaliar a presença de riscos para desenvolver doenças e implementar adequada intervenção nutricional.[27,24,25]

Sendo assim, para o acompanhamento de crianças e adolescentes com SD, recomenda-se a utilização de curvas de crescimento e desenvolvimento específicas, corrigidas para pessoas com estatura menor e taxas de crescimento mais lentas.[28,29]

Em 1988, foram publicadas as primeiras curvas para acompanhamento de crianças e adolescentes com SD, por Cronk et al.,[30] na revista *Pediatrics*, para avaliação antropométrica mundial. Foi realizado um estudo multifocal, que avaliou 730 crianças e adolescentes americanos com SD, na faixa etária de 1 mês a 18 anos, de ambos os gêneros, para obter avaliações de peso e estatura, e a partir desses dados foi possível a elaboração e publicação das curvas.

A ausência de dados precisos para avaliação da população brasileira com SD fazia com que profissionais envolvidos no acompanhamento dessas crianças utilizassem curvas de outros países, que sofrem interferência de fatores ambientais de ordem social, cultural e determinantes genéticos diferentes do Brasil.[29]

Por esse motivo, com o objetivo de elaborar curvas-padrão para estatura, peso e perímetro cefálico (PC) para pacientes com SD, Mustacchi realizou um estudo longitudinal, na região urbana de São Paulo (SP), que rastreou e examinou 4.005 atendimentos de 174 crianças brasileiras de 0 a 8 anos, 11 meses e 29 dias, de ambos os gêneros, entre 1980 e 2000, para obter avaliação de peso, estatura e PC. A partir desses dados foram elaboradas e publicadas em 2002 as primeiras curvas brasileiras.[31]

No entanto, as curvas brasileiras possuíam a limitação da faixa etária. Bertapelli et al.[32] realizaram um estudo retrospectivo e prospectivo com o objetivo de desenvolver curvas de peso, estatura, PC e IMC para a população brasileira com SD, na faixa etária entre 0-20 anos, e comparar os dados de crescimento com as referências estabelecidas na literatura. Eles avaliaram 938 indivíduos com SD, sendo 53,7% do gênero masculino, entre 2012 e 2015, na Unicamp e em 50 centros para pessoas com SD no estado de SP. Foram utilizadas 10.516 medidas de peso, estatura e PC. A partir desses dados foram elaboradas e publicadas, em 2017, as novas curvas para população brasileira com SD. Sua utilização é recomendada atualmente pela Sociedade Brasileira de Pediatria.[33] (As curvas estão apresentadas no final do capítulo, Figuras 1 a 12).

As medidas utilizadas para avaliação antropométrica de indivíduos com SD são: peso, estatura (comprimento ou altura) e perímetro cefálico. Essas medidas possibilitam a construção de índices antropométricos, como peso para idade, que reflete o peso em relação à idade; comprimento ou estatura para a idade, que reflete o crescimento linear; perímetro cefálico para idade, importante na avaliação do crescimento cerebral; e IMC por idade, que representa padrões descritivos de crescimento de crianças e adolescentes com SD e permite comparar e monitorar as condições de peso corporal de populações com SD em território brasileiro.

Os índices antropométricos podem ser observados na Tabela 1, e a classificação do estado nutricional está representada na Tabela 2 (baseada na classificação utilizada pela Organização Mundial da Saúde,[21,34] curvas de Mustacchi[31] e Cronk et al.[30]).

TABELA 1 Índices antropométricos por faixa etária

Índice antropométrico	Faixa etária
Perímetro cefálico para idade (PC/I)	0-24 meses
Comprimento para idade (C/I)	0-36 meses
Estatura para idade (E/I)	3-20 anos
Peso para idade (P/I)	0-20 anos
IMC por idade (IMC/I)	2-18 anos

TABELA 2 Classificação do estado nutricional

Pontos de corte de perímetro cefálico para a idade	
< P3	Microcefalia
≥ P3 e ≤ P97	PC adequado ou eutrófico
≥ P97	Macrocefalia

(*continua*)

TABELA 2 Classificação do estado nutricional *(continuação)*

Pontos de corte de comprimento ou estatura para a idade	
< P3	Baixa estatura
≥ P3 e ≤ P97	Estatura adequada
≥ P97	Alto para a idade
Pontos de corte de peso para a idade	
< P3	Baixo peso
≥ P3 e ≤ P97	Peso adequado ou eutrófico
≥ P97	Excesso de peso
Pontos de corte de IMC para a idade	
< P5	Baixo IMC
≥ P5 e ≤ P95	IMC adequado ou eutrófico
≥ P95	Sobrepeso/obesidade

Hábitos nutricionais definidos por erros dietéticos são os principais fatores do desenvolvimento de obesidade em pessoas com SD, contudo essa e outras patologias podem ser prevenidas com um bom acompanhamento nutricional, que deve ser individual, baseado em dados clínicos e laboratoriais.[25]

Prado et al.[35] realizaram um estudo com o objetivo de definir o perfil antropométrico de pacientes com SD, atendidos em um consultório pediátrico, com base nas curvas de Mustacchi[31] e Cronk et al.,[30] para definir o estado nutricional dessa população. Foi observado que, entre as 187 crianças avaliadas, 80,2% (curva de Mustacchi[31]) e 84,5% (curva de Cronk et al.[30]) apresentaram eutrofia, o que confirma a teoria de que, apesar da propensão a desenvolverem sobrepeso e obesidade, devido a diversos fatores, o tratamento e o acompanhamento adequado afetam o estado nutricional na maioria dos casos.

RECOMENDAÇÕES NUTRICIONAIS

Em relação às recomendações nutricionais, ainda não existem específicas para SD. Sendo assim, são utilizadas as mesmas de crianças sem a síndrome.

A Sociedade Brasileira de Pediatria,[33] assim como Mustacchi, Salmona e Mustacchi,[36] preconizam a recomendação da FAO/OMS/ONU, 2004, para requerimentos energéticos. A Tabela 3 representa a faixa etária de 0-12 meses, e a Tabela 4, a faixa etária de 0-18 anos, considerando nível moderado de atividade física.

TABELA 3 Requerimentos energéticos no primeiro ano de vida

Idade (meses)	FAO/OMS/ONU			
	Meninos		Meninas	
	kcal/dia	kcal/kg/dia	kcal/dia	kcal/kg/dia
0-1	518	113	464	107
1-2	570	104	517	101
2-3	596	95	550	94
3-4	569	82	537	84
4-5	608	81	571	83
5-6	639	81	599	82
6-7	653	79	604	78
7-8	680	79	629	78
8-9	702	79	652	78
9-10	731	80	676	79
10-11	752	80	694	79
11-12	775	81	712	79

TABELA 4 Requerimentos energéticos para a faixa etária de 0-18 anos, considerando nível moderado de atividade física

Idade (anos)	FAO/OMS/ONU			
	Meninos		Meninas	
	kcal/dia	kcal/kg/dia	kcal/dia	kcal/kg/dia
0-2	950	82	850	80
2-3	1.125	84	1.050	81
3-4	1.250	80	1.150	77
4-5	1.350	77	1.250	74
5-6	1.475	74	1.325	72
6-7	1.575	73	1.425	69
7-8	1.700	71	1.550	67
8-9	1.825	69	1.700	64
9-10	1.975	67	1.850	61
10-11	2150	65	2.000	58
11-12	2.350	62	2.150	55
12-13	2.550	60	2.275	52
13-14	2.775	58	2.375	49
14-15	3.000	56	2.450	47
15-16	3.175	53	2.500	45
16-17	3.325	52	2.500	44
17-18	3.400	50	2.500	44

Para as necessidades de água, fibras, macronutrientes e micronutrientes é recomendado a utilização da *dietary reference intakes* (DRI),[37-41] e para orientações nutricionais são utilizadas as recomendações da Sociedade Brasileira de Pediatria[33] e do Ministério da Saúde, como o Guia Alimentar.[42]

ALEITAMENTO MATERNO

O incentivo e o apoio ao aleitamento materno devem ocorrer no pré-natal, na sala de parto, no alojamento conjunto e após a alta hospitalar, bem como nas unidades de alto risco que atendem o recém-nascido.[33]

A criança é movida por reflexos que assegurem sua sobrevivência, ao nascer. Apesar de a sucção do recém-nascido ser um ato reflexo, a prática bem-sucedida do aleitamento materno depende, em grande parte, do apoio e orientações recebidos pelas mães na gestação, nos primeiros momentos após o nascimento e na alta hospitalar. Muitas vezes a técnica de amamentar precisa ser ensinada.[33]

Considerando a suscetibilidade a infecções da criança com SD, a indicação do leite materno torna-se ainda mais importante. As mães devem ser acompanhadas e orientadas para adaptação e melhor desenvolvimento possível das funções das estruturas orofaciais. O trabalho deve ser individualizado, e as condições clínicas gerais e a presença ou não de patologias com interferência direta na evolução de recém-nascidos, como cardiopatias e alterações do sistema respiratório, precisam ser consideradas.[43]

Devido à hipotonia muscular, o recém-nascido com SD apresenta dificuldade de sucção, deglutição e coordenação de funções como a respiração. O incentivo ao aleitamento materno direto da mama, além de contribuir para o crescimento, favorece o desenvolvimento das estruturas orofaciais. A pega correta deve ser orientada, para que a sucção e a deglutição sejam eficientes. Entretanto, recursos alternativos devem ser oferecidos quando não for possível o aleitamento materno e/ou o aleitamento materno direto na mama.[43]

Na primeira fase da vida devem ser iniciados os cuidados para uma alimentação saudável. É recomendado o aleitamento materno exclusivo até os seis meses de idade, período no qual se deve introduzir a alimentação complementar e manter o aleitamento materno até os dois anos ou mais.[7,33]

ALIMENTAÇÃO

Antes de falar sobre a alimentação, é importante ressaltar alguns fatores que interferem na introdução alimentar. O conhecimento e a caracterização dos indivíduos com SD são fundamentais para a intervenção terapêutica, principalmente ao considerar a presença da hipotonia generalizada, das características fenotípicas da síndrome e do déficit intelectual. A hipotonia e o desenvolvimento neuropsicomotor estão relacionados. Assim, na criança com SD ocorrem aquisições mais tardias, se comparadas às crianças com desenvolvimento típico, quanto ao controle cervical, controle do tronco, dissociação da cintura escapular e membros superiores, sentar, controle e dissociação do quadril e membros inferiores, engatinhar, colocar-se de joelhos, em pé e andar.[36]

A hipotonia exerce influência nas questões respiratórias, como a diminuição da ação ciliar do trato respiratório. Essa ação é responsável pela remoção do muco, o que favorece o acúmulo de secreção, caracterizando um padrão respiratório inadequado, que contribui para aumentar ainda mais as alterações orais, estruturais e funcionais, observando-se o palato duro mais elevado, língua hipotônica e protusa (posicionada entre os lábios), com lábios hipotônicos e entreabertos. É comum o lábio inferior virado para fora e mais ativo, se comparado ao superior, que tem pouco movimento e é encurtado.[36]

A postura da cabeça também exerce interferência na relação maxila-mandíbula, sendo que a hipotonia e os problemas de acuidade visual são responsáveis pela postura anormal da cabeça e consequente anomalia do alinhamento do eixo do corpo. A cabeça fica inclinada, e a lordose da coluna cervical se acentua, acarretando a cifose. Ao inclinar a cabeça, a mandíbula se movimenta para a frente, e esse padrão, somado às alterações relacionadas à respiração bucal, língua apoiada no lábio inferior e hipotonia dos músculos temporal e masseter, contribuem para a alteração maxila-mandíbula e para o modo atípico de deglutir.[36]

Na deglutição adequada, antes do aparecimento dos dentes, o bebê impulsiona a língua para a frente a fim de promover o vedamento e a pressão necessária para engolir os alimentos. Com o aparecimento dos dentes, o alimento é mastigado, formando um bolo homogêneo sobre a língua, que impulsiona o alimento até a faringe, sendo sua ponta apoiada na papila. Durante a mastigação, a saliva se junta ao bolo, já iniciando o importante processo de digestão.[36]

Na SD, a alteração dentária e a diminuição de tônus prejudicam as funções alimentares e respiratórias. A erupção dos dentes acontece mais tardiamente, podendo ocorrer, também, sequência de erupção alterada. Dessa forma, é importante oferecer alimentos pastosos amassados com o garfo enquanto a criança não apresenta dentes para mastigá-los, além de, em paralelo, realizar treino mastigatório, de preferência usando pedaços de frutas presas em trouxinhas feitas por gaze, para segurança da criança.[36]

A maioria das crianças com SD tem dificuldade em mastigar os alimentos, amassando-os com a língua, sugando e deglutindo, sem o uso funcional da mastigação, com ineficiente lateralização de língua e rotação da mandíbula.

Por isso a introdução de alimentos sólidos (como a alimentação da família) dependerá da dentição, maturidade e oportunidade de cada criança.[36]

É importante não misturar os alimentos, deixando separadas no prato as porções de cada tipo, para que a criança sinta as propriedades e sensações de cada um, significando e classificando os tipos alimentares, a fim de formar sua opinião a respeito deles.[36]

A aprendizagem e a nutrição estão interligadas. Para o reforço da memória, é necessário planejamento, organização e repetição de ações. O uso de materiais multissensoriais ajuda na retenção de informações, exercendo papel importante na aprendizagem, pois atua como fator motivacional. Os alimentos podem contribuir como fontes de motivação, estimulando a formação da memória sensorial: olfativa, gustativa, tátil, visual e auditiva. O ato de alimentar-se é parte importante da ampliação do vocabulário e da comunicação. À medida que os alimentos são ofertados, é importante falar sobre eles para as crianças, nomeando e qualificando suas propriedades, a fim de contribuir para ampliação de seu conhecimento de mundo.[36]

A atenção é um sistema que depende do ambiente para se desenvolver. Na criança com SD, é observada uma atenção dissipada, ou seja, capacidade reduzida de manter a atenção por determinado tempo. A motivação é fundamental para a manutenção e o controle da atenção e da memória. Assim, uma criança motivada permanecerá atenta por um tempo maior, e isso influenciará suas aquisições.[36]

Durante o processo de alimentação, é importante que a atenção da criança esteja voltada para ele, sem que outros estímulos, como a televisão ou brinquedos, façam parte. A criança precisa estar atenta às formas, cores, sabores, texturas e consistências, cheiros e outros aspectos dos alimentos. Esses fatores irão contribuir para a saciedade, memória sensorial, propriocepção, cognição e linguagem.[36]

A introdução da alimentação complementar deve ser gradual, sob a forma de papas e oferecida com a colher. A consistência dos alimentos deve ser progressivamente elevada, respeitando o desenvolvimento da criança. Deve-se evitar a oferta de alimentos muito diluídos (com baixa densidade energética) para propiciar a oferta calórica adequada.[33]

A composição da dieta deve ser equilibrada e variada, fornecendo todos os tipos de nutrientes desde a primeira papa. A oferta excessiva de carboidratos (especialmente os simples) e de lipídeos predispõe a doenças crônicas como obesidade e diabetes tipo 2. Outra preocupação está relacionada ao consumo excessivo de proteínas em fases precoces da vida, que também pode estar relacionada a maior adiposidade no futuro.[33]

Não há restrições em relação à introdução concomitante de alimentos diferentes, mas a refeição deve conter pelo menos um alimento de cada um dos seguintes grupos: cereais ou tubérculos, leguminosas, proteína animal (carnes em geral, aves, suína, peixe, vísceras ou ovo) e hortaliças (verduras e legumes).[33]

Deve-se evitar alimentos industrializados pré-prontos, refrigerantes, café, chás, embutidos. A oferta de água de coco como substituta da água não é aconselhável pelo baixo valor calórico e por conter sódio e potássio. Não se recomenda o uso de mel no primeiro ano de vida.[33]

No segundo ano de vida, a queixa sobre recusa alimentar é muito frequente. Nesse período, a velocidade de crescimento diminui bastante em relação ao primeiro ano, e, consequentemente, diminuem necessidades nutricionais e o apetite. Nessa idade, a criança está naturalmente no processo de neofobia, em que as novidades são inicialmente rejeitadas. As crianças devem ser estimuladas a comer vários alimentos, com diferentes gostos, cores, consistências, temperaturas e texturas, explorando sua curiosidade e fantasia. Para isso, a paciência, a criatividade e a persistência são as principais ferramentas: nunca forçar, ameaçar ou associar eventos negativos ao ato de comer. Não se deve premiar com ofertas extras ao alimento que está sendo oferecido, assim se consegue a confiança da criança naquilo que ela come, sem reforçar a neofobia. A dependência de um único alimento, como o leite, ou o consumo de grandes volumes de outros líquidos, como os sucos, pode levar a um desequilíbrio nutricional.[33]

O período pré-escolar (2-6 anos) é crítico na vida da criança, tornando-se necessária e importante a sedimentação de hábitos. Essa fase se caracteriza por um comportamento alimentar imprevisível e variável: a quantidade ingerida de alimentos pode oscilar, sendo grande em alguns períodos e nula em outros. Caprichos podem fazer com que o alimento favorito de hoje seja inaceitável amanhã, ou que um único alimento seja aceito por muitos dias seguidos. Se os pais não considerarem esse comportamento transitório e reagirem com medidas coercitivas, ele poderá se transformar em distúrbio alimentar real e perdurar em fases posteriores. A criança pode ter dificuldade em aceitar alimentos novos ou desconhecidos (nega-se a experimentar qualquer tipo de alimento desconhecido e que não faça parte de suas preferências alimentares) ou pode rejeitar uma grande variedade de alimentos, com uma dieta caracterizada por uma variedade muito pequena. A maneira como os pais se alimentam tem importância fundamental no comportamento alimentar de seus filhos. Sendo assim, são necessárias orientações gerais para que a conduta alimentar da criança seja saudável e a formação do hábito, adequada.[33]

Na idade escolar (7-10 anos), que é a fase de transição entre a infância e a adolescência, a qualidade e a quantidade da alimentação são determinantes para a manutenção da velocidade de crescimento, que deve ser constante e adequada para que o estirão da puberdade seja satisfatório. Nesse período, a criança costuma modificar seu hábito alimentar por influência do meio e pela maior capacidade cognitiva e autonomia. Estudos têm mostrado que desordens do balanço energético são comuns nessa fase da vida, podendo haver excesso no consumo de alimentos calóricos e pouco nutritivos, além de incentivo negativo ou insuficiente para a realização de exercícios físicos. Os hábitos alimentares da família ainda exercem influência sobre as práticas alimentares dos escolares.[33]

Um estudo realizado no Centro de Pesquisa Clínica da Universidade do Centro Médico de Chicago, por Luke et al.,[44] avaliou a ingestão nutricional de pré-adolescentes com SD e 10 casos controle, comparando-a com as recomendações da RDA (*recommended dietary allowance*). Eles verificaram que indivíduos com SD apresentaram ingestão menor de energia e de uma série de micronutrientes, podendo colocá-los em risco de deficiência de vitaminas e minerais. Além disso, apresentaram uma frequência metabólica basal mais baixa em cerca de 10-15%. Assim, as crianças com SD gastaram menos energia pela frequência metabólica mais baixa, apresentando maior risco de desenvolver sobrepeso ou obesidade. Os pré-adolescentes com SD não apresentaram níveis anormais de gordura corporal para seu peso e idade. Esses resultados indicaram que o tratamento para criança com SD deve ser baseado, preferencialmente, no aumento do gasto calórico com atividade física e não em uma dieta muito restritiva.

Essa pesquisa mostrou também uma aparente maior ingestão de colesterol, entre os indivíduos controle, devido ao maior consumo de carne, em relação aos indivíduos com SD, que, segundo relato dos pais, têm muita dificuldade de mastigação desse alimento. A ingestão de fibras foi baixa para ambos os grupos, sendo deficiente em 75% para indivíduos com SD e em 63% no grupo controle, consumindo menos de 80% da recomendação da RDA. Assim, a ingestão deficiente de fibras pode ser o principal fator contribuinte para a frequente constipação relatada em pessoas com SD.[44]

Os pesquisadores observaram que indivíduos com SD apresentam a ingestão de vitaminas e minerais abaixo das recomendações, exceto para vitamina C, o que pode ser causado pela recusa de alguns grupos específicos de alimentos, como leite e vegetais, frequentemente inferior às cinco porções recomendadas ao dia.[44]

É importante lembrar que em casos de patologias específicas, como cardiopatias, doença celíaca, diabetes, osteoporose, intolerância a lactose, entre outras, podem ser necessários ajustes na dieta.[36]

Hábitos alimentares interferem diretamente na qualidade de vida. Especialmente para indivíduos com SD, a alimentação e todo o contexto envolvido nessa ação são essenciais para o desenvolvimento tanto dos aspectos funcionais e vitais quanto dos envolvidos na aprendizagem, por isso a importante relação entre nutrição e aprendizagem, considerando memória, atenção, cognição e linguagem.[36]

Vitamina A

Indivíduos com SD apresentam algumas diferenças no metabolismo do betacaroteno.[36] Existe uma limitação bioquímica na via metabólica da vitamina A, que ocasiona níveis plasmáticos de retinol mais baixos, o que pode causar anormalidades na resposta imunológica, desenvolvimento da dentição, pele seca e fotofobia.[29]

Apesar de muitos indivíduos com SD apresentarem hiperbetacarotenemia (pigmentação amarelada nas regiões perioral e periorbital, na palma da mão e na planta dos pés), provavelmente correlacionada com a ingestão por alimentos vegetais que contêm caroteno, pelo fato de o betacaroteno ser precursor da vitamina A, espera-se que não haja redução sistêmica dessa vitamina, porém, na prática, é observada a redução de sua biodisponibilidade. Sendo assim, como a via de conversão metabólica está alterada, deve-se aumentar a oferta de vitamina A, mas de forma controlada e cautelosa.[29]

A OMS orienta a suplementação de vitamina A do primeiro ao quinto mês de vida em áreas de risco, ou seja, quando a deficiência de vitamina A pode ser um problema de saúde pública. O Programa Nacional de Suplementação de Vitamina A consiste na suplementação profilática medicamentosa para crianças de 6-59 meses de idade em regiões previamente mapeadas.[36]

Vitamina D e cálcio

A vitamina D tem a função de regular a homeostase do cálcio por sua interação com as glândulas paratireoidianas, intestino, rins e ossos. É essencial para a absorção intestinal de cálcio e fósforo, para a reabsorção de cálcio nos túbulos renais distais e para mobilizar o cálcio dos óssos.[36]

Na ausência de vitamina D, a maior parte do cálcio que seria absorvido acaba eliminada, ou seja, a ingestão ideal de cálcio pode ser desperdiçada na carência de vitamina D, que é essencial para a absorção adequada do cálcio e sua fixação no osso.[36]

A vitamina D habitualmente é sintetizada por meio de raios solares que incidem na pele. Estima-se que a incidência de hipovitaminose D na população com SD esteja significativamente aumentada em virtude da não exposição solar, que pode acarretar alterações na maturação óssea.[29]

Dessa forma, entende-se haver necessidade de complemento medicamentoso rotineiro de vitamina D para pessoas com SD que não tenham exposição solar rotineira, pois a redução da vitamina D, além de comprometer o desenvolvimento estatural, afeta os mecanismos de defesa imunológica.[29]

Em relação ao cálcio, cerca de 50% dos pacientes com SD apresentam ingestão deficiente, que, combinada à redução de atividade física, eleva a preocupação sobre a densidade óssea observada como reduzida, já a partir da adolescência desses indivíduos.[29]

É importante levar em consideração que o osso incorpora 99% do cálcio corporal total, 80% do fósforo e 60% do magnésio. A atividade de construção óssea é definida como atividade osteoblástica, enquanto a atividade contrária (de reabsorção) é definida como osteoclástica, e é importante reconhecer que há um processo contínuo de formação e reabsorção. O osso jovem tem maior capacidade de atividade osteoblástica, aceitando substituições muito mais rápidas que o osso envelhecido (mais maduro). O equilíbrio dos principais elementos de sua formação, que são cálcio, fósforo e magnésio, é essencial. Níveis mais elevados de fósforo, principalmente na primeira infância, são muito importantes.[36]

As vias metabólicas que regulam o cálcio dependem da integridade da mucosa do intestino delgado proximal, da integridade da glândula paratireoide, que produz hormônios importantes para sua metabolização, da calcitonina, da vitamina D, dos rins e do osso. Lactentes absorvem mais cálcio que adultos.[36]

A ingestão de cálcio é importantíssima nas primeiras três décadas de vida, pois até os 30 anos de idade o corpo humano acumula cálcio, depois passa a consumir as reservas que armazenou.[36]

CONSIDERAÇÕES FINAIS

O cuidado com a saúde da criança com SD inicialmente deve ser focado no apoio e informação à família, no diagnóstico de patologias associadas, na estimulação global, na imunização, no estímulo ao aleitamento materno e na manutenção da saúde por meio do acompanhamento periódico.[7]

Para crianças de 2-10 anos, deve-se focar a manutenção do estilo de vida saudável (alimentação, higiene do sono e prática de exercícios), no desenvolvimento da autonomia para as atividades de vida diárias, autocuidado, socialização, aquisição de habilidades sociais, escolaridade e acompanhamento ponderoestatural, além da atenção aos distúrbios emocionais/psiquiátricos como o espectro autístico.[7]

A alimentação adequada, que permite a ingestão de todos os nutrientes de que o organismo necessita em quantidade e qualidade, é um dos principais fatores para promoção e manutenção da saúde, bem como a redução dos riscos de doenças nutricionais. Estudos têm mostrado que a necessidade nutricional para prevenir sinais e sintomas de deficiência clínica, com o objetivo de atingir um estado nutricional ótimo e reduzir o risco de doenças crônicas não transmissíveis, pode ser afetada pelas características genéticas individuais. Sendo assim, a manutenção da saúde depende da combinação de fatores ambientais, hormonais e genéticos.[45]

REFERÊNCIAS BIBLIOGRÁFICAS

1. Silva Júnior CA, Tonello MGM, Gorla JI, Calegari DR. Musculação para um aluno com síndrome de Down e o aumento da resistência muscular localizada. Revista Digital. 2007;11(4). Available: http://www.efdeportes.com/efd104/sindrome-de-down.htm (acesso 28 ago 2020).
2. James SJ, Pogribna M, Pogribny IP, Melnyk S, Hine RS, Gibson JB, et al. Abnormal folate metabolism and mutation in the methylenetetrahydrofolate reductase gene may be maternal risk factors for Down syndrome. Am J Clin Nutr. 1999;70(4):495-501.
3. Pogribna M, Melnyk S, Pogribny I, Chango A, Yi P, James SJ. Homocysteine metabolism in children with Down syndrome: in vitro modulation. Am J Genet. 2001;69(1):88-95.
4. Barnhart R, Connolly B. Aging and Down syndrome: implications for physical therapy. Phys Ther. 2007;87(10):1399-406.
5. Fortes AN, Lopes MVO. Nível de adaptação baseado no modelo de Roy em mães de crianças portadores de síndrome de Down. Invest Educ Enferm. 2006;24(2):64-73.
6. Nisihara RM, Kotze LMS, Utiyama SRR, Oliveira NP, Fiedler PT, Messias-Reason IT. Doença celíaca em crianças e adolescentes com síndrome de Down. J Pediatr. 2005;81(5):373-6.
7. Brasil. Ministério da Saúde. Secretaria de Atenção à Saúde, Departamento de Ações Programáticas Estratégicas. Diretrizes de atenção à pessoa com Síndrome de Down. Brasília: Ministério da Saúde; 2012. p.62.
8. Moreira LMA, El-Hani CN, Gusmão FAF. A síndrome de Down e sua patogênese: considerações sobre o determinismo genético. Rev Bras Psiquiatr. 2000;22(2):96-9.
9. Marques RC, Marreiro ND. Aspectos metabólicos e funcionais do zinco na síndrome de Down. Rev Nutr. 2006;9(4):501-10.
10. Matos HS, Taline A, Melo I, Sales Z. Concepções de mães em relação a filhos portadores da síndrome de Down. Rev Saúde.Com. 2006;2(1):59-68.
11. Smith BA, Kubo M, Black DP, Holt KG, Ulrich BD. Effect of practice on a novel task: walking on a treadmill: preadolescents with and without Down syndrome. Phys Ther. 2007;87(6):766-77.
12. Larner A. Down syndrome in the neurology clinic: too much? Too little? Too late? Downs Syndr Res Pract. 2007;12(1):69-71.
13. Ribeiro LMA, Jacob CMA, Pastorino AC, Kim CAE, Fomin ABF, Castro APBM. Avaliação dos fatores associados a infecções recorrentes e/ou graves em pacientes com síndrome de Down. J Pediatr. 2003;79(2):141-8.
14. Madan V, Williams J, Lear JT. Dermatological manifestations of Down's syndrome. Clin Exp Dermatol. 2006;31:623-9.
15. Jaiyesumi O, Baichoo V. Cardiovascular malformations in Omani Arab children with Down's syndrome. Cardiol Young. 2007;17(2):166-71.
16. Singh HR, Pettersen MD. Atrioventricular septal defect with common atrioventricular junction, common arterial trunk, and severe coarctation of the aorta in a patient with Down's syndrome. Cardiol Young. 2007;17(2):226-8.
17. Boker LK, Merrick J. Cancer incidence in persons with Down syndrome in Israel. Down Syndr Res Pract. 2002;8(1):31-6.
18. Whitlock JA. Down syndrome and acute lymphoblastic leukaemia. Br J Haematol. 2006;135:595-602.
19. Coppus A, Evenhuis H, Verberne G-J, Visser F, van Gool P, Eikelenboom P, et al. Dementia and mortality in persons with Down's syndrome. J Intellect Disabil Res. 2006;50(10):768-77.
20. Forcelini CM, Mallmann AB, Crusius PS, Seibert CA, Crusius MU, Zandoná DI, et al. Down syndrome with congenital hydracephalus. Arq Neuropsiquiatr. 2006;64(3-B):869-71.

21. De Onis M, Onyoango AW, Borghi E, Siyam A, Nishida C, Siekmann J. Development of a WHO growth reference for school-aged children and adolescents. Bulletin of the World Health Organization. 2007;85:660-7.
22. Reimand T, Ounap K, Zordania R, Ilus T, Uibo O, Sitkska M, et al. Descriptive epidemiology of Down's syndrome in Estonia. Paediatr Perinat Epidemiol. 2006;20(6):512-9.
23. Dalpicolo F, Viebig RF, Nacif MA. Avaliação do estado nutricional de crianças com síndrome de Down. Nutr Bra. 2004;3(6):336-40.
24. Guthrie JE. The Down syndrome nutrition handbook: a guide to promoting healthy lifestyles. Bethesda Ma: Woodbine House; 2002.
25. Mustacchi Z, Peres S. Genética baseada em evidências, síndromes e heranças. São Paulo: CID Editora; 2000.
26. Costa RS, Kac G. Avaliação antropométrica do estado nutricional de crianças. In: Accioly E, Saunders C, Lacerda EMA. Nutrição em obstetrícia e pediatria. 3 ed. Rio de Janeiro: Cultura Médica; 2005.
27. Taddei JAAC, Colugnati FAB, Rodrigues EM. Transição nutricional em menores de cinco anos: evidências dos inquéritos antropométricos brasileiros. In: Cardoso AL, Lopes LA, Taddei JAAC. Tópicos atuais em nutrição pediátrica. São Paulo: Atheneu; 2006.
28. Viuniski N. Avaliação nutricional em crianças especiais. Nutrição em Pauta. 2003;6(59):20-3.
29. Frangella VS. Síndrome de Down. In: Da Silva SMC, Mura JDP. Tratado de alimentação, nutrição & dietoterapia. 3 ed. São Paulo: Ed. Payá; 2016.
30. Cronk C, Crocker AC, Pueschel SM, Shea AM, Zackai E, Reed RB. Growth charts for children with Down syndrome: 1 month to 18 years of age. Pediatrics. 1988;81(1):102-10.
31. Mustacchi Z. Curvas padrão ponderoestatural de portadores de síndrome de Down procedentes da região urbana da cidade de São Paulo. [Tese]. São Paulo: Universidade de São Paulo; 2002.
32. Bertapelli F, Agiovlasitis S, Machado MR, Roso RV, Guerra-Junior G. Curvas de referência de crescimento para crianças e adolescentes com síndrome de Down com idade entre 0 e 20 anos. J Epidemiol. 2017;27(6):265-73.
33. Sociedade Brasileira de Pediatria. Manual de orientação para a alimentação do lactente, do pré-escolar, do escolar, do adolescente e na escola. 3 ed. Rio de Janeiro: SBP; 2012.
34. World Health Organization. WHO Child Growth Standards: Lenght/height-for-age, weigh--for-age, weight-forlenght, weight-for-height and body mass index-for-age. Acta Paediatr Suppl. 2006;450:76-85.
35. Prado MB, Mestrinheri L, Frangella VS, Mustacchi Z. Acompanhamento nutricional de pacientes com síndrome de Down atendidos em um consultório pediátrico. Mund Saúd. 2009;33(3):335-46.
36. Mustacchi Z, Salmona P, Mustacchi R. Trissomia 21 (síndrome de Down): nutrição, educação e saúde. São Paulo: Memnon; 2017.
37. Institute of Medicine (IOM). Dietary reference intakes for calcium, phosphorus, magnesium, vitamin D and fluoride. Washington: National Academy Press; 1997.
38. Institute of Medicine (IOM). Dietary reference intakes for thiamin, riboflavin, niacin, vitamin B6, folate, vitamin B12, Pantothenic acid, biotin, and choline. Washington: National Academy Press; 1998.
39. Institute of Medicine (IOM). Dietary reference intakes for vitamin C, vitamin E, selenium and carotenoids. Washington: National Academy Press; 2000.
40. Institute of Medicine (IOM). Dietary reference intakes for vitamin A, vitamin K, arsenic, boron, chromium, copper, iodine, iron, manganese, molybdenum, nickel, vanadium, and zinc. Washington: National Academy Press; 2001.
41. Institute of Medicine (IOM). Dietary Reference intakes for water, potassium, sodium, chloride, and sulfate. Washington: National Academy Press; 2004.

42. Brasil. Ministério da Saúde. Secretaria de Atenção à Saúde. Departamento de Atenção Básica. Guia alimentar para a população brasileira. 2 ed. Brasília: Ministério da Saúde, 2014.
43. Lima FAGF, Pires SCF, Limongi SCO. Fonoaudiologia. In: Mustacchi Z. Guia do bebê com síndrome de Down. São Paulo: Companhia Editora Nacional; 2009.
44. Luke A, Sutton M, Schoeller DA, Roizen NF. Nutrient intake and obesity in prepubescent children with Down syndrome. J Am Diet Assoc 1996;96(12):1262-7.
45. Cozzolino SMF. Biodisponibilidade de nutrientes. 5 ed. Barueri: Manole; 2016.

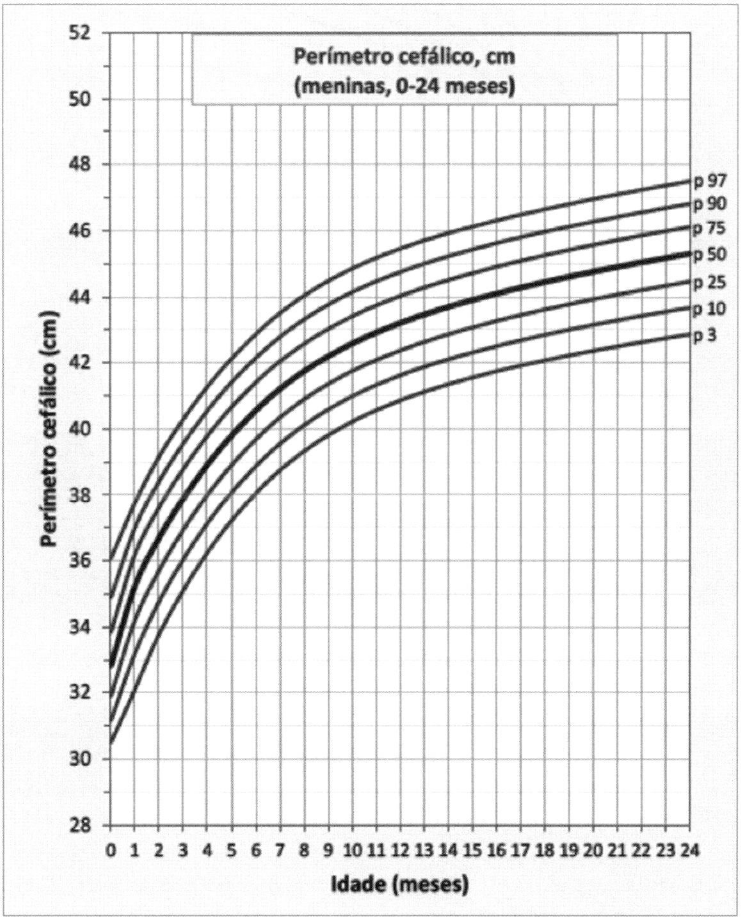

FIGURA 1 Curvas de perímetro cefálico para idade para meninas com síndrome de Down com idade entre 0-24 meses.

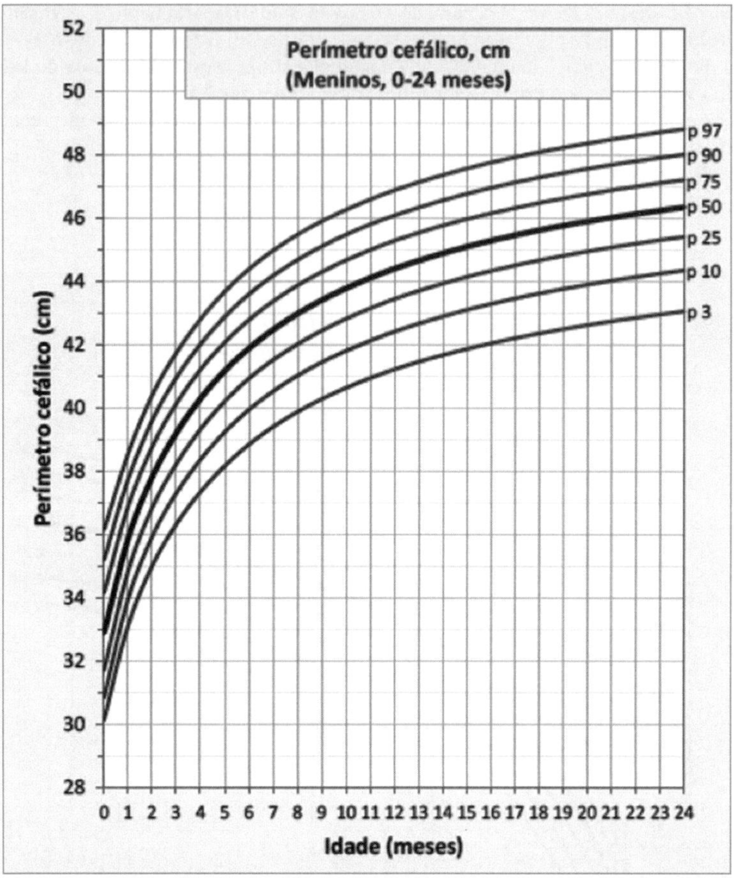

FIGURA 2 Curvas de perímetro cefálico para idade para meninos com síndrome de Down com idade entre 0-24 meses.

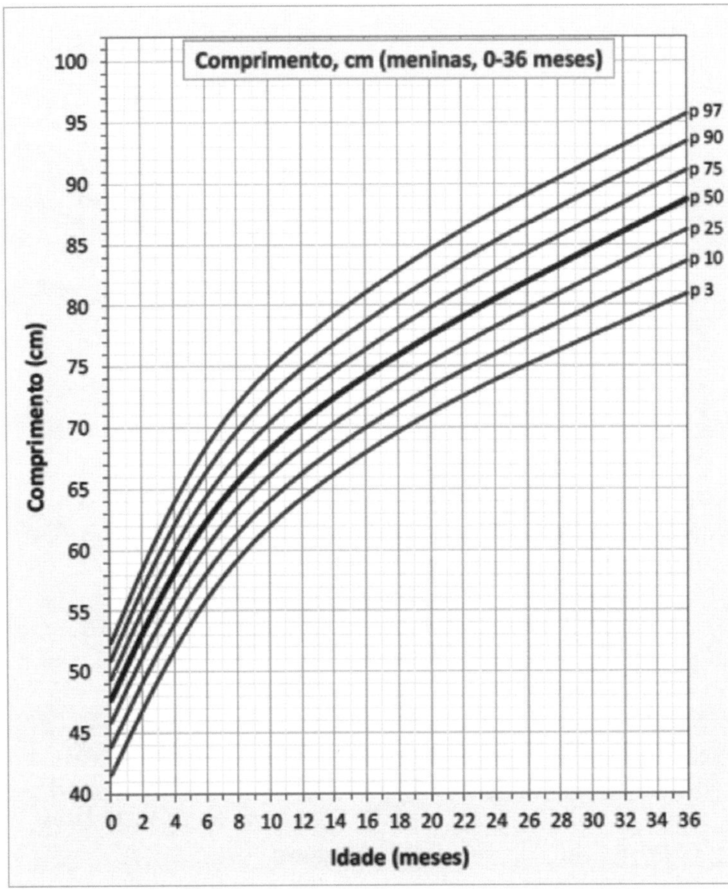

FIGURA 3 Curvas de comprimento para idade para meninas com síndrome de Down com idade entre 0-36 meses.

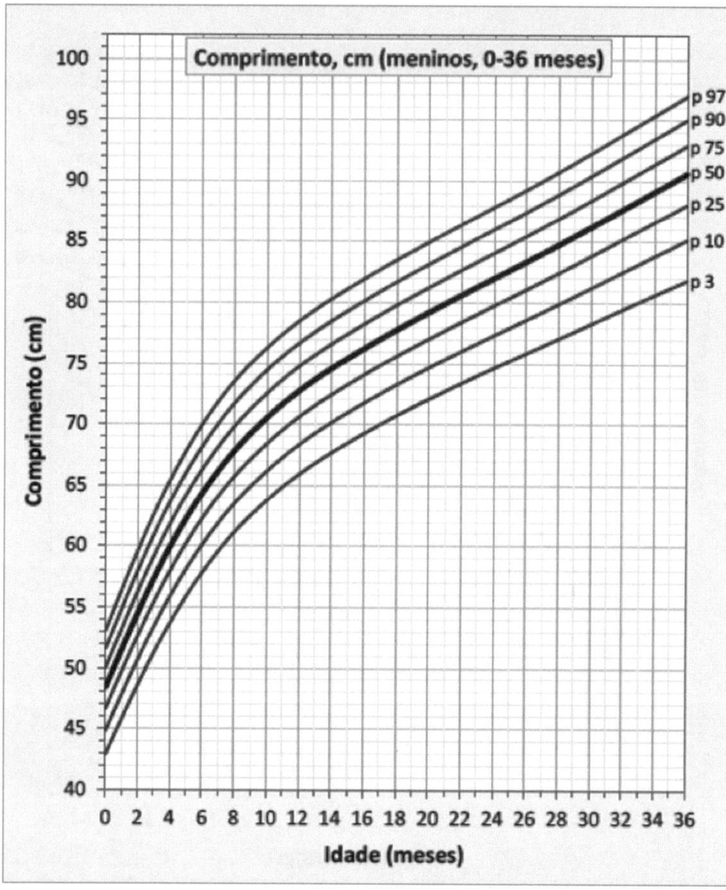

FIGURA 4 Curvas de comprimento para idade para meninos com síndrome de Down com idade entre 0-36 meses.

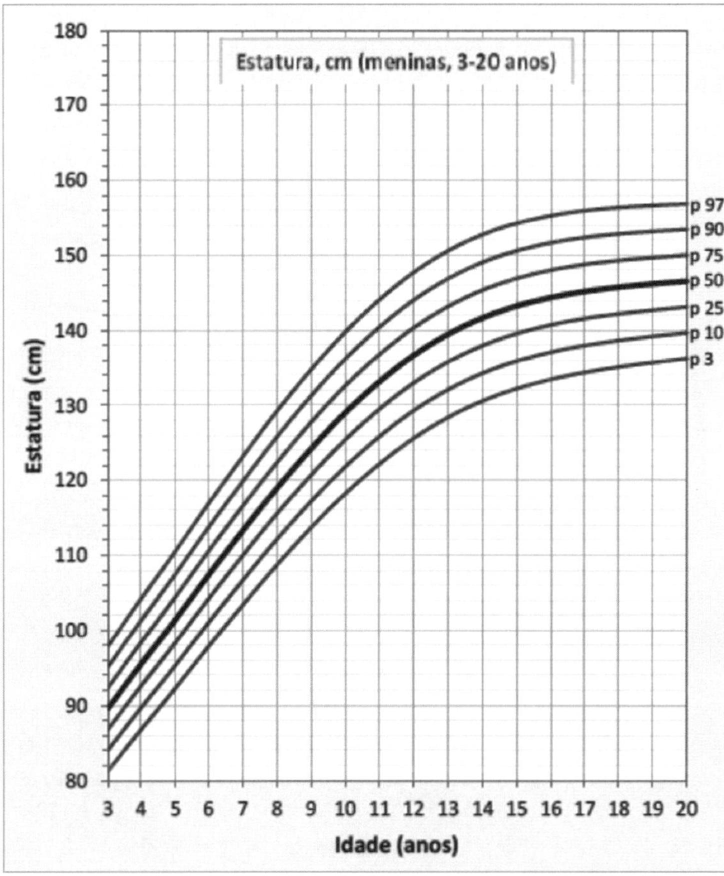

FIGURA 5 Curvas de estatura para idade para meninas com síndrome de Down com idade entre 3-20 anos.

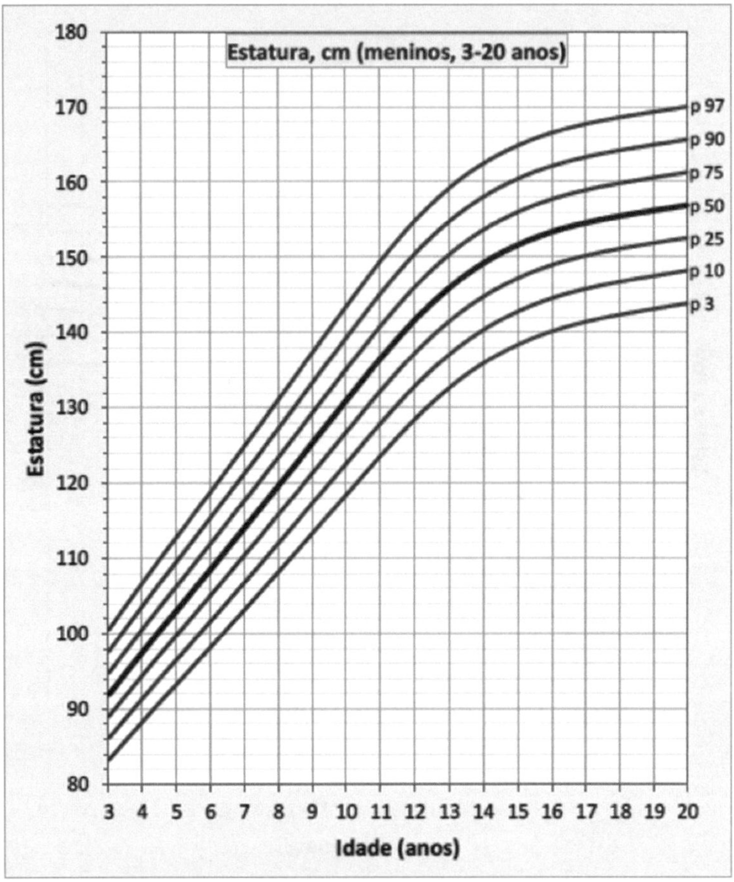

FIGURA 6 Curvas de estatura para idade para meninos com síndrome de Down com idade entre 3-20 anos.

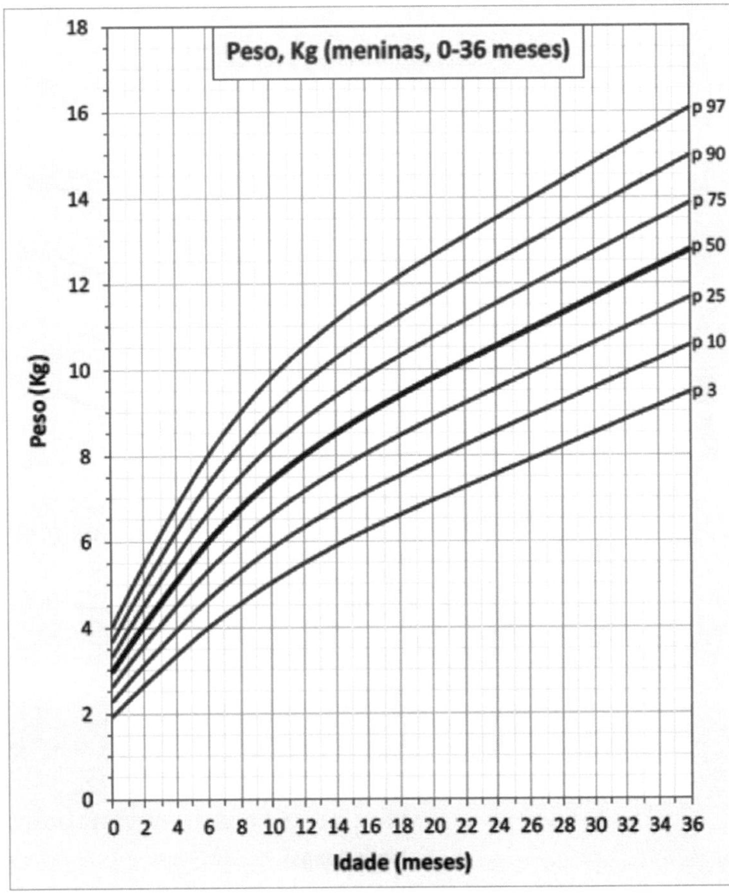

FIGURA 7 Curvas de peso para idade para meninas com síndrome de Down com idade entre 0-36 meses.

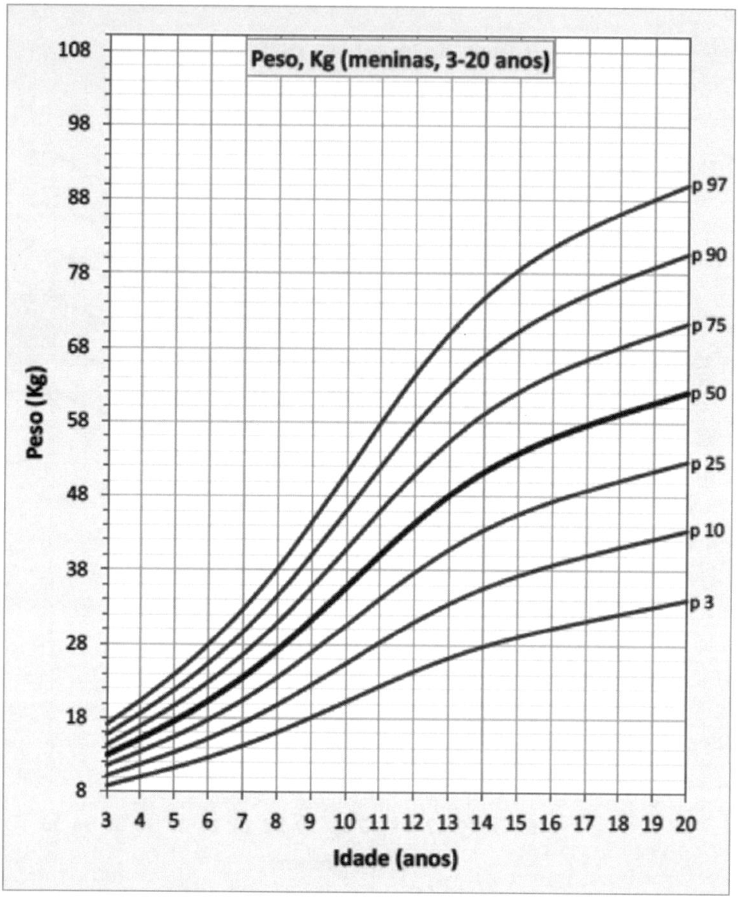

FIGURA 8 Curvas de peso para idade para meninas com síndrome de Down com idade entre 3-20 anos.

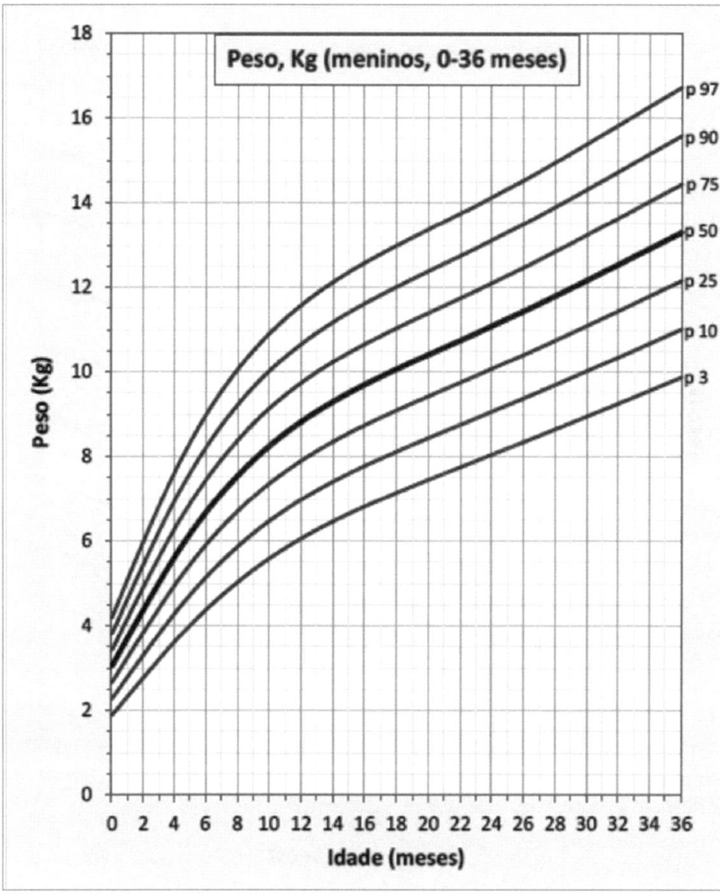

FIGURA 9 Curvas de peso para idade para meninos com síndrome de Down com idade entre 0-36 meses.

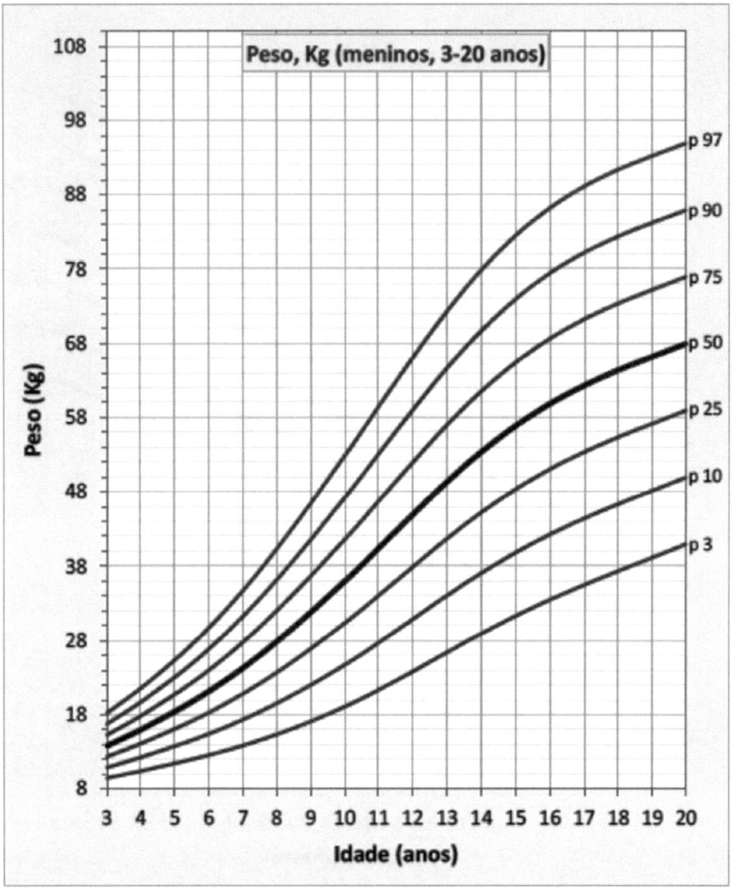

FIGURA 10 Curvas de peso para idade para meninos com síndrome de Down com idade entre 3-20 anos

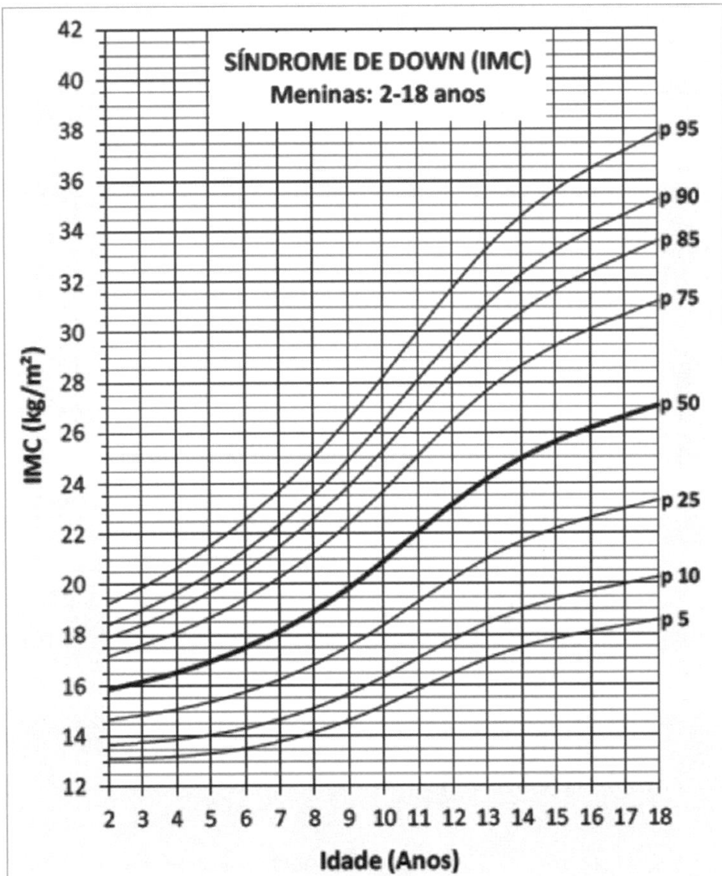

FIGURA 11 Curvas de IMC para idade para meninas com síndrome de Down com idade entre 2-18 anos.

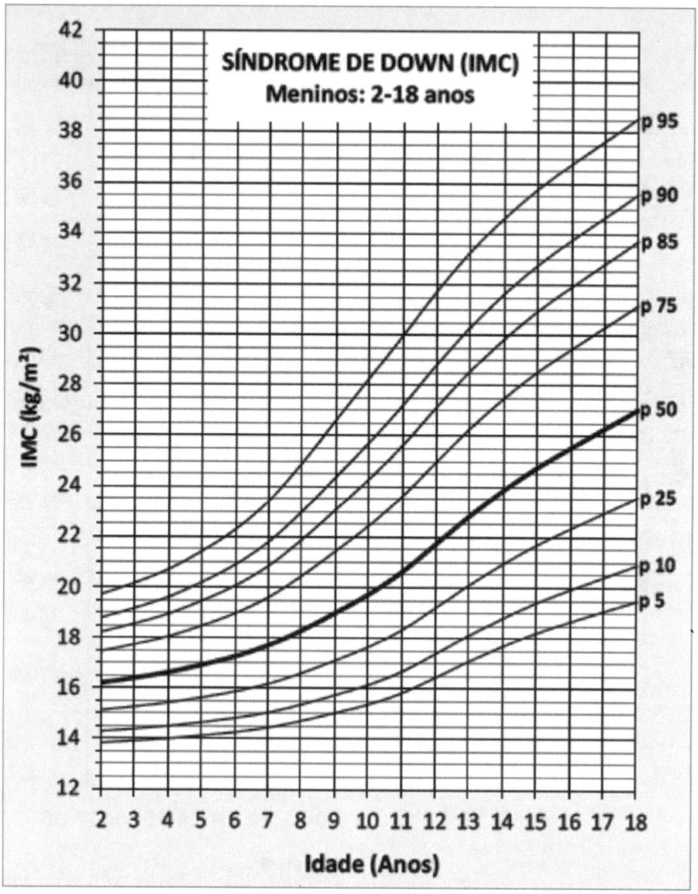

FIGURA 12 Curvas de IMC para idade para meninos com síndrome de Down com idade entre 2-18 anos.

CAPÍTULO 13

Manejo nutricional nos pacientes prematuros

Marina Campos Russo
Danile Leal Barreto Sampaio
Ariane Nadolskis Severine

INTRODUÇÃO

Todos os anos nascem no mundo cerca de 15 milhões de prematuros, o que equivale a mais de 1 em cada 10 nascimentos. Segundo o documento publicado pela Organização Mundial da Saúde (OMS), em 2012, *Born to son: the global action report on preterm birth*, essa taxa vem aumentando gradativamente, e, no ano de 2010, os nascimentos prematuros representaram 11,1% do total de nascidos vivos no mundo, sendo a maioria em países de baixa renda, como a África subsaariana e o sul da Ásia.[1]

No *ranking* mundial, empatado com os EUA, o Brasil ocupa a 10ª posição dos países com o maior número de prematuros. Entre 2011 e 2012 foi realizado um estudo de abrangência nacional que estimou a prevalência de 345 mil nascimentos prematuros, ou seja, 11,5% dos partos.[2]

O nascimento pré-termo contribui de maneira significativa para a elevada taxa de mortalidade neonatal,[1] sendo responsável por quase 70% das mortes no primeiro ano de vida, o que torna o cuidado adequado ao recém-nascido (RN) um grande desafio para reduzir os índices de mortalidade infantil no Brasil.[3] O nascimento prematuro pode ter uma variedade de causas que podem ser classificadas em dois grupos: parto prematuro espontâneo ou parto prematuro iniciado pelo provedor[4] (Quadro 1).

A classificação da idade gestacional (IG) é de fundamental importância para determinar os cuidados a serem prestados ao RN, uma vez que a IG é inversamente proporcional à mortalidade e à intensidade dos cuidados neonatais necessários.[4,5]

QUADRO 1 Subdivisão das causas de parto prematuro

Parto prematuro espontâneo
• História individual ou familiar de nascimento prematuro
• Idade materna jovem ou avançada
• Intervalos curtos de gestação
• Baixo IMC
• Doença não transmissível preexistente
• Doença hipertensiva da gestação
• Infecções
Parto prematuro iniciado pelo provedor
• Indicações maternas
• Indicações fetais
• Razões não médicas

Fonte: adaptado de Blencoew et al.[4]

A OMS recomenda a determinação da IG a partir da data da última menstruação (DUM) ou de ultrassonografia. Entretanto, na impossibilidade dessas duas opções, pode-se estimar por meio da observação de características físicas e neurológicas do RN em seus primeiros dias de vida. No Brasil são utilizadas a escala de Capurro e New Ballard (NB) como coadjuvante na determinação da IG, sendo que a NB é mais recomendada para prematuros, já que incorpora características de crianças nascidas com idade inferior a 28 semanas gestacionais.[5]

A classificação da IG foi proposta pela OMS,[5] conforme especificado na Tabela 1.

TABELA 1 Classificação da idade gestacional ao nascer

Idade gestacional	Classificação
> ou igual a 42 semanas	Pós-termo
37-41 semanas	Termo
28 a < 37 semanas	Pré-termo ou prematuro
< 28 semanas	Pré-termo ou prematuro extremo

Fonte: OMS, 2015.[5]

Bebês prematuros são particularmente vulneráveis a complicações devido à respiração prejudicada, dificuldade na alimentação, má regulação da temperatura corporal e alto risco de infecção.[6] Por isso, faz-se necessário um acompanhamento rigoroso do crescimento desde o nascimento.

O peso de nascimento reflete todo o processo de crescimento e desenvolvimento intrauterino e pode ser avaliado, conforme descrito por Lopez et al.[7] (Tabela 2).

TABELA 2 Classificação de peso ao nascer

Peso ao nascer	Classificação
< 1.000 g	Baixo peso extremo
1.000-1.499 g	Muito baixo peso
1.500-2.499 g	Baixo peso
2.500-2.999 g	Peso insuficiente
3.000-4.499 g	Peso adequado
> ou igual 4.000 g	Tamanho excessivamente grande

Fonte: Lopez et al.[7]

Para uma análise mais precisa do desenvolvimento do RN intraútero, deve-se levar em consideração a idade gestacional no momento do parto e avaliar a adequação do peso conforme o esperado para determinada idade.[7]

TABELA 3 Diagnóstico pós-natal do crescimento intrauterino, segundo peso ao nascer

Pequeno para a idade gestacional (PIG)	< Percentil 10
Adequado para a idade gestacional (AIG)	Percentil 10-90
Grande para a idade gestacional (GIG)	> Percentil 90

Fonte: Lopez et al.[7]

TERAPIA NUTRICIONAL

O recém-nascido pré-termo (RNPT) apresenta reservas nutricionais para poucos dias, diretamente proporcionais a seu tamanho de nascimento. Por isso, deve-se iniciar o suporte nutricional precocemente, de preferência nas primeiras horas de vida. A importância da nutrição adequada para a sobrevida, o crescimento e o desenvolvimento do RN é tão grande que tem sido reconhecida como uma emergência neonatal.[3]

O objetivo da terapia nutricional é garantir um bom desenvolvimento neurológico e ajudar a contornar as possíveis alterações metabólicas que possam ter ocorrido no período periparto, além de promover crescimento adequado, equivalente ao que haveria intraútero, caso a criança não tivesse nascido.[3]

A subnutrição nos primeiros meses de vida, que é o período mais vulnerável, pode acarretar efeitos adversos permanentes na cognição, no desenvolvimento do sistema nervoso central e no crescimento somático.[3]

Nutrição parenteral

A imaturidade do trato gastrointestinal do RNPT pode, ao menos temporariamente, dificultar a nutrição por via enteral. Nesses casos, é indicada a prescrição da terapia nutricional parenteral (TNP),[3,8] que deve conter fluidos, hidratos de carbono, aminoácidos, lipídios, eletrólitos, oligoelementos e vitaminas.[3]

Deve-se iniciar a TNP nas primeiras 24 horas de vida, a fim de evitar o "choque metabólico", desencadeado como resposta à inanição por queda na concentração de alguns aminoácidos no plasma do RN após o corte do cordão umbilical.[3,9]

As necessidades nutricionais de RNPT ainda não são bem estabelecidas e se modificam de acordo com a IG e o quadro clínico. Por isso, é importante conhecer a história do parto, complicações prévias, antecedentes pessoais maternos, exposição materna e fetal e doenças preexistentes para promover a melhor terapia nutricional.

O cálculo de energia pode ser estimado a partir de fórmulas preditivas. Entretanto, é importante considerar que RNPT em TNP apresenta necessidades energéticas reduzidas, devido à menor perda por meio das fezes e à exclusão de alguns processos metabólicos envolvidos na digestão e absorção de nutrientes, ao se comparar com a via enteral.[10]

A glicose é o carboidrato de escolha para essa via de nutrição, mas sua oferta excessiva causa hiperglicemia e promove o aumento da lipogênese, além de favorecer a esteatose hepática, o incremento de tecido adiposo e o aumento da produção de triglicérides e VLDL pelo fígado. Por outro lado, a oferta inadequada pode causar hipoglicemia.[11]

As emulsões lipídicas (EL) são fundamentais por apresentarem alta densidade energética e serem isosmolares. Além disso, fornecem ácidos graxos essenciais e atuam no transporte das vitaminas lipossolúveis.

As proteínas são provenientes das soluções de aminoácidos, que devem conter aminoácidos essenciais, não essenciais e condicionalmente essenciais (cistina, taurina e tirosina), a fim de permitir melhor retenção nitrogenada e minimizar as complicações metabólicas.[12] Estudos têm demonstrado que a infusão de aminoácidos nas primeiras 24 horas de vida aumenta a concentração plasmática de proteínas, favorece o crescimento e o desenvolvimento neurológico.[13]

As recomendações de energia e macronutrientes variam de acordo com as referências, conforme exposto na Tabela 4.[10-12,14-16]

As necessidades de minerais, eletrólitos e água variam de acordo com a idade gestacional, o peso e a condição clínica do paciente. Ofertas excessivas ou insuficientes desses elementos podem causar alteração do metabolismo e promover sérias consequências para o RNPT.

TABELA 4 Necessidades nutricionais para prematuros em nutrição parenteral, segundo as recomendações da ESPGHAN (2018), Aspen (2015) e *Guidelines of acute care of neonate* (2018)

Nutriente	ESPGHAN (2018)	Aspen (2015)	*Guidelines acute care of neonate* (2018)
Energia (kcal/kg/dia)	45-55[a] 90-120[b]	–	42-57[a] 90-110[b]
Proteína (g/kg/dia)	1,5[a] 2,5-3,5[b]	1,0-3,0[a] 3,0-4,0[b]	2,0-3,0[a] 3,5-4,0[b]
Lipídios (g/kg/dia)	1,0[a] 3,0[b]	0,5-1,0[a] 3,0[b]	0,5-2,0[a] 3,0[b]
Glicose (mg/kg/min)	4,0-8,0[a] 11,5-14,4[b]	6,0-8,0[a] 10-14[b]	4,5-6,0[a] 11-12[b]

[a] Recomendações para os primeiros dias pós-nascimento. [b] Recomendações para incremento de peso e crescimento.

Um controle laboratorial rigoroso, para monitorar glicemia, eletrólitos, função hepática e renal,[3] e o manejo nutricional adequado tornam-se necessários para minimizar as complicações metabólicas promovidas pela TNP, principalmente nos pacientes que fazem uso prolongado dessa terapia.

Nutrição enteral

A partir do momento em que o RN estiver hemodinamicamente estável e com peristalse, mesmo se estiver intubado ou com cateter umbilical, a nutrição enteral deve ser iniciada. O início precoce da alimentação via enteral está associado a menor tempo para recuperar o peso de nascimento, a fim de atingir o volume enteral pleno e de hospitalização.[3]

O Ministério da Saúde[3] recomenda iniciar a dieta enteral com quantidades de 10 a 20 mL/kg/dia[3] e avançar dependendo da tolerância do RN e de sua evolução clínica, conforme sugerido pela Tabela 5.[14,17]

TABELA 5 Recomendações para evolução da dieta enteral, conforme peso de nascimento

Peso de nascimento	Volume inicial	Quando aumentar	Quanto aumentar
< 1.250 g	15-20 mL/kg/dia	Manter por 3 dias	10-20 mL/kg/dia
1.250-1.500 g	20 mL/kg/dia	Cada 24-48 horas	20 mL/kg/dia
1.500-2.000 g	20 mL/kg/dia	Cada 24-48 horas	25-40 mL/kg/dia
2.000-2.500 g	25-30 mL/kg/dia	Diariamente	25-40 mL/kg/dia
Estáveis > 2.500 g	50 mL/kg/dia Em cardiopatas: 20 mL/kg/dia	Em cardiopatas: manter volume inicial por maior tempo	25-40 mL/kg/dia

Fonte: Guidelines for acute care of the neonate, 2015.[14]

A transição da nutrição parenteral para a enteral deve ser monitorada para evitar perda ou ganho ponderal inadequado. Recomenda-se não reduzir a oferta de aminoácidos pela nutrição parenteral até que o volume da dieta enteral atinja 75 mL/kg/dia, visto que a absorção da proteína por via enteral pode variar de 15-85%.[17] As necessidades nutricionais para RNPT em nutrição enteral[18] estão retratadas na Tabela 6.

TABELA 6 Necessidades nutricionais para prematuros em nutrição enteral, segundo as recomendações da ESPGHAN (2010)

Nutriente	g/kg/dia
Energia	110-135
Proteína – peso corporal < 1 kg	4-4,5
Proteína – peso corporal 1-1,8 kg	3,5-4
Lipídeos	4,8-6,6
Carboidrato	11,6-13,2

Fonte: ESPGHAN.[18]

A nutrição enteral plena pode ser considerada quando alcançado o volume entre 150-180 mL/kg/dia. Recomenda-se alcançar essa meta em até 2 semanas para prematuros com peso de nascimento menor que 1.000 g, e em até 1 semana para os RN com peso de nascimento entre 1.000-1.500 g. Alguns bebês, especialmente os com extremo baixo peso de nascimento, não tolerarão maiores volumes de alimentação, e nesse caso faz-se necessária a individualização da terapia nutricional.[9,17]

Para proporcionar adequado estado nutricional, além da oferta adequada de macro e micronutrientes, é preciso estabelecer a melhor fonte alimentar e a capacidade metabólica do RN.

O melhor leite a ser oferecido para RNPT é o leite da própria mãe, pois apresenta inúmeros benefícios tanto para o bebê quanto para a mãe, conforme ilustrado no Quadro 2.[3,19,20]

A fortificação de leite materno é necessária para atender aos requerimentos de energia dos prematuros. Os fortificantes aumentam a densidade calórica a partir da oferta de proteínas e carboidratos, e são um ótimo aliado para alcançar as necessidades de cálcio, uma vez que para atingir o valor recomendado é preciso oferecer 1 L de leite puro por dia.[13] Os fortificantes são derivados do leite de vaca e se apresentam na forma líquida ou de pó.

Geralmente a fortificação é iniciada quando o volume de leite materno atinge 100 mL/kg/dia,[13] porém diversos centros neonatais têm relatado experiências positivas com um volume mínimo de 50-80 mL/kg/dia.[21] Para a diluição adequada, deve-se seguir as recomendações propostas por cada fabricante.[13]

QUADRO 2 Benefícios do aleitamento materno

Para o bebê
• Melhora a digestão e minimiza as cólicas
• Fornece componentes imunológicos únicos
• Reduz o risco de doenças alérgicas
• Diminui as chances de desenvolver doença de Crohn e linfoma
• Estimula e fortalece a arcada dentária
• Previne contra doenças contagiosas, como diarreia
• Diminui a incidência de sepse e enterocolite necrosante
Para a mãe
• Diminui o sangramento no pós-parto
• Acelera a perda ponderal
• Reduz a incidência de câncer de mama, ovário e endométrio
• Evita osteoporose
• Protege contra doenças cardiovasculares, como o infarto

Fonte: adaptada de Ministério da Saúde[3] e Cochrane.[19,20]

A segunda opção a ser considerada para alimentação do RNPT é o leite proveniente de bancos de leite humano, que após pasteurizado fica isento de vírus, como o citomegalovírus e o HIV. Apesar de a pasteurização diminuir alguns dos fatores protetores do leite humano, não interfere no efeito protetor contra a enterocolite necrosante e a sepse, e mantém os efeitos tróficos.[3]

Na impossibilidade da utilização de leite materno, seja da própria mãe ou de banco de leite, recomenda-se a utilização de fórmulas infantis específicas para prematuros, que são desenvolvidas para atender às necessidades de lactentes de idades gestacionais inferiores a 34 semanas. A proteína predominante é a do soro, e sua concentração é maior que a das fórmulas para RN a termo. Além disso, contêm elevada proporção de TCM e altos níveis de vitaminas lipossolúveis A, D e E.[3,20]

Não é recomendada a utilização de fórmulas infantis hidrolisadas de maneira rotineira, e também não deve ser a primeira escolha no caso de enterocolite necrosante. Essas fórmulas foram desenvolvidas para bebês com alergias alimentares complexas e apresentam baixo conteúdo de mineiras e vitaminas, ou seja, não atendem às recomendações nutricionais específicas para prematuros. Além disso, não existem estudos que comprovem benefícios em relação a fórmulas de proteínas intactas.[3,22]

Transição para via oral

Visto que os prematuros, abaixo de 34 semanas gestacionais, ainda não conseguem coordenar a sucção, deglutição e respiração, faz-se necessária a utilização de sonda gástrica, preferencialmente via orogástrica, a fim de preservar as vias aéreas superiores, uma vez que a respiração dos recém-nascidos é exclusivamente nasal, e não nasal ou bucal como no adulto.[3,13]

Sugere-se a utilização da infusão da nutrição enteral em *bolus*, visto que a infusão contínua pode implicar grandes perdas do conteúdo lipídico do leite, uma vez que a gordura se separa durante a infusão, podendo ficar presa nos equipos. Vale ressaltar que a infusão em *bolus* ou contínua não apresenta diferença em relação ao risco de enterocolite necrosante, dias para recuperar o peso de nascimento ou dias para atingir a meta plena, mas alguns estudos sugerem que infusão em *bolus* resulta em melhor tolerância à terapia nutricional.[3]

A alimentação via oral pode ser iniciada a partir da 34ª semana gestacional pós-concepção, período em que a criança desenvolve o reflexo de sucção. Essa transição também deve ser monitorada para evitar perda ou ganho ponderal insuficiente.[23]

O sucesso do tratamento de um RN internado em UTI neonatal vai além da sobrevivência e da alta hospitalar. Deve-se garantir a construção de vínculos que garantam a continuidade do aleitamento materno e dos cuidados pós-alta. Com esse objetivo, o Ministério da Saúde desenvolveu uma política de saúde no contexto da humanização da assistência neonatal, nomeada como Método Canguru.[3]

O Método Canguru é um tipo de assistência neonatal que implica contato pele a pele o mais precocemente possível entre os pais e o RN, pelo tempo que ambos entenderem ser prazeroso e suficiente. Promove autonomia e competência parental, a partir do suporte da equipe e da interação familiar. A prática do Método Canguru envolve, portanto, a equipe de saúde, o bebê, o pai, a mãe, os irmãos, os avós e as redes de apoio familiar e social.[3]

AVALIAÇÃO NUTRICIONAL

Não é tarefa fácil avaliar e interpretar o crescimento de RNPT, pois são inúmeros os fatores que interferem em seu crescimento, como nutrição, maturidade, estado nutricional ao nascimento e evolução clínica.[24] As medidas antropométricas mais utilizadas são: peso (P), comprimento (C) e perímetro cefálico (PC), por serem de fácil obtenção e não invasivas.[25]

A Sociedade Brasileira de Pediatria (2017)[25] recomenda:

- Peso: deve ser obtido diariamente, em balanças com sensibilidade de 5 gramas, até a recuperação do peso de nascimento, e a partir daí, duas vezes semanalmente, até a alta hospitalar. A maioria dos RN apresenta perda ponderal nos primeiros dias de vida, caracterizado como um processo de perda fisiológica, podendo chegar a 15% do peso de nascimento em prematuros.[3] Espera-se que ocorra a recuperação ponderal do 10º ao 15º dia de vida.[5,26] Faz-se necessário acompanhar a evolução ponderal do RNPT, objetivando ganho de 14-16 g/kg/dia após a recuperação do peso de nascimento.[3]

- Comprimento: medida que reflete o estado nutricional atual e pregresso na faixa etária pediátrica.[6] Deve ser obtido semanalmente até que o recém-nascido complete 50-64 semanas gestacionais.
- Perímetro cefálico: representa indiretamente o crescimento cerebral nos dois primeiros anos de vida. Deve ser aferido semanalmente até que o recém-nascido complete 50-64 semanas gestacionais. Essa medida pode sofrer influência do estado nutricional do indivíduo, porém de forma tardia, sendo o último seguimento a ser acometido em casos de desnutrição.[6]

Em suma, são objetivos da terapia nutricional as recomendações especificadas[6] na Figura 1.

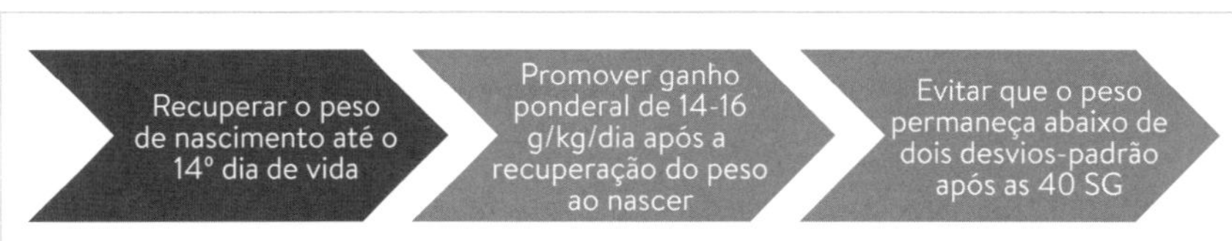

FIGURA 1 Objetivos da terapia nutricional para RNPT.
SG: semanas gestacionais.
Fonte: adaptada de Alves TCHS.[6]

Curvas de crescimento

São diversas as curvas disponíveis para classificação e avaliação do estado nutricional do RPNT. Na Tabela 7 estão sintetizadas as principais referências e suas diferenças.[25]

Atualmente a Sociedade Brasileira de Pediatria recomenda a utilização das curvas desenvolvidas pelo Projeto INTERGROWTH-21, devido à metodologia utilizada e por se encaixarem perfeitamente nas curvas da OMS, utilizadas na avaliação nutricional de crianças nascidas a termo.[25]

Vale ressaltar que, para crianças com idade gestacional menor que 32 semanas, recomenda-se considerar para monitoramento do crescimento o peso já recuperado, como citado anteriormente, e não o peso de nascimento.[25]

As curvas desenvolvidas por Villar et al. devem ser utilizadas até o RN completar 64 semanas pós-concepcionais. Após essa idade, o acompanhamento deve ser transferido para as curvas de referência da OMS (2006 e 2007), e então

TABELA 7 Síntese das principais referências utilizadas na avaliação de RPNT

Autores	Ano	Tipo de estudo	Características
Fenton et al.[27]	2013	Revisão sistemática	• Específica para gênero. • Estratificada em percentis. • Proporcionam valores próximos ao padrão entre a 24ª semana de IG e a 50ª semana de idade corrigida, seguindo as curvas da OMS 2006.
Ehrenkranz et al.[28] (National Institute of Child Health and Development – NICHD)	1999	Estudo longitudinal	• Reflete as práticas nutricionais em 12 unidades americanas. • Não há informações sobre IG.
Cole et al.[29]	2014	Estudo longitudinal	• Acompanhamento do crescimento pós-natal de 5 mil RN com IG inferior a 32 SG. • Propõe que o percentil de crescimento esperado seja definido pelo peso após estabilização. • Não deve ser utilizada como referência para padrão de crescimento.
Boghossian et al.[30]	2016	Estudo longitudinal	• Acompanhou 183.243 RNPT com IG entre 22-29S G. • Foram aplicados modelos de regressão para prever o PN e o PC a partir da IG em dias.
Villar et al.[31]	2009 a 2014	Estudo longitudinal	• Multicêntrico internacional. • Curvas longitudinais prescritivas de crescimento a partir de 27 SG. • RNPT de gestação de baixo risco e alimentados com leite materno. • Utilizou metodologia similar ao estudo que deu origem às curvas da OMS de 2006 e 2007.

IG: idade gestacional; RNPT: recém-nascidos pré-termo; SG: semanas gestacionais.
Fonte: adaptado de Sociedade Brasileira de Pediatria.[25]

se faz necessário utilizar a idade corrigida da criança até que ela complete dois anos de idade na avaliação nutricional.[25]

A idade corrigida é o ajuste da idade cronológica em função do grau de prematuridade da criança.[3] Considerando que o ideal para um recém-nascido seria nascer com 40 semanas de idade gestacional, deve-se descontar da idade cronológica do prematuro as semanas que faltaram até completar as 40 semanas gestacionais, ou seja:

- Idade corrigida = idade cronológica – (40 semanas – idade gestacional em semanas).

Por exemplo: uma criança com idade cronológica atual de 6 meses, que nasceu com uma idade gestacional de 32 semanas, deverá ser avaliada pela idade corrigida de 4 meses (40 semanas – 32 semanas = 8 semanas ou 2 meses).

O monitoramento da terapia nutricional pode ser realizado por meio da avaliação antropométrica; exames bioquímicos; composição corporal e evolução clínica, uma vez que sinais de desnutrição aparecem tardiamente. Avaliação dietética, por meio da qualidade da dieta ofertada, adequação de macro e micronutrientes, volume administrado *versus* volume prescrito e realizar acréscimos no cálculo das necessidades nutricionais, caso apresente perdas adicionais.

Algumas perguntas podem auxiliar no manejo da terapia nutricional, conforme ilustrado na Figura 2.

A terapia nutricional para prematuros apresenta muitos desafios, desempenhando papel fundamental no adequado crescimento e desenvolvimento pós-natal. Garantir aleitamento materno e nutrientes que supram suas necessidades requer manejo nutricional e estratégias diárias até alcançar uma fase mais estável, principalmente para os prematuros extremos e/ou em condições especiais como más-formações, cardiopatias, entre outros.[32,33]

A equipe multidisciplinar, em especial o nutricionista, possui a tarefa e o esforço de prover suporte nutricional desde o momento do nascimento, assim como após a alta hospitalar, a fim de monitorar e garantir crescimento e desenvolvimento.[34]

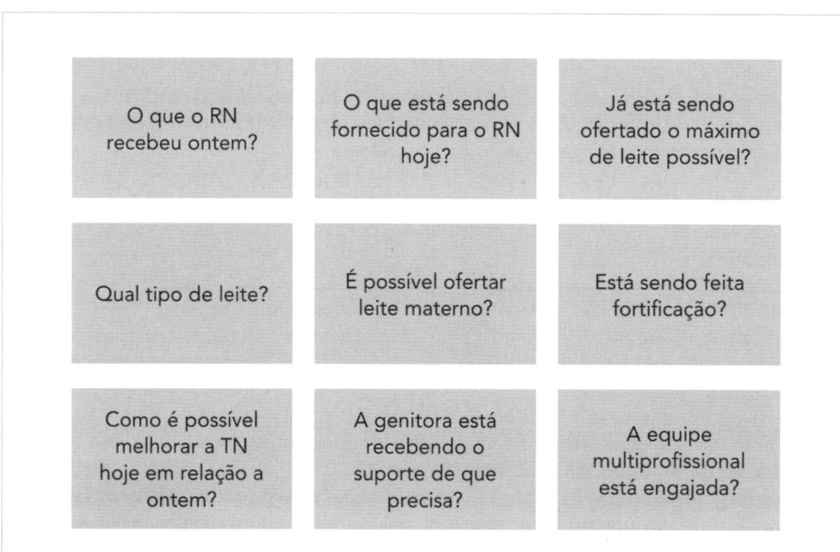

FIGURA 2 Perguntas para auxiliar na reflexão sobre a terapia nutricional.
RN: recém-nascido: TN: terapia nutricional.

REFERÊNCIAS BIBLIOGRÁFICAS

1. Blencowe H, Cousens S, Chou D, Oestergaard M, Say L, Moller A-B, et al. Born too soon: the global epidemiology of 15 million preterm births. Reprod Health. 2013;10(Suppl.1):S2.
2. Leal MD, Esteves-Pereira AP, Nakamura-Pereira M, Torres JA, Theme-Filha M, Domingues RM, et al. Prevalence and risk factors related to preterm birth in Brazil. Reprod Health. 2016;13(Suppl 3):127.
3. Brasil. Ministério da Saúde. Secretaria de Atenção à Saúde. Departamento de Ações Programáticas e Estratégicas. Atenção à saúde do recém-nascido: guia para os profissionais de saúde. Brasília: Ministério da Saúde; 2011.
4. Blencowe H, Cousens S, Oestergaard MZ, Chou D, Moller A-B, Narwal R, et al. National, regional and worldwide estimates of preterm birth. Lancet. 2012;379:2162-72.
5. World Health Organization. WHO recommendations on interventions to improve preterm birth outcomes. Geneva: WHO; 2015. Available: https://www.who.int/reproductivehealth/publications/maternal_perinatal_health/preterm-birth-guideline/en/ (acesso 14 jul 2020).
6. Alves TCHS. Nutrição em pediatria: manual prático para profissionais de saúde. Salvador: Eduneb; 2017.
7. Lopez FA, Campos Junior D. Tratado de pediatria: Sociedade Brasileira de Pediatria. Barueri: Manole; 2007.
8. Thureen PJ, Hay Jr WW. Intravenous nutrition and postnatal growth of the micropremie. Clin Perinatol. 2000;27:197-219.
9. Ziegler EE, Thureen PJ, Carlson SJ. Aggressive nutrition of the very low birthweight infant. Clin Perinatol. 2002;29:225-44.
10. Joosten K, Embleton N, Yan W, Senterre T, the ESPGHAN/ESPEN/ESPR/CSPEN working group on pediatric parenteral nutrition. ESPGHAN/ESPEN/ESPR/CSPEN guidelines on pediatric parenteral nutrition: energy. Clin Nutr. 2018;37:2309-14.
11. Mesotten D, Joosten K, Kempen A van, Verbruggen S, the ESPGHAN/ESPEN/ESPR/CSPEN working group on pediatric parenteral nutrition. ESPGHAN/ESPEN/ESPR/CSPEN guidelines on pediatric parenteral nutrition: carbohydrates. Clin Nutr. 2018;37:2337-43.
12. van Goudoever JB, Carnielli V, Darmaun D, Pipaon MS, the ESPGHAN/ESPEN/ESPR/CSPEN working group on pediatric parenteral nutrition. ESPGHAN/ESPEN/ESPR/CSPEN guidelines on pediatric parenteral nutrition: aminoacid. Clin Nutr. 2018;37:2315-23.
13. Koletzko B, Poindexter B, Uauy R. Nutritional care of preterm infants: scientific basis and practical guidelines. Santiago do Chile: Karger; 2014.
14. Guidelines for acute care of the neonate 23rd ed updated: July 2015. Houston: Baylor College of Medicine; 2015-2016.
15. Corkins MR. The Aspen pediatric nutrition support core curriculum. 2 ed. Aspen: Silver Spring; 2015.
16. Lapillonne A, Fidler Mis N, Goulet O, Chris HP, Akker van den, Wu J, et al. ESPGHAN/ESPEN/ESPR/CSPEN guidelines on pediatric parenteral nutrition: lipids. Clin Nutr. 2018;37:2324-36.
17. Feferbaum R, Falcão MC, Schmider K, Barros K. Recomendações nutricionais para prematuros e/ou recém-nascidos de muito baixo peso. São Paulo: ILSI Brasil-Internacional Life Science Institute do Brasil; 2016.
18. ESPGHAN Committee on Nutrition. Enteral nutrient supply for preterm infants: commentary from the European Society for Paediatric Gastroenterology, Hepatology, and Nutrition Committee on Nutrition. JPGN. 2010;50(1).
19. Premkumar MH, Pammi M, Suresh G. Human milk-derived fortifier versus bovine milk-derived fortifier for prevention of mortality and morbidity in preterm neonates. Cochrane Database Syst Rev. 2019;2019(11):CD013145.
20. Brown JVE, Walsh V, McGuire W. Formula versus maternal breast milk for feeding preterm or low birth weight infants. Cochrane Database Syst Rev. 2019;8(8):CD002972.

21. Falcão MC, Nagaiassu M, Feferbaun R. Nutrição enteral no recém-nascido pré termo. In: Delgado AF, Cardoso AL, Zamberlan P, Tumas R. Nutrologia. 2 ed. Barueri: Manole; 2019.
22. Embleton ND, Zalewski SP. How to feed a baby recovering from necrotising enterocolitis when maternal milk is not available. Arch Dis Child Fetal Neonatal Ed. 2017.
23. Brasil. Ministério da Saúde. Secretaria de Atenção à Saúde. Departamento de Ações Programáticas Estratégicas. Atenção à saúde do recém-nascido: guia para os profissionais de saúde. 2 ed. Brasília: Ministério da Saúde; 2012.
24. Anchieta LM, Xavier CC, Colosimo EA. Crescimento de recém-nascidos pré-termo nas primeiras 12 semanas de vida. J Pediatria. 2004;80(4).
25. Sociedade Brasileira de Pediatria. Monitoramento do crescimento de RN pré-termos. Departamento de Neonatologia. Rio de Janeiro: SBP; 2017.
26. Weffort VRS. Lamounier JA. Nutrição em pediatria: da neonatologia à adolescência. Barueri: Manole; 2009.
27. Fenton TR, Kim JH. A systematic review and meta-analysis to revise the Fenton growth chart for preterm infants. BMC pediatrics. 2013;13:59.
28. Ehrenkranz RA, Younes N, Lemons JA, Fanaroff AA, Donovan EF, Wright LL, et al. Longitudinal growth of hospitalized very low birth weight infants. Pediatrics. 1999;104(2Pt 1):280-9.
29. Cole TJ, Statnikov Y, Santhakumaran S, Pan H, Modi N. Birth weight and longitudinal growth in infants born below 32 weeks' gestation: a UK population study. Arch Dis Child Fetal Neonatal Ed. 2014;99(1):F34-40.
30. Boghossian NS, Geraci M, Edwards EM, Morrow KA, Horbar JD. Anthropometric charts for infants born between 22 and 29 weeks' gestation. Pediatrics. 2016;138(6):e20161641.
31. Villar J, Giuliani F, Bhutta ZA, Bertino E, Ohuma EO, Ismail LC, et al. Postnatal growth standards for preterm infants: the Preterm Postnatal Follow-up Study of the INTERGROWTH--21(st) Project. Lancet Glob Health. 2015;3(11):e681-91.
32. Cober MP, Gura KM. Enteral and parenteral nutrition considerations in pediatric patients. Am J Health Syst Pharm. 2019;76(19):1492-10.
33. Lau C. Breastfeeding challenges and the preterm mother-infant dyad: a conceptual model. Bresastfeed Med. 2018;13(1):8-17.
34. American Academy of Pediatrics. Nutrição pediátrica. 6 ed. São Paulo: Pharmabooks; 2009. p. 97-101.

CAPÍTULO 14

Lactário hospitalar e sala de apoio à amamentação

Luanye Karla Silva
Fabiana Ruotolo
Ariane Nadolskis Severine

INTRODUÇÃO

De acordo com a Portaria RDC n. 307, de 2002, todos os estabelecimentos assistenciais de saúde, que atendem uma população de pacientes pediátricos, devem possuir, obrigatoriamente, um local denominado lactário, definido como uma unidade com área restrita destinada à limpeza, esterilização, preparo e guarda de mamadeiras, fórmulas lácteas, fórmulas não lácteas e dietas enterais.[1]

LACTÁRIO HOSPITALAR

As normas de estrutura e planejamento das áreas físicas de lactários em hospitais só foram criadas em 1977, por meio da Portaria n. 400 da Secretaria Nacional de Ações Básicas de Saúde, do Ministério da Saúde, atualizadas no ano de 1984 (Portaria n. 1884/84 – GM) e em 2002 pela Secretaria de Assistência à Saúde (RDC n. 50, de 21 de fevereiro, e RDC n. 307, de 14 de novembro).[1-4]

Em 1985, a equipe do Serviço de Nutrição do Hospital das Clínicas de São Paulo foi pioneira em elaborar o primeiro manual de organização de um lactário, norteando os profissionais a implantarem de forma mais qualificada esse serviço em outros estabelecimentos.[5]

Ainda na década de 1980, Mezomo definiu lactário como unidade do hospital destinada ao preparo, higienização e distribuição das mamadeiras de leites e seus substitutos, juntamente com água, chá e demais hidratantes, para alimentação de recém-nascidos e dos pacientes da pediatria, sob as mais rigorosas técnicas de assepsia, de maneira a oferecer à criança uma alimentação adequada com menor risco de contaminação.[6]

Com a revogação da portaria RDC 50, no mesmo ano passou a vigorar a RDC 307, definindo essa área para realização de preparo e envase de fórmulas lácteas e não lácteas. Nesse local, deve ocorrer a higienização das mamadeiras, podendo haver a esterilização terminal, para posterior distribuição. Esse setor é responsável por receber os frascos das mamadeiras e utensílios após o uso, para desinfecção de alto nível.[1]

É importante ressaltar que se faz necessário um planejamento adequado que atenda a todas as exigências relacionadas às diversas portarias, normas de segurança e controle de qualidade. Vale lembrar que não há uma legislação específica para lactário relacionada a essas questões. Desse modo, a Portaria RDC n. 63, de 2000, que regulamenta a terapia nutricional enteral, tem norteado as boas práticas, assim como a implantação do Sistema de Análise de Perigos e Pontos Críticos de Controle (APPCC), a fim de garantir condições higiênicos sanitárias. Dessa forma, é possível garantir um atendimento de excelência ao paciente.[7-9]

O lactário deve estar localizado preferencialmente próximo à pediatria e/ou maternidade, levando em consideração o tamanho da área, número de leitos, *layout*, fluxo dos processos, equipamentos e quantidade de fórmulas lácteas produzidas.

De acordo com as Portarias n. 50 e 307, de 2002, hospitais que possuem até 15 leitos de pediatria devem ter uma área mínima de 15 m^2, com a separação entre área suja e limpa e acesso independente à área limpa, feito por meio de vestiário de barreira. Além disso, o preparo também deve ser realizado em ambiente separado à área de recepção e lavagem das mamadeiras, devendo ser realizado com paramentação.[1,4]

A Figura 1 demonstra um modelo de fluxo de lactário que garante um processo mais adequado e efetivo, reduzindo o risco de contaminação.[10]

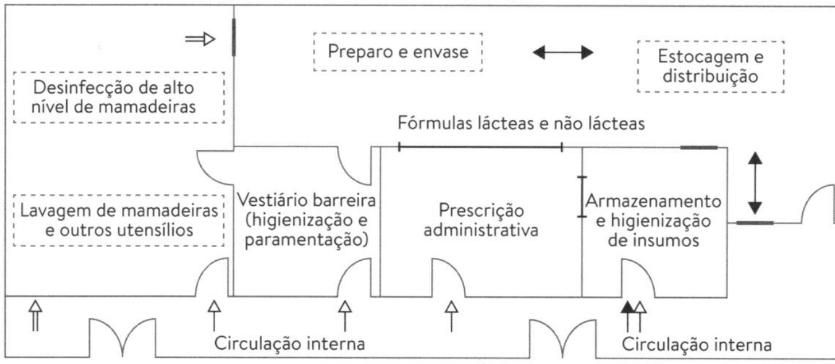

FIGURA 1 Fluxo de lactário.
Fonte: adaptado de CNC/CNI/Sebrae/Anvisa.[10]

Ainda de acordo com as Portarias n. 50 e 307, de 2002, as áreas que compõem o lactário devem obedecer às seguintes recomendações:[1,4]

- Área para recepção, lavagem de mamadeiras e outros utensílios devem possuir dimensões mínimas de 8 m^2, assim como instalações de água fria e quente, *layout* conforme os equipamentos, afastamento de efluentes que necessitam de algum tratamento especial.
- Área para desinfecção de mamadeiras de alto nível com dimensões mínimas de 4 m^2.
- Área para esterilização terminal com dimensões de no mínimo de 1 m^2.
- Área para estocagem e distribuição de fórmulas lácteas e não lácteas com dimensões de no mínimo 5 m^2.
- Área para preparo e envase com dimensões de no mínimo 7 m^2.

Os pisos, paredes, tetos, portas, assim como a iluminação e a ventilação, devem também seguir padrões específicos:[1,9,11]

- Piso: liso, antiderrapante, resistente, impermeável (não poroso), lavável e resistente. Preferencialmente de cor clara. Na área de preparo não é permitida a instalação de ralos, e na área de higienização devem ser sifonados, com sistema de fechamento.
- Parede: acabamento liso, impermeável, lavável, de cor clara e resistente a impactos, higienização e/ou calor.
- Teto: acabamento liso, impermeável, lavável, de cor clara, sem frestas e resistente ao calor, livres de goteiras, umidade, bolores, descascamentos e rachaduras.
- Portas: acabamento liso, impermeável, lavável, de cor clara, com fechamento automático e resistente ao calor. Protegidas contra a entrada de sujidades e vetores.
- Iluminação: uniforme, sem ofuscamentos, contrastes excessivos, sombras e cantos escuros. Devem possuir mecanismos de proteção contra quedas e explosões acidentais.
- Ventilação: deve proporcionar a renovação de ar e garantir ambiente livre de fungos, gases, fumaças e condensação de vapor. Nas salas de preparo, o sistema de ventilação pode ser controlado por ar-condicionado ou climatização do ambiente.[12,13] Nas áreas de manipulação, a temperatura ambiente deve estar entre 21 e 24°C e a umidade relativa do ar, entre 40-60%.[14]

Recursos humanos

Por meio de *benchmarking* entre hospitais, o Grupo de Estudos em Nutrição Enteral e Lactário (Genelac) observou que o dimensionamento do número de funcionários de um lactário depende do número de leitos do berçário e da pediatria, da estrutura física da área, da disponibilidade de equipamentos e utensílios, dos tipos de formulações disponíveis e da qualificação profissional dos colaboradores. Além disso, ser de característica geral ou maternidade e/ou pediátrico, serviço público ou privado, a depender das atividades realizadas nessa área pode interferir no número de profissionais no setor.[15]

Nesse levantamento observou-se uma proporção divergente entre os hospitais avaliados, com variação na produção de um profissional lactarista ou auxiliar de lactário para uma produção máxima de 47 mamadeiras/dia, em função dos fatores citados no parágrafo anterior.

Em relação à carga horária, considerando o máximo de 44 horas semanais (escala de trabalho de 7h20m/dia), e o mínimo de duas produções diárias, seriam necessários dois profissionais por período da manhã e da tarde, além de dois para cobertura de folga e férias.[15]

Atuação do nutricionista

No que se refere à atuação do nutricionista em lactário, a Portaria n. 600/2018[16] determina que ele exerça atividades como:

- Estabelecer e supervisionar a execução de protocolos técnicos do serviço.
- Planejar, implantar, coordenar e supervisionar as atividades de preparo, acondicionamento, esterilização, armazenamento, rotulagem, transporte e distribuição de fórmulas.
- Elaborar e implantar manual de boas práticas e procedimentos operacionais padronizados (POP), mantendo-os atualizados.
- Realizar orientação nutricional.
- Estabelecer composição qualitativa, quantitativa, fracionamento e identificação das fórmulas dietéticas para distribuição.
- Estabelecer as especificações das fórmulas, equipamentos, utensílios, material de consumo, de embalagem e suplementos no descritivo de aquisição de insumos.
- Interagir com os demais nutricionistas que compõem o quadro técnico da instituição, definindo os procedimentos complementares na assistência aos clientes/pacientes/usuários.

- Promover periodicamente o aperfeiçoamento e a atualização de colaboradores por meio de cursos, palestras e ações afins.
- Elaborar relatórios técnicos de não conformidades e respectivas ações corretivas, impeditivas da boa prática profissional e que coloquem em risco a saúde humana, encaminhando-os ao superior hierárquico e às autoridades competentes, quando couber.
- Implementar e acompanhar indicadores referentes à produtividade e segurança.

Atuação do lactarista

Vale ressaltar que a profissão denominada lactarista ainda não está regulamentada entre as atividades da Classificação Brasileira de Ocupações (CBO) do Ministério do Trabalho, o que dificulta a profissionalização e uma formação mais estruturada.

No que se refere à sua atuação em lactário, ao lactarista competem as seguintes atividades:[17]

- Realizar a execução operacional das atividades que envolvem o recebimento e armazenamento de produtos.
- Envasar e distribuir as fórmulas lácteas.
- Higienizar as mamadeiras, utensílios e equipamentos de utilização na produção.

Biossegurança

O controle da segurança e saúde dos colaboradores deve ser seguido de acordo com as Normas NR 32 e N7, do Ministério do Trabalho e Emprego, respectivamente.[18,19]

A higiene pessoal deve ser mantida de acordo com a legislação da CVS -5/13, assim como o uso de uniforme e paramentação adequados, devendo ser completo, de cor clara, composto por camiseta de manga longa ou curta, calça, touca ou rede para cabelo, calçado fechado, antiderrapante e meia.[20]

A higiene das mãos é imprescindível em vários momentos, e a técnica correta (Figura 2) deve ser adequada de acordo com as orientações da Organização Mundial da Saúde (OMS).[21,22]

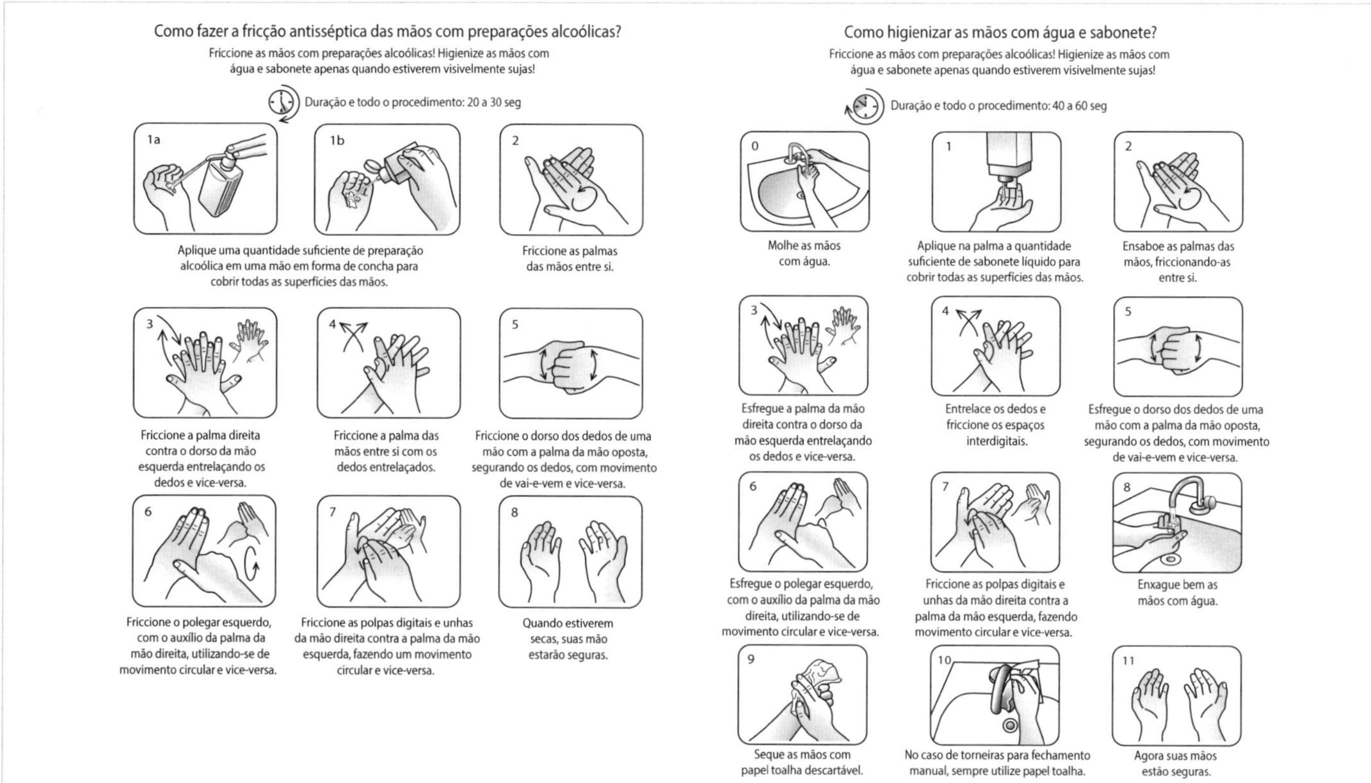

FIGURA 2 Técnicas para a higienização das mãos com preparações alcoólicas e com água e sabonete.
Fonte: adaptada de Ministério da Saúde, 2016.

Processos operacionais: da manipulação à distribuição

O preparo das fórmulas infantis deve seguir as boas práticas a fim de garantir condições higiênico-sanitárias, por meio da implantação de procedimentos operacionais padronizados (POP).

É imprescindível a higienização das bancadas com álcool 70%, assim como de todas as latas, mamadeiras, utensílios e equipamentos utilizados no preparo.[23]

A pesagem dos insumos em pó deve ser realizada de acordo com receituário-padrão,[23] sendo realizada em balança digital. A medição do volume de água deve ser realizada em recipiente volumétrico.[23]

Sugere-se que em primeiro lugar se coloque a água a 70°C no recipiente, e depois se adicione o pó, com auxílio de uma colher esterilizada para mistura, sem uso de liquidificador, e posteriormente peneirando-a para evitar grumos.[23]

A fim de evitar contaminação cruzada, recomenda-se que os utensílios e equipamentos sejam diferentes para cada lote ou tipo de alimento.[23]

O envase deve ser feito em mamadeira estéril, copinho ou seringa, todos graduados,[23] com o auxílio de uma jarra graduada, devendo ser colado o rótulo de identificação com todos os dados do paciente, nome de fórmula, volume, horário de preparo, horário de administração, prazo de validade e temperatura de conservação.[4]

Amostras para contraprova devem ser armazenadas por 96 horas, registrada a data, horário de manipulação, nome da fórmula, número do lote e o nome do manipulador para rastreabilidade do processo.[23]

É necessário o resfriamento das mamadeiras a fim de minimizar o risco de contaminação, devendo reduzir a temperatura de 60-10ºC em até duas horas.[24]

O tempo de preparo e envase não deve exceder 30 minutos em temperatura ambiente e 1 hora e 30 minutos em área com temperatura entre 20-24°C e umidade relativa do ar entre 50-60°C.[23]

O armazenamento das mamadeiras deve ser feito em refrigerador exclusivo em até 4ºC, e o prazo de validade sob refrigeração é de 12 horas.[23]

A distribuição pode ser feita com auxílio de caixas isotérmicas ou carro fechado, devendo haver um controle do tempo de distribuição, que pode ser centralizada ou descentralizada, de acordo com o horário de prescrição, diretamente no quarto do paciente, ou com armazenamento intermediário nas copas de apoio das unidades de internação.[23]

O aquecimento das fórmulas infantis pode ser feito por meio do forno de micro-ondas ou banho-maria. Vale ressaltar que a temperatura de administração da fórmula deve ser de aproximadamente 37°C, e ser oferecida imediatamente após o preparo.[24-26] Caso a fórmula infantil seja mantida em temperatura a 60°C, deve ser consumida em, no máximo, 1 hora.[27]

Estudos indicam que o aquecimento de fórmulas lácteas, por micro-ondas, deve ser realizado com cautela em função de crianças que sofreram queimaduras em mucosa oral. Os fatores que contribuem para essa lesão incluem o volume da fórmula, a temperatura inicial e o gradiente de temperatura entre o núcleo do líquido e a superfície do frasco, após o aquecimento por micro-ondas.[28] Dessa forma, é necessário padronizar tempo e potência de aquecimento, de acordo com equipamento e volume da fórmula. Lembrando que cada marca de equipamento sofre variação, interferindo na temperatura final.

Recomenda-se que essa padronização seja amplamente testada para garantir a temperatura adequada, evitando, assim, a lesão em mucosa oral.

Vale ressaltar que mais estudos são necessários a fim de verificar a segurança e a aplicabilidade dos métodos de aquecimento e consequente interferência na qualidade nutricional ofertada.[26]

SALA DE APOIO À AMAMENTAÇÃO

Segundo a Organização Mundial da Saúde, o Brasil possui a maior e mais complexa rede de bancos de leite humano (rBLH) do mundo e é modelo para a cooperação internacional em mais de 20 países das Américas, Europa e África, estabelecida por meio da Agência Brasileira de Cooperação (ABC).[29]

A Rede Brasileira de Bancos de Leite Humano (rBLH-BR) foi criada em 1998 pelo Ministério da Saúde e pela Fundação Oswaldo Cruz. Atualmente, possui mais de 225 bancos de leite humano distribuídos pelo país, alguns com coleta domiciliar, e 212 postos de coleta (PCLH) de leite humano. Todos os estados e o Distrito Federal têm pelo menos 1 banco de leite, garantindo em média 45 bancos de leite por região do país.[29]

A Resolução RDC/Anvisa n. 171, de 2006, dispõe sobre o Regulamento Técnico para o funcionamento de Bancos de Leite Humano, e tem por objetivo garantir a segurança sanitária do leite humano ordenhado. Segundo as definições:[30]

- Banco de leite humano (BLH): é um serviço especializado vinculado a um hospital de atenção materno/infantil, responsável por ações de promoção, proteção e apoio ao aleitamento materno e execução de atividades de coleta da produção lática da nutriz, de seu processamento, controle de qualidade e distribuição.

- Posto de coleta de leite humano (PCLH): é uma unidade fixa ou móvel, intra ou extra-hospitalar, vinculada tecnicamente ao BLH e administrativamente a um serviço de saúde ou ao próprio BLH, responsável por ações de promoção, proteção e apoio ao aleitamento materno e execução de atividades de coleta da produção lática da nutriz e sua estocagem.

Os hospitais de atenção materno-infantil que não têm vínculo com o BLH e que não realizam a pasteurização do leite humano ordenhado (LHO) normalmente possuem a sala de apoio à amamentação. Essa sala é destinada às mulheres trabalhadoras que retornam da licença-maternidade ou para as mulheres cujo lactente esteja internado e com restrição à amamentação de livre demanda.

No caso do hospital, a sala deve estar vinculada a um lactário ou serviço de nutrição enteral para o suporte na coleta, manipulação, porcionamento, envase, armazenamento e distribuição do leite humano ordenhado cru (LHOC), desde que seja exclusivamente da mãe para o próprio filho. O processo operacional deve seguir todas as recomendações de boas práticas.[31,32]

Nesse contexto, resumidamente, serão apresentados os processos operacionais de um PCLH que pode ser aplicado na sala de apoio à amamentação com base na RDC/Anvisa n. 171, de 2006, e no Manual para Bancos de Leite Humano da Anvisa.[31,32]

Infraestrutura

A sala de apoio à amamentação ainda é pouco relatada na literatura. Dessa forma, sugere-se adaptar as recomendações conforme a legislação vigente para o PCLH. Os setores que devem compor o ambiente são:[30,31]

- Sala para recepção e paramentação.
- Sala para ordenha.
- Área para estocagem de leite cru. A estocagem pode ser realizada na sala de processamento, desde que haja área específica de estocagem, com geladeira ou *freezer* exclusivos para o leite cru.
- Sala para processamento, onde são realizadas as atividades de porcionamento, estocagem, degelo e distribuição.

A sala de apoio à amamentação deve dispor de mobiliário, equipamentos e utensílios necessários ao atendimento de sua demanda, de acordo com a legislação vigente, e em perfeitas condições de conservação e limpeza; manual de funcionamento de equipamentos (refrigerador, termo-higrômetro, bomba elétrica de extração de leite materno, purificador de água etc.) e programação de manutenção preventiva, conforme orientação do fabricante ou do responsável técnico. Os equipamentos precisam ser calibrados em intervalos regulares, mantendo seus registros e das manutenções preventivas e corretivas disponíveis durante a vida útil do equipamento ou instrumento.[30,31]

Os parâmetros de climatização para as salas de processamento e de ordenha do leite humano devem observar as seguintes recomendações:[31]

- Temperatura: 21-24° *C*.
- Umidade relativa do ar: 40-60%.
- Vazão mínima de ar total: 18 $(m^3/h)/m^2$.
- Vazão mínima de ar exterior: 6 $(m^3/h)/m^2$.
- Filtro no insuflamento: classe G3, no mínimo.

Biossegurança

O acesso às áreas de manipulação do LHOC deve ser restrito a seus profissionais. Os profissionais e usuárias da sala de apoio à amamentação devem ser orientados quanto às práticas de higienização e antissepsia das mãos e antebraços nas seguintes situações: antes de entrar na sala de ordenha do leite humano; após qualquer interrupção no serviço; após tocar materiais contaminados; após usar os sanitários e sempre que se fizer necessário.[30,31,33]

Os profissionais envolvidos na manipulação do LHOC devem utilizar equipamento de proteção individual (EPI) contemplando o uso de touca descartável, óculos de proteção, máscara, avental e luvas de procedimento, em conformidade com a atividade desenvolvida. O EPI deve ser exclusivo para a realização do procedimento, sendo que o avental e as luvas devem ser substituídos a cada ciclo de processamento.[30,31,33]

É proibido o uso de cosméticos voláteis e adornos pessoais, fumar, comer, beber, manter plantas e objetos pessoais nas salas de ordenha, higienização, processamento, no ambiente de porcionamento e no de distribuição do leite humano.[30,31,33]

Ordenha

A ordenha deve ser realizada de forma a manter as características químicas, físico-químicas, imunológicas e microbiológicas do leite humano. Pode ser realizada manualmente ou com o auxílio de uma bomba de extração manual ou elétrica. O material usado na manipulação do LHOC deve ser previamente esterilizado.[30,31]

A sala de apoio à amamentação é responsável pelo fornecimento dos equipamentos de paramentação, descritos no Quadro 1, e das embalagens adequadas e esterilizadas destinadas ao acondicionamento do leite humano ordenhado para cada usuária. A data de validade da esterilização deverá estar registrada nas embalagens estéreis.[30,31]

QUADRO 1 Descrição do processo de paramentação para a usuária da sala de apoio à amamentação no ambiente hospitalar

- Retirar blusa, sutiã e vestir avental próprio descartável.
- Prender obrigatoriamente os cabelos com touca descartável.
- Proteger a boca e as narinas com máscara descartável.
- Lavar as mãos e os braços até o cotovelo com água e sabão – as unhas devem estar limpas e de preferência curtas (seguir as recomendações sobre higiene das mãos).
- Lavar as mamas apenas com água e com o auxílio de uma gaze estéril (sabonetes devem ser evitados, pois ressecam os mamilos e os predispõem a fissuras).
- Secar as mãos e as mamas com toalha descartável.
- Procurar uma posição confortável e manter os ombros relaxados.

Fonte: Ministério da Saúde, 2015.

A embalagem contendo o LHOC destinado ao consumo deve ser obrigatoriamente rotulada, contendo informações e identificação que permitam a rastreabilidade, como: identificação da mãe, data e horário da ordenha, volume e nome do lactente.[30,31]

No caso do uso pela colaboradora que retornou da licença-maternidade, o LHOC deve ficar armazenado sob refrigeração, podendo ser transportado ao final do expediente em recipiente isotérmico exclusivo, garantindo que a temperatura máxima não ultrapasse 5°C para os produtos refrigerados e –1°C para os produtos congelados. O tempo de transporte não deve ultrapassar seis horas.[30,31,33]

Porcionamento, estocagem e degelo

O porcionamento, quando realizado no lactário, deve acontecer em horários distintos da manipulação de fórmulas lácteas ou das dietas enterais, seguindo as recomendações de boas práticas. É recomendável o registro do nome do colaborador que efetuou o processo de forma a garantir a rastreabilidade.[30,31]

A sala de apoio à amamentação, lactário ou serviço de nutrição enteral deve dispor de equipamento de refrigeração ou *freezer* exclusivo com compartimentos distintos e identificados para estocagem LHOC e obedecer às seguintes recomendações:[30,31]

- Congelamento: pode ser estocado pelo período máximo de 15 dias, a partir da data da primeira coleta, à temperatura máxima de –3°C.
- Refrigeração: pode ser estocado pelo período máximo de 12 horas à temperatura máxima de 5°C.

As temperaturas máximas e mínimas dos equipamentos destinados à estocagem do LHOC devem ser verificadas e registradas diariamente. Quando estiver fora do limite estabelecido, o LHOC deve ser transferido para outro refrigerador ou *freezer*, acionar a manutenção para avaliação do equipamento e registrar no impresso de controle de temperatura a ação realizada.

O tempo necessário para degelo do leite humano ordenhado varia de acordo com o volume, o tipo de embalagem e o procedimento utilizado. O degelo pode ser feito em banho-maria ou em temperatura ambiente até 30 minutos antes da oferta, respeitando as variáveis volume e tempo, de forma a garantir que não se exceda a temperatura de 5°C no leite.[31]

CONSIDERAÇÕES FINAIS

As práticas apresentadas neste capítulo estão embasadas em literatura e legislações vigentes e tiveram como objetivo orientar os profissionais às melhores práticas, garantindo qualidade e excelência dos processos e a segurança do paciente.

REFERÊNCIAS BIBLIOGRÁFICAS

1. Brasil. Ministério da Saúde. Secretaria Nacional de Vigilância Sanitária. Resolução RDC n. 307, de 14 de novembro de 2002. Altera a Resolução – RDC n. 50, de 21 de fevereiro de 2002. Brasília: Ministério da Saúde; 2002.
2. Brasil. Ministério da Saúde. Secretaria Nacional de Ações Básicas, de Saúde. Portaria n. 400, de 6 de dezembro de 1977. Normas e os padrões sobre construções e instalações de serviços de saúde. Brasília: Ministério da Saúde; 1977.
3. Brasil. Ministério da Saúde. Secretaria de Assistência à Saúde. Coordenação Geral de Normas. Portaria MS/GM n. 1.884, de 11 de novembro de 1994. Normas para projetos físicos de estabelecimentos assistenciais de saúde. Brasília: Ministério da Saúde; 1994.
4. Brasil. Ministério da Saúde. Secretaria Nacional Vigilância Sanitária. Resolução – RDC n. 50, de 21 de fevereiro de 2002. Regulamento Técnico para planejamento, programação, elabora-

ção e avaliação de projetos físicos de estabelecimentos assistenciais de saúde. Brasília: Ministério da Saúde; 2002.
5. Maculevicius J, Gobbo MAR. Manual de organização do lactário. São Paulo: Atheneu; 1985.
6. Mezomo IF. Lactário. In: Mezomo IF. Serviço de nutrição e dietética. São Paulo: União Social Camiliana; 1987. p.115-37.
7. Piovacari SMF, Figueira VACR, Potenza ALS. Saúde alimentar. Educ Cont Saúde. 2009;7(4):216-8
8. Silva JE. Manual controle higiênico-sanitário em alimentos. 4 ed. São Paulo: Varela; 1995. p. 264.
9. Brasil. Ministério da Saúde. Secretaria Nacional de Vigilância Sanitária. Resolução RDC n. 63, de 6 de julho de 2000. Regulamento Técnico para terapia de nutrição enteral. Brasília: Ministério da Saúde; 2000.
10. CNC/CNI/Sebrae/Anvisa. Aperfeiçoamento em BP e sistema APPCC em nutrição hospitalar (qualidade e segurança alimentar). Programa Alimentos Seguros – Mesa. Rio de Janeiro: Senac/DN; 2004. p.51-75.
11. Brasil. Secretaria de Saúde do estado de São Paulo. Centro de Vigilância Sanitária. Portaria CVS n. 5, de 9 de abril de 2013. Regulamento Técnico sobre boas práticas para estabelecimentos comerciais de alimentos e para serviços de alimentação. Brasília: Ministério da Saúde; 2013.
12. Brasil. Ministério da Saúde. Secretaria Nacional de Vigilância Sanitária. Resolução RE n. 9, de 16 de janeiro de 2003. Padrões referenciais de qualidade do ar interior em ambientes climatizados artificialmente de uso público e coletivo. Available: http://portal.anvisa.gov.br/documents/10181/2718376/RE_09_2003_1.pdf/629ee4fe-177e-4a78-8709-533f78742798?version=1.0 (acesso 29 ago 2020).
13. Brasil. Ministério da Saúde. Secretaria Nacional de Vigilância Sanitária. Portaria n. 3.523, de 28 de agosto de 1998. Qualidade do ar de interiores em ambientes climatizados. Available: http://bvsms.saude.gov.br/bvs/saudelegis/gm/1998/prt3523_28_08_1998.html (acesso 29 ago 2020).
14. ABNT. Norma Brasileira 7256. Tratamento de ar em estabelecimentos assistenciais de saúde (EAS). Requisitos para projetos e execução das instalações. São Paulo; 2005.
15. Galego DS, Spinoza ED, Santos EV, Ruotolo F, Fazoli J Borges LG, et al. Recursos humanos: dimensionamento, uniformização, paramentação e treinamentos. In: Galego DS, Ruotolo F, Barrios WD, Reis APA. Manual de boas práticas em nutrição enteral e lactário. Genelac. Barueri: Manole; 2019. p.11-25.
16. CFN. Resolução CFN n. 600, de 25 de fevereiro de 2018. Brasília: Ministério da Saúde; 2018.
17. Carneiro OP. Recursos e procedimentos inovadores em lactário. Hig Aliment. 1992;6(24):37-9.
18. Brasil. Ministério do Trabalho e Emprego. Portaria GM 1.748, de 30 de agosto de 2011. NR32 – Segurança e Saúde no Trabalho em Serviços de Saúde. Brasília: Ministério da Saúde; 2011.
19. Brasil. Ministério do Trabalho e Emprego. Secretaria de Inspeção do Trabalho. Portaria n. 3.751, de 23 de novembro de 1990. Normas regulamentadoras NR17. Brasília: Ministério da Saúde; 1990.
20. Brasil. Secretaria de Saúde do Estado de São Paulo. Centro de Vigilância Sanitária. Portaria CVS n. 5, de 9 de abril de 2013. Regulamento técnico sobre boas práticas para estabelecimentos comerciais de alimentos e para serviços de alimentação e o roteiro de inspeção. Available: http://www.cvs.saude.sp.gov.br (acesso 29 ago 2020).
21. Maschietto LW. Procedimentos em relação ao controle higiênico sanitário em lactários. In: Silva EAJ. Manual de controle higiênico sanitário em serviços de alimentação. São Paulo: Varela; 2005. p.378-92.
22. Brasil. Ministério da Saúde. Agência Nacional de Vigilância Sanitária. Higienização correta das mãos é fundamental para garantir segurança do paciente. Diretrizes da OMS sobre higienização das mãos em serviços de saúde, 2016. Available: http://www.paho.org (acesso 29 ago 2020).

23. Marques CS, Balthazar KCM, Giordano LCRS, Gil LP. Manipulação de fórmulas infantis e outros (não autoclavados): do preparo ao armazenamento. In: Galego DS, Ruotolo F, Barrios WD, Reis APA. Manual de boas práticas em nutrição enteral e lactário. Barueri: Manole; 2019. p. 95-108.
24. Brasil. Ministério da Saúde. Agência Nacional de Vigilância Sanitária (Anvisa). Resolução RDC n. 12, de 2 de janeiro de 2001. Regulamento técnico sobre padrões microbiológicos para alimentos. Available: http://portal.anvisa.gov.br/documents/33880/256070/RDC_12_2001_.pdf/15ffddf6-3767-4527-bfac-740a0400829b (acesso 29 ago 2020).
25. Galego DS, Ruotolo F, Barrios WD, Reis APA. Manual de boas práticas em nutrição enteral e lactário. 1 ed. Barueri: Manole ; 2020.
26. Galego DS, Fujiwara MEY, Freitas PV, Barrios WD. Manual de lactários: lactário nos estabelecimentos assistenciais de saúde e creches. São Paulo: ILSI Brasil – International Life Sciences Institute Brasil; 2017.
27. Brasil. Secretaria Municipal de Saúde de São Paulo. Portaria n. 2.619, de 6 de dezembro de 2011. São Paulo: Prefeitura de São Paulo; 2011.
28. Wakefield Y, Pemberton MN. Oro-facial thermal injury caused by food heated in a microwave oven. Published Online: 10 Jun 2017. http://doi.org/10.12968/denu.2009.36.1.26 (acesso 29 set 2020).
29. Brasil. Ministério da Saúde. Doação de leite: o que é, aleitamento materno, importância, como doar. Brasília: Ministério da Saúde; 2019. Available: http://www.saude.gov.br/saude-de-a-z/doacao-de-leite-2019 (acesso 23 ago 2020).
30. Brasil. Agência Nacional de Vigilância Sanitária. Resolução RDC n. 171, de 4 de setembro de 2006. Regulamento Técnico para o funcionamento de Bancos de Leite Humano. Brasília: Ministério da Saúde; 2006.
31. Brasil. Agência Nacional de Vigilância Sanitária. Banco de leite humano: funcionamento, prevenção e controle de riscos. Brasília: Anvisa; 2008.
32. Centro de Referência Nacional para Bancos de Leite Humano – Instituto Fernandes Figueira/Fundação Oswaldo Cruz/Ministério da Saúde. Normas técnicas para bancos de leite humano. Rio de Janeiro: Fiocruz; 2004. Available: http://www.redeblh.fiocruz.br/media/higiene.pdf (acesso 30 ago 2020).
33. Brasil. Ministério da Saúde. Cartilha para a mulher trabalhadora que amamenta. 2 ed. Brasília: Ministério da Saúde; 2015.

CAPÍTULO 15

Indicadores de qualidade

Caroline Martins Machado
Érika Suiter
Kelly Leonel Medeiros

INTRODUÇÃO

Qualidade na saúde

A Política Nacional de Atenção Integral à Saúde da Criança (PNAISC) considera a necessidade de fortalecimento dos eixos temáticos para o cuidado da criança, articulando as ações de saúde em todos os níveis de atenção. Para o monitoramento das ações de atenção à saúde da criança é importante acompanhar os indicadores de saúde relacionados à cobertura e à qualidade das ações desenvolvidas pelas equipes multiprofissionais.[1]

A qualidade dos serviços ofertados tem sido uma preocupação relevante na área da gestão em saúde, em decorrência da necessidade de oferecer atenção integral, livre de riscos para os usuários, bem como promover a melhoria da utilização dos recursos de saúde.[2] Isso significa, para administradores e técnicos, um constante conhecimento de indicadores de qualidade, alguns clássicos e outros criados especificamente para as crianças, visando o que se quer medir.[3]

O ambiente é a base das necessidades da comunidade em termos de promoção à saúde, prevenção da doença, diagnósticos, tratamentos e reabilitação, necessidades essas que o sistema de saúde supre em parte.[4]

Logicamente, fatores demográficos, geográficos, educacionais, culturais, psicossociais, econômicos, epidemiológicos, tecnológicos e a existência ou não de outras unidades de saúde interferem nas relações saúde-doença da comunidade. Os profissionais de saúde não podem e não devem permanecer alheios a esses fatores, já que as interferências devem ser analisadas, quantificadas e qualificadas. Isso remete ao cuidado de evitar que a responsabilidade por erros ou outros eventos recaiam unicamente nas pessoas. Uma análise criteriosa deve ser elaborada sobre o sistema[5] (Figura 1).

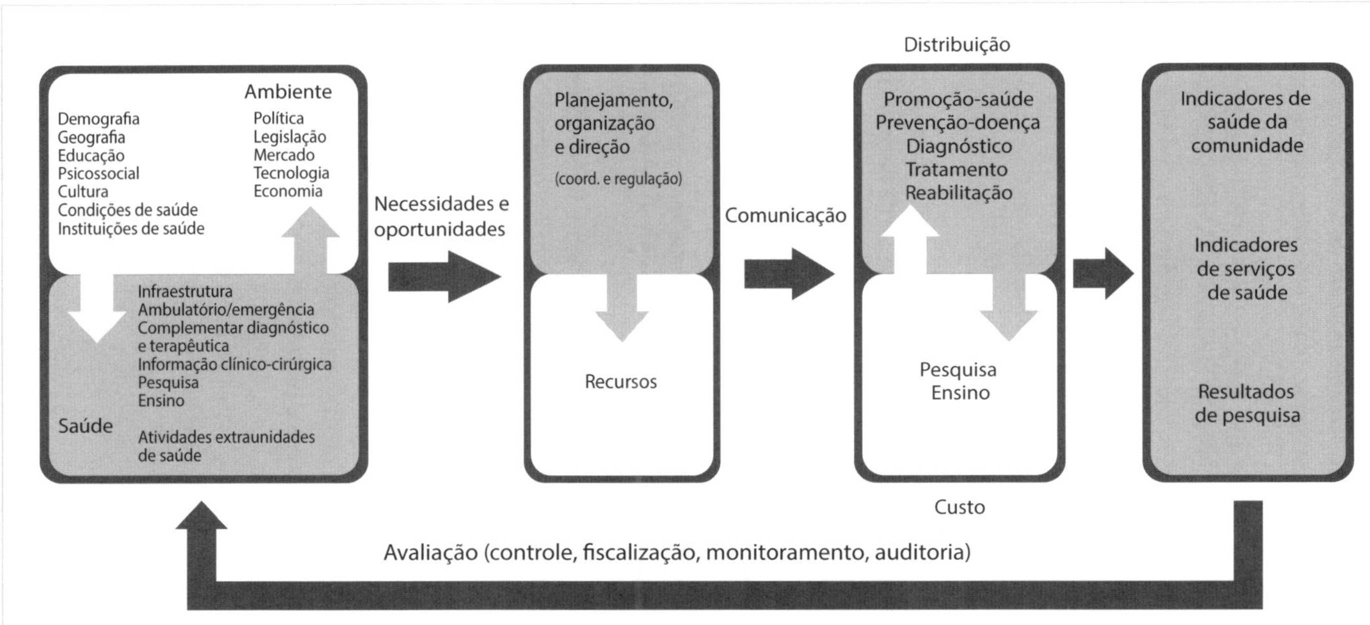

FIGURA 1 Visão dos fatores necessários para o bom funcionamento das entidades de saúde.
Fonte: Isosaki et al.[3]

As dificuldades em medir a qualidade em saúde estão diretamente ligadas a conceitos como "complicado", "complexo", "alto custo" e "alto risco", que traduzem os esforços para produzir saúde, tendo em vista a quantidade de variáveis que interferem na produção de cuidados, desde a prevenção da doença até a promoção da saúde, o diagnóstico, o tratamento e a reabilitação. Devido a esses fatores, torna-se necessário o conhecimento aprofundado do profissional de saúde a respeito das alterações e fatores que tornam a população vulnerável, sobretudo a criança.[5,6]

As informações e indicadores de produção, administrativos, financeiros e epidemiológicos de instituições complexas, como as das unidades de saúde, podem conter inúmeras imperfeições, inconsistências e vieses, decorrentes das dificuldades nas condições de registro, de coleta, de processamento e até mesmo de entendimento dos conceitos envolvidos.[3]

No entanto, esperar as informações ficarem exatas para serem divulgadas, trabalhadas e utilizadas poderia ser uma grande perda de oportunidade. É preciso usá-las e divulgá-las sempre que coletadas, para que o trabalho rotineiro confira consistência e utilidade para os gestores, técnicos e profissionais do sistema de saúde.[3]

Para o aprimoramento dos serviços prestados na assistência à saúde faz-se necessária a utilização de ferramentas sistemáticas e racionais para auxiliar na tomada de decisão, bem como na avaliação constante dos serviços, identificando quais são os fatores que alteram a assistência prestada pelos profissionais de saúde.[7-9]

Para tanto, os gestores têm à sua disposição os indicadores, que são ferramentas sistemáticas e precisas que auxiliam nesse processo de avaliação e melhoria assistencial por meio da medição de desempenho e características intrínsecas ao tipo de serviço prestado, sendo um valor estatístico que avalia determinadas peculiaridades e indica o estabelecimento de metas e seu alcance no decorrer de dado período.[8,10]

O uso de indicadores de saúde em serviços hospitalares deve considerar aspectos importantes para seu uso, por exemplo, validação, viabilidade de cálculo, simplicidade, especificidades e pertinência para que possam ser utilizados dentro de determinada situação, sendo que há necessidade de uma comparação mais pragmática com as realidades internas e externas do serviço de saúde.[9]

Para que a qualidade assistencial seja eficaz e eficiente para a população que recebe os serviços prestados, faz-se necessário que os gestores utilizem métodos assertivos para que o objetivo de assistir os pacientes seja de qualidade, levando a uma melhoria contínua dos serviços de saúde por meio de métodos e técnicas baseados em dados reais e não apenas na observação empírica das peculiaridades dos serviços.[7]

Sendo assim, os processos gerenciais hospitalares tiveram de tomar como base dados concretos de indicadores hospitalares/gerenciais para avaliação e tomada de decisões referentes a questões administrativas do serviço de alta complexidade e resolutividade. Os dados coletados serão interpretados de forma a gerar informações a partir desses dados quantitativos ou qualitativos, considerando que os indicadores são representações de dada realidade, levando em conta que para cada situação se deve utilizar indicadores distintos que auxiliem nos processos hospitalares.[11]

Os indicadores de qualidade podem ser empregados para planejar e estabelecer as ações assistenciais, de gestão e educação profissional continuada, analisar o desempenho e a qualidade da assistência, melhorar as atividades e adequar as não conformidades, permitindo o alinhamento das atividades com as metas da organização.[12-15]

INDICADORES EM NUTRIÇÃO HOSPITALAR

A prestação de atendimento de qualidade nos serviços de saúde é um constante desafio.[16] Para tanto, torna-se necessária a avaliação da eficácia dos processos dentro de uma instituição visando rastreá-los, permitindo ações corretivas e minimizando situações indesejáveis, que caracterizam os indicadores de qualidade.[17]

O indicador pode ser utilizado para medir uma atividade e suas correlações, assim como realizar uma medida quantitativa, o que permite o monitoramento e a avaliação da qualidade dos processos de cuidado ao paciente,[18] que exige a presença de alguns componentes essenciais, como estrutura, processo e resultados,[21] conforme demonstrado na Tabela 1.

TABELA 1 Indicadores de qualidade

Características	
Estrutura	Recursos físicos, materiais, financeiros e humanos
Processo	Atividades desenvolvidas na prestação de cuidados
Resultado	Positivo ou negativo no estado de saúde

Fonte: Donabedian A.[20]

A aplicação dos indicadores de qualidade permite a análise e compreensão de alterações que podem ocorrer ao longo do tempo, assim como quantificá-las, avaliando se os objetivos traçados estão sendo alcançados e permitindo a melhoria nos processos da instituição.[21]

Para a aplicação dos indicadores é necessário que se tenha domínio dos processos.[22]

O indicador não pode ser considerado uma medida direta de qualidade. Pode ser um índice, uma taxa ou um número absoluto.[23]

O monitoramento de indicadores deve ser bem estruturado para identificação de problemas ou casos que necessitem de maior atenção e/ou intervenção e assim serem aperfeiçoados.[24]

Um bom indicador possui as características demonstradas na Tabela 2.

TABELA 2 Características de indicadores de qualidade

Características	
Confiabilidade	Oferecem os mesmos resultados quando aplicados em situações similares
Viabilidade	Dados disponíveis ou de fácil acesso
Relevância	Correspondem às prioridades em saúde
Custo-efetividade	Os resultados justificam o investimento de tempo e recursos

Fonte: Rede Interagencial de Informações para a Saúde (RIPSA).[25]

Segundo a Organização Mundial da Saúde, "qualidade é um conjunto de atributos que inclui um nível de excelência profissional, o uso eficiente de recursos, um mínimo de risco ao usuário e um alto grau de satisfação por parte dos clientes".[26,27]

Na assistência nutricional, os indicadores podem ser utilizados para o monitoramento da efetividade e da aderência aos protocolos e procedimentos assistenciais em nutrição.[28]

Ainda que as características de um bom indicador devam ser objetividade e facilidade de obtenção, na realidade se observa que seu monitoramento necessita de tempo e de uma equipe alinhada para a coleta e para o registro de dados.[29]

A formulação dos indicadores deve conter itens como: nome, objetivo, cálculo, definição de numerador e denominador, método, responsável, frequência, meta e referencial comparativo, conforme a Tabela 3.[30]

Para o sucesso na criação dos indicadores, faz-se necessário o desdobramento até o nível da estação de trabalho, visando proporcionar maior controle no processo de acompanhamento das metas.[3]

Os indicadores podem ser classificados em:[3,31]

- Indicadores de produtividade: medem a proporção de recursos consumidos com relação às saídas de processos. São os indicadores de eficiência.
- Indicadores de qualidade: focam as medidas de satisfação dos clientes e as características do produto/serviço. São os indicadores de eficácia.

TABELA 3 Exemplo de estrutura do indicador de qualidade em nutrição

Indicador	Taxa de adequação do volume de dieta infundido em relação ao prescrito em pacientes em TNE
Objetivo	Avaliar a adequação do volume efetivamente administrado em relação ao volume prescrito de pacientes em TNE
Cálculo	$\frac{\text{Volume total de dieta infundida no mês} \times 100}{\text{Volume total de dieta prescrita no mês}}$
Numerador	Volume total da dieta enteral infundida (ver prontuário)
Denominador	Volume total de dieta prescrita em prescrição médica e dietética
Fonte de dados	Prontuário do paciente
Periodicidade	Mensal
Responsável	Nutricionista
Meta	≥ 80%
Referencial comparativo	Serviços de saúde similares

TNE: terapia nutricional enteral.
Fonte: Sociedade Brasileira de Pediatria, 2017.[32]

- Indicadores de impacto: focam as consequências dos produtos/serviços. Estão vinculados ao grau de satisfação, ao valor agregado, à transformação produzida. São os indicadores de efetividade.[33]

Os indicadores de qualidade podem ser empregados para planejar e estabelecer as ações assistenciais, de gestão e educação profissional continuada, analisar o desempenho e a qualidade da assistência, melhorar as atividades e adequar as não conformidades, permitindo o alinhamento das atividades com as metas da organização.[12-15]

O indicador deve ser aplicado por todos os membros da equipe de trabalho de maneira padronizada. Após a definição e coleta, os indicadores devem ser divulgados a cada período de coleta, com os dados históricos, para todos os setores envolvidos, visando às avaliações e ao planejamento de ações.[3]

A análise e a interpretação dos dados são aspectos primordiais no processo decisório e podem ocorrer de diversas formas, por exemplo, por meio de: gestão no dia a dia; reuniões gerenciais; reuniões operacionais; intercâmbios de informações e de soluções com outras organizações com características semelhantes.[3]

As análises dos resultados sempre devem ser baseadas nas metas estabelecidas e são hoje a principal forma de avaliação de um serviço. Os índices fora do padrão devem gerar planos de ação baseados nas ferramentas de qualidade. Não existe uma ferramenta padrão-ouro capaz de solucionar todos os problemas; cada serviço ou organização deve adotar as que considerar mais convenientes.[3,34]

Como exemplo, o indicador da taxa na adequação do volume infundido em relação ao prescrito em pacientes pediátricos em terapia nutricional enteral (TNE).[34]

- Objetivo: garantir que o paciente receba a oferta calórica e proteica estimada para a recuperação e/ou manutenção do estado nutricional, identificando os fatores que interferem na diferença entre o volume prescrito e o volume infundido, para que medidas corretivas sejam adotadas quando necessárias.[34]
- Cálculo: relação entre o volume total de dieta enteral prescrita no mês (em L ou mL) e o volume total de dieta enteral infundida.[34]

Cada serviço de nutrição deve desenvolver os critérios de qualidade em terapia nutricional pediátrica hospitalar de acordo com a necessidade, mantendo a revisão e a atualização das metas de forma periódica.

Aplicações de indicadores em unidades pediátricas

A terapia nutricional tem como principais objetivos prevenir e tratar a desnutrição, preparar o paciente para o procedimento cirúrgico e clínico, melhorar a resposta imunológica e cicatricial, modular a resposta orgânica ao tratamento clínico e cirúrgico, prevenir e tratar as complicações infecciosas e não infecciosas decorrentes do tratamento e da doença, melhorar a qualidade de vida do paciente, reduzir o tempo de internação hospitalar, reduzir a mortalidade e, consequentemente, reduzir custos hospitalares.[35,36]

Os indicadores de qualidade em terapia nutricional (IQTN) são ferramentas que se traduzirão em informações palpáveis sobre os pacientes, o que auxilia na tomada de decisões para revisar os processos, treinar equipes e buscar a melhoria do serviço.[37]

Diante da importância de monitorar a terapia nutricional, buscando sempre o sucesso na oferta dos nutrientes para o paciente, a Braspen, em seu artigo da campanha "Diga não à desnutrição *kids*", coloca como um dos 11 passos "Implementar indicadores de qualidade e garantir a continuidade do cuidado intra-hospitalar".[38]

Cada instituição deve estabelecer os indicadores que se adaptam à prática clínica, e sempre inseridos de forma gradual quando o outro já está bem estabelecido. Regras simples devem ser utilizadas na criação dos indicadores: utilidade, simplicidade, objetividade e baixo custo.[38]

Sugere-se iniciar com a taxa de realização de avaliação nutricional, com o objetivo de identificar precocemente pacientes com risco nutricional durante a internação.[38] O segundo é a taxa de realização da anamnese alimentar inicial, pois a criança hospitalizada encontra-se em situação muito diferente do habitual. É mandatória a realização da anamnese alimentar, para dar prioridade aos alimentos de preferência da criança, reforçando que a internação não é o momento para mudar hábito alimentar. O maior objetivo é evitar a recusa alimentar e consequentemente uma piora do estado nutricional durante a internação.[38]

Depois de avaliar o risco nutricional e realizar a anamnese, é importante monitorar a aceitação alimentar ou a tolerância à terapia no caso de pacientes que necessitem de outras vias de alimentação que não a oral, como a enteral e a parenteral. Os IQTN que podem auxiliar nessa monitorização são: taxa na adequação do volume infundido em relação ao prescrito em pacientes em terapia nutricional enteral (TNE), taxa de pacientes em terapia nutricional (TNE e/ou TNP) que atingiram as necessidades nutricionais definidas pela equipe multiprofissional de terapia nutricional (EMTN) e indicador de taxa de avaliação de aceitação de complemento alimentar oral.[38]

A aplicação desses indicadores e uma análise cuidadosa baseada em referenciais teóricos comparativos terão como finalidade aumentar a eficiência da terapia nutricional, reduzindo complicações que impliquem o insucesso da oferta de nutrientes e elevado custo-benefício para paciente e hospital.

TABELA 4 Indicadores utilizados no âmbito hospitalar pediátrico

Características	Fórmulas	Metas
Taxa de realização do risco nutricional	Número de triagens nutricionais em 24 horas × 100 dividido pelo número total de internações hospitalares	> 80%
Taxa de volume infundido em relação ao prescrito em pacientes em terapia nutricional enteral	Volume total de dieta infundida no mês × 100 dividido pelo volume total prescrito no mês	> 80%
Taxa de pacientes em terapia nutricional que atingiram necessidades nutricionais definidas pela equipe multiprofissional de terapia nutricional	Número de pacientes em TN que atingiram as necessidades nutricionais × 100 dividido pelo número total de pacientes em TN	> 80%
Taxa de avaliação de aceitação de complemento alimentar oral	Volume total de complemento alimentar consumido × 100, dividido pelo volume total de complemento alimentar prescrito	70%
Taxa de realização da anamnese alimentar inicial	Número de pacientes com anamnese em até (adaptar para o protocolo da sua instituição) × 100, dividido pelo volume total de internações no mês	> 75%

TN: terapia nutricional.
Fonte: adaptado de ILSI, 2017.[38]

O valor de um indicador será melhor quanto mais fidedigno for seu resultado. Porém, mais importante que o resultado isolado de um indicador é a construção de uma série histórica, capaz de apontar tendências.[3]

Os indicadores surgem como auxiliadores nas tomadas de decisão, quando fundamentam as argumentações mediante o fornecimento das informações dos processos. Em outras palavras, proporcionam as evidências aos gestores.[3] Por esse motivo, o ideal é que se faça uma análise dos indicadores que mais auxiliarão na melhoria dos processos críticos, pois a implementação de muitos indicadores pode dificultar a interpretação dos dados e diagnósticos dos processos que realmente necessitam de ajuste.

CONSIDERAÇÕES FINAIS

Assim, torna-se claro que os pacientes pediátricos em uso de terapia nutricional devem ser monitorizados de maneira rotineira, e essa avaliação deve garantir ao paciente o acesso ao melhor que a terapia pode lhe oferecer, objetivando a recuperação clínica a custos baixos. Aplicar indicadores de qualidade pode garantir a eficiência nas rotinas diárias, reduzir custos, maior capacidade de análise de processos e, principalmente, levar a melhores resultados clínicos e de qualidade de vida para esses indivíduos. Além disso, permitem avaliar a eficiência e, se necessário for, o planejamento de ações corretivas.

REFERÊNCIAS BIBLIOGRÁFICAS

1. Borges JPA. Avaliação da atenção à saúde da criança na estratégia saúde da família: uma abordagem dos indicadores de qualidade na percepção dos enfermeiros. [Tese]. Uberaba: Universidade Federal do Triângulo Mineiro; 2019.
2. Castro RCL, Knauth DR, Harzheim E, Hauser L, Duncan BB. Avaliação da qualidade da atenção primária pelos profissionais de saúde: comparação entre diferentes tipos de serviços. Cad Saúde Pública. 2012;28(9):1772-84.
3. Isosaki M, Gandolfo AS, Jorge AL, Evazian D, Castanheira FA, Bittar OJN. Indicadores de nutrição hospitalar. São Paulo: Atheneu; 2015.
4. Bittar OJNV. Hospital: qualidade & produtividade. São Paulo: Sarvier; 1997.
5. Waitzberg DL. Indicadores de qualidade em terapia nutricional: aplicação e resultados. São Paulo: ILSI Brasil; 2010.
6. Waitzberg DL. Indicadores de qualidade em terapia nutricional. São Paulo: ILSI Brasil; 2008.
7. Nunes PM, Erdmann RH. Percepção dos gestores hospitalares de Santa Catarina sobre a utilização de indicadores. RAHIS – Revista de Administração Hospitalar e Inovação em Saúde. 2018;15(4):83-102.
8. Pinheiro SL, Vasconcelos RO, Oliveira JLCD, Matos FGDOA, Tonini NS, Alves DCI. Taxa de cancelamento cirúrgico: indicador de qualidade em hospital universitário público. REME – Rev Min Enferm. 2017;21:e1014.

9. Rossaneis MA, Gabriel CS, Haddad MDCL, da Costa Melo MRA, Bernardes A. Indicadores de qualidade da assistência: opinião de enfermeiros gerentes de hospitais de ensino. Cogitare Enfermagem. 2015;20(4).
10. Lemos JES, Ribeiro Filho CAS, Ribeiro EMR, Moura KB, Cavalcante RRC, Fonseca ARN. Apoiando decisões e orientando resultados com uso de indicadores na gestão pública. Res Soc Development. 2020;9(8):1-18.
11. Vignochi L, Gonçalo CR, Rojas Lezana ÁG. Como gestores hospitalares utilizam indicadores de desempenho? Rev Adm Empresas. 2014;54(5):496-509.
12. Feldman LB, Cunha ICKO, D'Innocenzo M. Validação dos critérios de processo para avaliação do serviço de enfermagem hospitalar. Rev Latino-Am Enferm. 2013;21(4):841-50.
13. Brasil. Indicadores – orientações básicas aplicadas à gestão pública. Brasília: Ministério do Planejamento; 2012. Available: http://www.planejamento.gov.br/servicos/central-de-conteudos/publicacoes/121003_orient_indic_triangular.pdf (acesso 19 set 2020).
14. Nepomuceno LMR, Kurkgant P. Uso de indicador de qualidade para fundamentar programa de capacitação de profissionais de enfermagem. Rev Esc Enferm USP [online]. 2008;42(4)665-72.
15. Teixeira JDR, Camargo FA, Tronchin DMM. A elaboração de indicadores de qualidade da assistência de enfermagem nos períodos puerperal e neonatal. Rev Enferm. 2006;14(2):271-8.
16. Martins FS, Ribeiro HCTC, Alves M, Manzo BF, Nunes SMV. Performance em processo de acreditação de hospitais públicos de Minas Gerais/Brasil: influências para a qualidade da assistência. Enferm Glob. Available: http://scielo.isciii.es/pdf/eg/v14n37/pt_administracion2.pdf (acesso 10 set 2020).
17. Nancy YYT, Reis CV, Santos AGT, Ferreira MGR, Novaes R, Romano RP, et al. Contribuição de indicadores na gestão de uma unidade de alimentação e nutrição hospitalar. Revista Qualidade HC. 2012;3:44-9.
18. Agenda for change – characteristics of clinical indicators. Joint Commission. QRB – Quality Rev Bulletin. 1989;15(11).
19. Donabedian A. The quality of care: how can it be assessed? JAMA. 1988;260(12). Available: 10.1001/jama.260.12.1743 (acesso 10 set 2020).
20. Donabedian A. The quality of care: how can it be assessed? JAMA. 1988;260(12);1743-8.
21. Cavalcante P de S, Rossaneis MA, Haddad M do CL, Gabriel CS. Healthcare quality indicators used in hospital nursing care management. Rev Enferm UERJ. 2015;23(6). Available: https://doi.org/10.12957/reuerj.2015.7052 (acesso 16 set 2020).
22. Bittar OJ, Nogueira V. Indicadores de qualidade e quantidade em saúde. RAS. 2001;3(12).
23. Nogueira LCL. Gerenciando pela qualidade total na saúde. Belo Horizonte: EDG – Editora de Desenvolvimento Gerencial; 1999.
24. Agência Nacional de Vigilância Sanitária (Anvisa). assistência segura: uma reflexão teórica aplicada à prática. Série Segurança do Paciente e Qualidade em Serviços de Saúde. 1 ed. Brasília: Agência Nacional de Vigilância Sanitária; 2013.
25. Rede Interagencial de Informações para a Saúde (RIPSA). Indicadores básicos para a saúde no Brasil: conceitos e aplicações. 2 ed. Brasília; 2008.
26. International Life Sciences Institute do Brasil [internet]. Indicadores de qualidade em terapia nutricional:10 anos de IQTN no Brasil. São Paulo: ILSI Brasil; 2018.
27. Verotti CCG. Contribuição para seleção de dez indicadores de qualidade em terapia nutricional. São Paulo: Universidade de São Paulo; 2012.
28. Associação Médica Brasileira e Conselho Federal de Medicina. Projeto Diretrizes: terapia nutricional: indicadores de qualidade. São Paulo: Projeto Diretrizes; 2011.
29. Gimenez Verotti CC, de Miranda Torrinhas RS, Pires Corona L, Waitzberg DL. Design of quality indicators for oral nutritional therapy. Nutr Hosp. 2015;31(6):2692-5.

30. Lopes SP, Castro MG, Vasconcelos MIL, Lopes JP, Oliveira JF. Desenvolvimento de protótipo de software para auxílio na aplicação de indicadores de qualidade em terapia nutricional. J Health Inform. 2015;7(3):75-81.
31. Takashima NT, Flores MCX. Indicadores da qualidade e do desempenho: como estabelecer metas e medir resultados. Rio de Janeiro: Qualitymark; 1997.
32. Sociedade Brasileira de Pediatria. Manual de orientação: indicadores de qualidade em terapia nutricional pediátrica. Rio de Janeiro: SBP; 2017.
33. McClave SA, Kozar R, Martindale RG, Keyland DH, Braga M, Carli F, et al. Summary points and consensus recommendations from the North American Surgical Nutrition Summit. J Parenter Enteral Nutr. 2013;37(5);Suppl:99S-105S.
34. Verotti CGC, Ceniccola GD. Terapia nutricional em UTI: indicadores de qualidade em terapia nutricional na unidade de terapia intensiva. Rio de Janeiro: Rubio; 2015. p.361-73.
35. Drover JW, Dhaliwal R, Weitzel L, Wischmeyer PE, Ochoa JB, Heyland DK. Perioperative use of arginine-supplemented diets: a systematic review of the evidence. J Am Coll Surg. 2011;212(3):385-99.
36. Gomes DF, Gandolfo AS, Oliveira AC, Potenza ALS, Micelli CLO, Almeida CB, et al. Campanha "Diga não a desnutrição kids": 11 passos importantes para combater a desnutrição hospitalar. Braspen J. 2019;34(1):3-23.
37. International Life Sciences Institute do Brasil. Indicadores de qualidade em terapia nutricional pediátrica. Série de publicações ILSI Brasil: força-tarefa nutrição da criança. São Paulo: ILSI; 2017.
38. Waitzberg DL, Saito H, Plank LD, Jamieson GG, Jagannath P, Hwang T-L, et al. Postsurgical infections are reduced with specialized nutrition support. World J Surg. 2006;30(8):1592-604.

Q

R

S

T

U

V